음식
궁금증
무엇이든
물어보세요

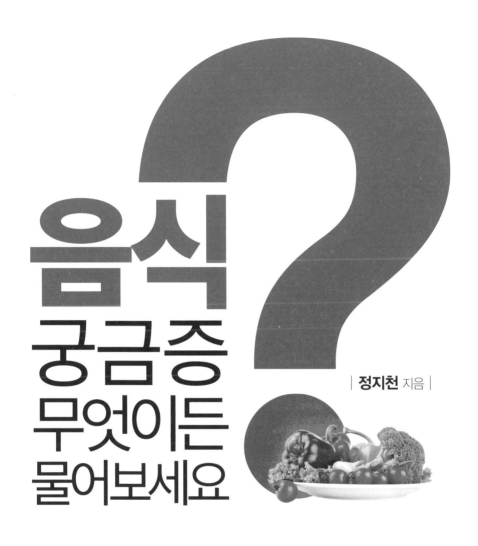

음식
궁금증
무엇이든
물어보세요

| 정지천 지음 |

중앙생활사

먹을거리가 부족해서 도토리를 주워 묵을 만들어 먹거나 소나무, 느릅나무의 껍질을 벗겨서 먹던 시절도 있었는데 요즘은 각종 음식물의 홍수 속에서 어떤 음식을 어떻게, 얼마나, 언제까지 먹어야 할지를 고민하는 형편입니다. 게다가 건강기능식품이 보편화되어 시장 규모가 엄청나게 커져 2020년에는 2조 원이 넘을 것으로 전망되고 있습니다. 노년 인구가 증가되면서 건강관리에 대한 관심이 커지고 있기 때문이죠.

그런데 음식이든 건강기능식품이든 민간약이든 건강에 큰 도움을 주는 경우도 있는 반면 부작용도 많이 발생하고 있습니다. 몸에 좋으라고 먹었다가 오히려 몸에 이상이 생기고 심지어 질병이 생기거나 이전에 앓고 있던 질병이 악화된 경우가 적지 않은 것이죠. 그 이유 가운데 가장 중요한 것은 누구에게나 효과가 있는 것이 아니라는 사실입니다. 어떤 음식이나 약물이든 각기 성질이 있으므로 체질에 맞지 않는 사람에게는 독(毒)이 될 수 있기 때문이죠.

모든 음식과 약은 성질에 따라 약효가 달리 나타납니다. 성질에는 차갑고 서늘하고 따뜻하고 뜨거운 네 가지에다 중간이 있으며, 위로 상승시키게 하거나 아래로 내려가게 작용하는 것이 있습니다. 밖으로 발산시키는 작용을 나타내는 것이 있는가 하면 밖으로 나가지 못하게 수렴시키는 작용을 나타내는 것이 있습니다. 이런 것들을 고려해서 체질과 몸 상태에 맞게 먹어야 합니다. 또한 음식 사이에도 궁합이 있으니 함께 먹어서 좋은 경우가 있는 반면, 함께 먹으면 상극이 되어 탈을 일으키는 음식도 있지요.

그러므로 평소 먹어서 아무런 문제가 없던 음식은 괜찮지만 새로이 보양식이나 건강기능식품 혹은 민간약을 선택할 때는 신중해야 합니다. 광고에 나오는 효능이나 효과를 보았다는 사람의 말만 믿어서는 안 되죠. 좋다니까 무턱대고 먹거나 선물받았다고 먹는 것은 탈을 자초하는 일입니다. 건강기능식품의 대표로서 전체 시장 규모의 절반을 넘어서는 인삼, 홍삼도 마찬가지입니다. 만병통치에 가깝다고 할 정도로 효능이 다양하면서 탁월한 효과를 나타내는 최고의 약이지만 누구나, 아무 때나 먹어서 좋은 것은 아닙니다. 열이 많은 편인 분이 복용하거나 열이 많지 않은 분이라도 감기나 눈병을 비롯한 염증성 질환이 있을 때 복용하면 탈이 날 수밖에 없지요.

그리고 당뇨병, 중풍, 심장병, 암 같은 성인병의 주요 원인에 좋지 못한 음식 습관이 들어간다는 것은 누구나 알고 있는 사실이죠. 육류나 밀가루 음식을 위주로 먹는다거나 특정 음식류를 기피한다거나 하는 등의 식생활은 필연적으로 성인병을 부르게 됩니다. 반면 몸에 맞는 음식을 오래 꾸준히 먹으면 그것이 바로 약으로서 질병을 낫게 할 수 있습니다. 매실이나 은행은 물론이고 찹쌀이나 녹두, 마늘, 호박 등도 체질과 상태에 적합하게 먹으면 기막힌 효과를 볼 수 있는 훌륭한

약이 되는 것이죠.

　그래서 옛날에 황제나 임금의 건강을 보살피면서 질병을 예방하고 치료하는 '어의(御醫)'는 당연히 '식치(食治)'에 밝은 '식의(食醫)'였습니다. 식의는 음식을 잘 섭취하도록 하여 몸에 질병이 생기지 않게 하는 '음식 예방의학 전문가'이기에 '질의(疾醫, 내과의사)'와 '양의(瘍醫, 외과의사)'보다 우대를 받았던 최고 의원이었죠. 중종 임금의 치료를 맡았던 '대장금(大長今)'이 바로 식의로서 진찰, 약물, 침구 등에 모두 뛰어났지만 특히 보양식에 조예가 깊었기에 과로와 스트레스에 지친 왕을 위해 적합한 음식으로 기력을 보충해주다 보니 의녀 신분이었지만 전폭적인 지지를 받았던 것이죠. 중국 원나라의 인종 황제가 발기부전이 되었을 때 '양신구채죽(羊腎韭菜粥)'으로 완치시킨 '홀사혜(忽思慧)'라는 의원도 황제가 먹고 마시는 음식을 담당하는 '음선어의(飮膳御醫)'가 되었습니다.

　식의의 원조인 손사막(孫思邈, 581~682, 중국 수·당 때의 명의)은 "질병을 치료하는 데 먼저 음식으로 치료하고 그래도 낫지 않으면 약을 쓰라"라고 했습니다. 조선 초기 세종, 문종, 세조 임금의 어의를 지내고 《의방유취》 편찬에도 참여한 '전순의(全循義)'가 음식 치료를 집대성하여 편찬한 《식료찬요(食療纂要)》 서문에는 "세상을 살아가는 데 음식이 으뜸이고 약물이 그다음이다. 음식의 효능이 약의 절반을 넘는다"라고 했습니다.

　저자는 한의대 교수가 된 이래 성인병, 노인병에 큰 관심을 가지고 우리 주변에 있는 약물과 음식의 약효와 작용을 다룬 역대 문헌을 검토하고 실험적 연구를 진행하면서 많은 자료와 연구 결과를 정리해왔습니다. 그러면서 1997년 2월 MBC 라디오 〈싱싱한 아침세상〉에 출연을 시작한 이래 〈라디오 동의보감〉, 〈건강한 아침〉의 '우리 집 라디오 주치의', '옛날 옛적에', '약이 되는 음식', '역사 속의 건강법' 등에 출연해왔고, 2014년 4월부터는 '생활 속의 한방' 코너에서 전국에 계신 청취자 여러분께서 보내주신 질문에 답변해드리고 있습니다. 1년간의 질문과 답변 중에서 음식과 건강식품, 민간약, 한약재 등에 대한 내용을 모아 이 책을 출간하게 되었습니다.

이 책에는 흔히 먹는 채소류, 과일류, 곡식류, 육류, 생선류 및 한약재와 건강식품 등의 효능, 성분, 적합한 체질과 맞지 않는 체질, 부작용 등의 질문에 상세하게 답변해놓았습니다. 특이한 질문으로는 '결명자를 먹으면 탈모가 된다는 얘기가 있던데 사실인가요?', '무청은 갑상선 기능항진증에 좋은가요, 저하증에 좋은가요?', '닭발을 자주 고아서 먹어도 괜찮은지 궁금합니다', '몸을 뚫어주는 음식에는 무엇이 있나요?'처럼 모르는 사실을 문의하거나 '속이 냉하다고 해서 우엉차를 물 대용으로 마시려 합니다', '위암으로 위절제 수술을 받고 체중이 너무 많이 빠졌어요. 주위에서 쇠비름이 좋다고 하는데 계속 먹어도 괜찮은지요?'처럼 완전히 잘못된 내용을 질문하거나 '허리협착증 환자인데 지네를 볶아 가루로 캡슐에 넣어 복용해도 되나요?', '배가 차고 손발도 차서 노봉방으로 담근 술을 마시는데, 제 몸에 맞는지 모르겠네요'처럼 질병이 있는 분이 특별한 민간약을 복용하고 싶어 문의한 경우도 있습니다.

따라서 이 책을 읽으면 평소 먹는 음식이나 건강을 위해 특별히 먹을 수 있는 건강식품이나 민간약 등에 대한 이해의 폭을 넓히는 것은 물론 과연 내 체질이나 몸 상태에 적합한지 아닌지를 판단하는 지혜를 얻는 데 도움이 되리라 생각합니다.

끝으로 아침 일찍 MBC 라디오 〈건강한 아침〉을 애청해주신 여러분께 깊이 감사드립니다. 그리고 방송 제작을 위해 수고하신 여러분, 함께 방송을 진행했던 황선숙 아나운서께 감사드립니다. 또 부족한 점이 많은 원고를 책으로 펴내는 데 도움을 주신 중앙생활사 편집부 여러분, 바쁜 가운데 귀한 시간을 내어 꼼꼼하게 교정을 봐주신 동국대학교 일산한방병원 내과 전공의 선생님들, 포항중앙고등학교 조복현 선생님께 감사드리며, 그동안 성원해주시고 격려해주신 많은 분께 고마움을 전합니다. 아울러 이 책이 건강백세를 바라는 분들의 질병 예방과 건강 증진 및 노화 방지에 조금이라도 도움이 되기를 바라는 마음 간절합니다.

東岳 연구실에서 鄭智天

차례

5장
음식 일반

1장 채소

당근

아침 식전에 당근을 갈아 먹는데 계속 먹어도 되나요?

미국 폭스뉴스에서 선정한 '매일 먹어야 하는 음식 6가지'에 베리류, 요구르트, 호두, 토마토, 시금치 그리고 당근이 들어 있습니다. 실제로 당근은 동서양을 막론하고 각종 요리에 많이 이용되어 소비량이 상당한데, 사람들이 보통 일생 동안 당근을 1만 866개 소비한다는 얘기도 있습니다.

당근은 원산지가 아프가니스탄으로 중국에는 원나라 때 전해졌고 뒤이어 우리나라에도 전해졌습니다. 당근이 처음 재배될 때는 약용으로 썼다고 하는데 고대 로마에서도 당근을 약용으로만 썼다고 합니다. 고대 그리스인은 당근을 애용했는데 히포크라테스가 위장의 기를 북돋우기 위해 사용했고, 갈레노스는 위장관에 가스가 차는 헛배부름을 치료하려고 이용했다고 합니다.

당근에는 몸에 좋은 특별한 성분이 들어 있나요?

당근에 들어 있는 특별한 성분의 비밀은 오래 끓여도 변하지 않는 주황색에 있습니다. 당근이 주황색을 띠게 만드는 것은 호박, 고구마와 마찬가지로 카로틴이라는 색소인데, 색이 짙을수록 카로틴이 많이 들어 있습니다. 카로틴은 강력한 항산화제로 몸에 해로운 활성산소를 제거하여 각종 성인병을 예방하고 노화를 억제해줍니다. 당근에는 베타카로틴, 알파카로틴이 들어 있는데, 베타카로틴은 강력한 항암작용을 나타냅니다. 그래서 당근은 폐암, 췌장암, 후두암, 식도암, 전립선암, 자궁암 등 대부분의 암 예방에 도움이 됩니다. 특히 폐암을 억제하는 효과가 큰데, 미국 암연구소 연구 결과에 따르면 매일 당근즙을 반 잔씩 마시면 폐암 발생 위험이 절반으로 줄어든다고 합니다.

당근이 담배를 피우는 사람들의 암 예방에도 좋군요.

담배를 피우지 않지만 주위 사람의 담배연기를 마시는 사람들이 폐암에 걸릴 위험도 당근을 먹으면 줄어든다고 합니다. 암 환자가 당근즙을 먹는 것도 좋습니다. 당근에는 식이섬유가 들어 있어 변비를 해결해주고 대장암 예방에도 효 과가 있습니다. 카로틴 외에도 영양성분이 많이 들어 있어 암 환자가 당근즙을 마시면 면역력이 증가되므로 감기를 비롯한 합병증 예방에 좋으며 건강 유지에 많은 도움이 됩니다.

당근의 카로틴은 항산화·항암 작용 외에 어떤 작용을 나타내나요?

카로틴은 몸속에 들어가면 빠르게 비타민 A로 바뀌므로 프로비타민 A라고 합니다. 당근에 들어 있는 비타민 A의 함량은 동물의 간과 맞먹을 정도로 엄청나게 많은데, 비타민 A가 부족하면 시력이 떨어지고 야맹증이 생기며, 성장발육이 나빠지고 살결이 거칠어지며, 병균에 대한 피부의 저항력이 약해져 여드름이 돋기 쉽습니다. 당근은 눈의 피로와 야맹증을 예방하여 시력을 좋게 하고 밤눈이 어두운 경우에 좋으며, 피부가 건조해지는 것을 막아 곱고 매끄러운 피부를 유지하게 할 뿐 아니라 모발 성장을 촉진합니다. 기관지 점막을 튼튼하게 하고 저항력을 갖게 하므로 감기, 기관지염의 예방과 치료에 도움이 되고, 위장점막을 강화해주므로 위궤양 예방에도 도움이 되지요.

그런데 비타민 A를 충분히 섭취하더라도 술, 담배, 커피를 즐기는 사람은 이것이 부족해지기 쉬운데, 이들이 비타민 A의 작용을 억제하기 때문입니다. 그러니 술, 담배, 커피를 많이 하는 사람에게는 당근이 약이 되겠죠.

한의학에서는 당근의 효능을 어떻게 보나요?

당근은 차갑지도 따뜻하지도 않은 중간 성질로 비장을 건실하게 하고 위와 장에 맺힌 것을 풀어주며, 뱃속을 시원하게 틔워주고 기를 내려주는 효능이 있습니다. 그러므로 비장이 허약하여 입맛이 없거나 소화가 잘되지 않거나 장이 건조하여 변비가 있는 경우에 좋습니다. 몸의 양기를 올려주고 하부를 따뜻하게 하며 찬 습기를 없애주는 효과도 있습니다.

한방 약물학 책인 《본초강목(本草綱目)》에 보면 "위장을 보충하고 기가 위로 오르는 것을 내려주며, 오장을 편하게 하고 식욕을 늘려 이익은 있되 손해는 없다"라고 하였습니다. 당근은 소화 불량·복부팽만 등의 증상이 있는 위염·대장염 환자에게 좋고, 식이섬유가 많아 분변을 부드럽게 하며, 부피를 25% 정도 늘려서 잘 배출되도록 합니다.

당근이 매일 먹어야 하는 음식이라면 성인병 예방에도 좋을 것 같은데요.

당근은 섬유질이 풍부해서 혈관의 혈전을 용해해 배출하는 효능이 있어 콜레스테롤 수치를 낮추고 혈압과 혈당조절에도 좋습니다. 하루에 당근

2개를 먹으면 칼슘 펙테이트(pectate)라고 하는 용해섬유가 콜레스테롤 수치를 약 20% 낮춘다고 합니다. 또한 콜레스테롤 수치가 10% 이상 낮아지고 심장병과 동맥 질환이 예방된다는 연구 보고도 있습니다. 아울러 식이섬유가 들어 있어 변비를 해결해주고 대장암 예방에도 효과가 있습니다.

비타민 A와 철분이 조혈작용을 돕고 혈액순환을 도와 빈혈 예방에 도움이 됩니다. 칼륨은 혈압을 낮추어 고혈압과 동맥경화 예방에 도움이 되고, 신경의 흥분과 근육 섬유의 수축을 조절해 초조감을 막아주므로 스트레스로 인한 불안감을 없애는 데 도움이 됩니다.

한편, 당근은 성기능을 강하게 하는 정력식품이기도 합니다. 비타민 A는 남성호르몬과 여성호르몬 생산에 필수적이고, 비타민 B_1은 스태미나에 필요하며, 비타민 B_6는 성호르몬 기능의 조절작용을 맡고 있습니다. 게다가 성기능에 관여하는 철분, 아연, 칼슘 등의 미네랄도 풍부하게 들어 있습니다.

당근을 먹을 때 주의해야 하는 점을 알려주세요.

당근에 많이 들어 있는 비타민 A는 물에 녹지 않는 지용성이므로 당근은 식물성 기름으로 익혀서 먹는 것이 좋습니다. 당근을 많이 먹으면 피부색이 노랗게 변하는데, 당근 섭취를 줄이거나 끊으면 바로 원래 피부색으로 돌아오므로 크게 걱정할 필요가 없습니다. 또 당근에는 아스코르비나아제라는 비타민 C 분해효소가 들어 있어 오이, 무, 시금치, 배추처럼 비타민 C가 풍부한 채소와 함께 요리하면 비타민 C가 파괴되므로 주의해야 합니다. 또한 대변이 묽거나 설사를 잘하는 분은 적게 먹어야겠죠.

60세 주부로, 아침에 일어나면 우엉과 생강을 함께 끓여 마시는데, 마시고 나면 배에서 부글부글합니다. 왜 그럴까요?

약차를 마셨는데 배가 부글거린다면 약재의 성질이 체질에 맞지 않을 가능성이 크다고 봐야죠. 우엉은 아주 차가운 성질, 기를 가라앉히는 성질이 있으며 대소변이 잘 나오게 하는 효능이 있습니다. 그러므로 몸이 차고 추위를 많이 타며 속이 냉하고 기가 허약하며 얼굴색이 희고 대변이 묽거나 설사를 잘하는 분이 우엉차를 마신다면 배에서 부글거리는 소리가 날 수 있지요. 식후도 아니고 아침 공복에 마신다면 더욱 그렇죠.

그러면 생강차를 마시면 배에서 부글부글하게 되지는 않나요?

생강은 따뜻한 성질이라서 비장·위장을 따뜻하게 하는 효능이 있습니다. 생강차를 마시면 소화를 돕고 식욕을 돋워주며 비장·위장이 냉하여 오는 복통과 구토를 치료합니다. 속이 냉한 분이 생강차를 마시면 속이 편안해지게 되죠. 몸에 열이 많고 뱃속에 열이 많은 분이 생강차를 마신다면 열이 얼굴로 달아오르면서 화끈거리고 답답하게 될 겁니다.

따라서 질문하신 분은 속이 냉하거나 우엉과 생강의 궁합이 맞지 않는 탓에 속이 부글거릴 수 있습니다.

우엉이 체질에 맞지 않거나 우엉과 생강의 궁합이 맞지 않기 때문이라면 이분은 차를 어떻게 마셔야 하나요?

진찰해봐야 알 수 있겠지만 약차를 마시고 배가 부글거린다면 일단 마시지 말아야죠. 부글거리는 정도가 심하지 않다면 우엉의 양을 줄이고 생강의 양을 늘려서 끓여 마시는 것도 방법이 될 수 있겠지만, 우엉과 생강은 좋은 궁합이 아닙니다.

몸에 맞는 약차를 선택하기는 쉬운 일이 아닙니다. 조선시대 왕들이 수시로 약차를 마셨지만 맛이 마음에 든다고 그냥 마신 것이 아니라 당대 최고 명의인 내의원 의관들이 정해주는 약차를 마셨습니다. 약차는 질병 초기에 자주 사용하거나 평소 증후를 완만하게 조절하려는 목적으로 수시로 복용하였을 뿐만 아니라 일시적 치료효과를 위해서도 활용했고 평소 별다른 병이 없어도 건강관리용으로 오래 마셨습니다.

약차는 일반적으로 탕약에 비해 약력(藥力)이 약하므로 부작용이 적은 편이라 위험 부담이 적었기에 많이 활용한 것입니다. 그러나 약차도 진단이 정확하지 않을 경우 부작용이 생길 수 있지요. 어느 약차든 함부로 마셔서는 안 되는데, 체질에 맞지 않는 한약재를 먹으면 오히려 병을 일으킬 수도 있기 때문이죠. 반드시 한의사에게 자기 체질과 몸 상태에 맞는 것을 추천받아서 드시는 것이 좋습니다.

우엉은 어떤 효능이 있기에 차로 많이 마시나요?

우엉은 아주 차가운 성질로 열과 풍기를 없애주고 부기, 종기, 독을 풀어주는 효능이 있습니다. 그래서 얼굴이 붓거나 목이 붓고 열이 나며 통증이 있는 경우, 종창이나 헌데가 생긴 경우에 좋습니다.

우엉은 또한 대소변을 잘 나오게 하는 효능이 큽니다. 우엉은 쓴맛이 강한데, 쓴맛은 배설하는 작용이 있어 대변을 잘 나오게 합니다. 우엉의 식이섬유 함유량은 채소류 중에서도 으뜸이라 할 만큼 풍부한데, 셀룰로오스나 리그닌 같은 식이섬유가 들어 있습니다. 그래서 배변을 촉진하고 장내에 유익한 세균이 번식하게 하며, 장내 발암물질을 흡착해 대장암을 예방합니다. 소변을 잘 나오게 하는 효능도 있는데, 탄수화물의 일종인 이눌린 성분이 신장 기능을 도와 이뇨작용을 촉진하기 때문입니다.

우엉이 열을 내리고 대소변을 잘 나오게 하니 성인병에도 효과가 있을 것 같은데요?

우엉은 동맥경화증을 예방하고 치료하는 작용을 합니다. 섬유질이 많이 들어 있어 혈액 속에 불필요한 담즙산과 콜레스테롤을 흡착해 노폐물과 함께 몸 밖으로 배출합니다. 그래서 우엉차를 꾸준히 마시면 콜레스테롤 수치가 낮아져 동맥경화, 심근경색증, 중풍 등의 예방에 도움이 됩니다.

우엉은 당뇨병에도 좋습니다. 위장에 머무는 시간이 길어 당질 흡수를 느리게 해서 급격한 혈당 상승을 막아줍니다. 우엉의 실제 칼로리는 100g당 75~80kcal지만, 당질이 섬유질에 달라붙어 있어 소화기관에서 흡수되기 어려우므로 실질적 열량은 낮다고 합니다. 이눌린 성분은 혈당을 내리는 작용을 합니다.

그 밖에 우엉에는 어떤 약효가 있나요?

대소변을 잘 나오게 하고 열량이 낮으면 어디에 좋겠습니까? 바로 비만이죠. 우엉은 살찌지 않게 하는 다이어트 식품으로 훌륭합니다. 또 각종 피부 질환에 효과가 있습니다. 얼굴이나 피부에 뾰루지나 여드름이 있거나 염증이 생겼을 때, 옴, 버짐, 두드러기, 알레르기성 피부병에도 효과가 있습니다. 피부병을 일으키는 황색포도상구균과 여러 가지 피부진균을 억제하는데, 리그닌 성분에 세균 억제, 해독작용이 있기 때문입니다. 그러니 피부 미용에도 도움이 되지요.

우엉은 어떤 음식과 잘 어울리나요?

우엉과 도라지를 함께 달여 마시거나 그 물로 양치하면 목이 붓고 통증이 있는 편도선염 등에 좋습니다. 우엉과 율무를 함께 먹으면 이뇨를 촉진하고 혈당을 조절하며 지방 축적을 방지해 비만 치료에 효과적입니다. 또 몸에 열이 많은 사람의 피부 관리에 좋지요. 우엉과 더덕을 함께 먹으면 열을 내리고 음기를 보충하는 효과가 좋습니다. 한편, 고기를 먹고 나서 식중독이 발생하는 경우 우엉을 달여서 마시면 효과가 있습니다.

55세 남성인데, 속이 냉하다고 해서 우엉차를 물 대용으로 마시려 합니다.

우엉은 아주 차가운 성질이므로 속이 냉하고 손발이 차가우며 추위를 타는 분이라면 먹지 말아야 합니다. 우엉차를 한 잔만 마셔도 속이 부글거리고 불편할 수 있는데, 물 대용으로 마신다면 얼마 가지 않아 탈이 나기 쉽습니다. 또 우엉에는 기를 아래로 가라앉히는 성질이 있습니다. 그러니 체질적으로 허약하거나 기가 허약하여 자꾸 눕고 싶다거나 기운이 가라앉는 경우, 얼굴색이 희고 대변이 묽거나 설사하는 경우에는 우엉을 피해야 합니다. 그 밖에도 우엉은 폐의 기가 허약한 경우와 찬 바람으로 병이 된 경우에도 피해야 하고, 몸에 열이 있더라도 허약해서 생긴 허열(虛熱)에는 쓸 수 없습니다.

우엉은 햇볕에 말리면 따뜻한 성질로 바뀐다는데 사실인지 알고 싶어요.

우엉이 아주 차가운 성질이라는 사실을 아시는 것 같은데, 아무래도 햇볕에 말리면 차가운 성질이 조금은 덜해지겠죠. 그러나 따뜻한 성질로 바뀌지는 않습니다. 한방에서 쓰는 한약재는 모두 햇볕이나 그늘에서 말리는데, 햇볕에 말릴 경우 따뜻한 성질로 바뀐다면 한약재 성질을 일일이 알 필요가 없겠죠. 한약재 중에는 불에 볶거나 술에 찌거나 식초에 담그거나 심지어 아이 오줌에 담갔다가 쓰는 것도 있지만 차가운 성질이 조금 완화될 수는 있어도 근본 성질이 변하지는 않습니다. 따라서 우엉은 몸이 냉하고 손발이 차가우며 추위를 타는 분은 먹지 말아야 합니다.

도라지

도라지청과 인삼진액을 같이 먹는데 괜찮을까요?

도라지는 기침, 가래에 좋은 것으로 잘 알고 계시죠. '길경(桔梗)'이라는 이름의 한약재로 호흡기 질환 치료에 상용합니다. 주로 백도라지가 식용이나 약용으로 쓰이는데, 한의학에서 흰색은 폐와 연관되므로 주로 폐에 약효를 나타내기 때문이죠. 도라지에는 폐의 기를 통하게 하고 가래를 삭여주며 화농이 되어 고름이 생긴 것을 잘 빠지게 하는 효능이 있습니다. 또한 몸의 표면에 머물러 있는 찬 기운을 몰아내고 머리와 목, 눈을 맑게 하는 작용이 있습니다. 그래서 찬 바람으로 인한 기침, 감기와 기관지염, 천식 치료에 효과를 나타냅니다.

기침, 감기 외에도 도라지의 약효가 더 많지 않나요?

목병 치료에 효과가 탁월해 편도선이 붓고 아픈 것을 잘 낫게 하고 인후염에도 좋습니다. 도라지와 감초를 달인 '감길탕'은 목이 아프거나 편도선염이 있을 때 특효약인데, 달인 물을 입에 머금고 양치해도 좋습니다. 그밖에 도라지는 가슴과 옆구리가 찌르듯이 아프거나 배가 더부룩하면서 소리가 나는 경우에도 효과가 있으며 응어리를 풀어주는 효능이 있습니다. 특히 가슴에 기가 맺혀 소통되지 못하고 답답하면서 아픈 경우 기를 쾌통해주는 효능이 큽니다.

도라지청과 인삼 진액을 섞어서 먹는 것은 어떤가요?

한 가지 약이라도 체질에 따라, 상태에 따라 도움이 되는 경우도 있고 해가 되는 경우도 있는데, 둘 이상을 함께 먹는 경우에는 도움이 더 클 수도 있지만 해가 더 클 수도 있지요.

도라지는 약간 따뜻한 성질이므로 음기가 허약하거나 열기가 상승하는 경우에는 마땅하지 않은데, 음기가 부족해 기침이 오래도록 그치지 않거나 화를 내어 기가 치밀어 오르거나 기침에 피가 섞여 나오는 경우에는 피해야 합니다. 또한 도라지는 돼지고기와 상극이므로 함께 먹지 말아야 합니다.

인삼은 열이 있는 성질이라서 열성체질에 맞지 않는다는 것은 잘 아시죠. 그러니 열이 있는 편인 분들이 도라지청과 인삼 진액을 함께 먹는 것은 맞지 않습니다. 감기 기운이 있거나 감기 초기에 도라지청을 먹는 것은 열이 아주 많은 분이 아니라면 괜찮은데, 인삼 진액을 섞는 것은 주의해야 합니다. 또 가래가 있거나 목이 불편한 경우 도라지를 먹는 것은 대부분 괜찮지만 인삼을 섞는 것은 함부로 해서는 안 됩니다. 가슴에 기가 맺혀 소통되지 못하고 답답하면서 아픈 경우에도 도라지만 먹는 것은 좋지만 인삼과 섞어 먹는 것은 좋지 않습니다.

도라지청과 인삼 진액을 섞어 먹는 것이 좋은 경우를 알려주세요.

도라지는 주로 폐에 들어가 작용하고 인삼은 비장과 폐로 들어가 작용합니다. 그러니 폐 기능이 약하거나 감기에 잘 걸리는 체질이면서 기가 허약하여 기를 보강하려는 경우, 섞어 먹는 것이 도움이 됩니다. 물론 열이 별로 없는 체질이어야 하고 가슴에 맺힌 것이 없어야 하며, 소화가 잘되지 않아 명치 아래에 꽉 막힌 듯한 증상이 없어야 합니다. 도라지는 기를 잘 통하게 하며 몸에 들어온 나쁜 기운을 몰아내고 염증을 없애주는 작용을 하지만 인삼은 기를 끌어올리는 약이기 때문이죠.

도라지는 호흡기가 약하거나 기침·가래와 천식이 있거나 담배를 많이 피우는 분들에게 적합한데, 감초와 함께 달여 마시면 됩니다. 도라지와 칡뿌리를 함께 달여 마시면 주독과 숙취를 풀 수 있습니다.

토란

토란국을 거의 매일 먹는데 토란에는 어떤 성분이 있는지 궁금합니다.

토란은 우(芋), 토우(土芋)라고 하는데 찬 성질이며 독이 있고 아린 맛이 납니다. 그래서 반드시 푹 삶아 먹어야 독과 아린 맛이 없어집니다. 예부터 토란은 몸의 열을 내리고 염증을 가라앉히는 약으로 이용되었는데, 종기, 피부염, 치질 등을 비롯한 급성 염증에 효과가 있지요. 또 뱃속의 열을 내리고 위와 장의 운동을 원활하게 해줍니다. 열로 인한 기침을 멎게 하고 피부를 충실하게 하며 어혈을 풀어주는 효능도 있습니다.

이뇨 효과도 있어 토란 삶은 물을 마시면 소변이 잘 나옵니다. 혈압과 콜레스테롤 수치를 떨어뜨리고 변비를 예방하지만 결석을 일으킬 위험이 있습니다. 생으로 갈아서 먹으면 약물의 독을 풀어주는 효능도 있는데, 독충에 쏘였을 때 토란줄기 즙을 바르면 낫습니다. 토란은 서늘한 성질이므로 몸이 냉하고 소화력이 약하며 대변이 묽거나 설사를 잘하는 경우에는 조금씩 먹어야 합니다.

토란에는 어떤 성분이 들어 있나요?

토란은 주성분이 녹말이고 채소 중에서 단백질이 많이 들어 있는 편인데, 수분이 많기 때문에 열량은 100g당 40kcal로 낮습니다. 식이섬유가 풍부해 배변에 도움을 주므로 변비 예방에도 좋습니다. 칼륨이 많이 들어 있어 나트륨 배출을 돕고 부종 완화에도 효과적이죠. 또 멜라토닌이 들어 있어 스트레스 해소와 불면증, 우울증을 예방하는 데 도움이 됩니다. 멜라토닌 분비가 적어지면 피로와 스트레스로 불면증이 생기며 낮 시간까지 피로를 느끼게 되기 때문이죠. 갱년기 여성이나 노인들이 잠이 없는 것도 멜라토닌 분비량이 적어지는 것과 연관이 있습니다. 토란은 잠을 이루지 못하

22

거나 꿈을 많이 꾸는 데 효과가 있다고 알려져 있습니다.

토란에는 끈적끈적한 물질이 있는데 어떤 작용을 하나요?

토란에는 독특한 점액 성분인 갈락탄과 뮤틴이 들어 있습니다. 갈락탄은 당질과 단백질이 결합한 식이섬유의 일종으로 콜레스테롤 수치를 떨어뜨리는 작용이 있어 혈압을 낮추고 동맥경화를 예방하는 효과가 있습니다. 또 갈락탄은 면역력을 높여 암세포 증식을 억제해 암이나 궤양의 예방에 효과가 있다고 알려져 있습니다.

뮤틴은 단백질의 일종으로 위나 장 등 소화기관의 점막을 보호하고 단백질과 지방의 소화를 촉진하며 간을 튼튼하게 합니다. 특히 체내에 당질이 들어오면 뮤틴이 붙어서 당이 분해되는 것을 억제해 혈당 조절에 도움이 되므로 당뇨병에도 좋습니다. 콩팥에도 좋고 노화 방지에도 도움이 됩니다.

마늘

생마늘을 많이 먹어도 괜찮은지요?

마늘을 장기간 많이 먹으면 좋지 않습니다. 마늘은 열성이 매우 강하여 몸에 열을 생겨나게 하므로 많이 먹으면 화기를 올려주고 혈을 소모하며, 가래가 생기게 하고 심할 경우 눈에 장애를 주고 뇌를 상하게 합니다. 마늘은 '하기(下氣)', '산기모혈(散氣耗血)', 즉 기를 아래로 가라앉히고 기를 흩어버리며 혈을 소모하므로 기와 혈이 허약한 사람은 주의해야 합니다. 《본초강목》에 이르기를, 마늘을 오래 먹으면 간과 눈을 상하게 한다고 하였으니 눈병 환자는 마늘을 먹어서는 안 됩니다.

이처럼 마늘은 열성이 강해 많이 먹으면 각종 부작용이 생겨나고 열이 많은 질병에 걸렸을 때 먹으면 악화되므로 피해야 하죠. 익힌 마늘도 많이 먹으면 문세가 될 수 있는데 생마늘은 더욱 그렇습니다. 성질이 강한 음식은 적당히 먹어야 하고, 특히 익혀서 먹어야 합니다. 단, 생선회나 육회처럼 날 음식을 먹을 때는 생마늘을 먹는 것이 좋습니다. 생마늘이 이질, 콜레라균 등에 대한 항균효과가 커서 식중독, 장염 등을 비롯한 각종 감염성 질환 예방에 도움이 되기 때문이죠.

위장병에도 생마늘을 주의해야 하나요?

마늘을 공복에 먹으면 위벽을 자극하여 위염이 생길 수 있습니다. 마늘에 함유된 알리신 성분은 살균력이 매우 강해서 여러 병균과 병독에 대한 억제와 살상 작용이 큰데, 소화성 궤양이 있는 환자가 마늘을 먹으면 알리신의 자극으로 속쓰림 등 불편한 증상이 생기고 궤양 부위에 큰 자극을 주게 되므로 생마늘을 피해야 합니다. 마늘을 고온에 가열해 소화관에 대한 파괴 및 살상작용을 없애고 항균능력을 약화시킨 뒤에는 궤양환자도 조금 먹을 수 있습니다.

그 밖에도 마늘을 먹는 데 주의해야 하는 경우를 알려주세요.

심근염, 협심증 환자도 마늘을 비롯해 파, 양파, 부추, 생강 등 자극성이 매우 강한 음식을 먹으면 심장을 자극하고 심박동을 빠르게 하며 심근의 대사를 끌어올려 심근의 산소소모량을 늘리므로 좋지 않습니다. 화상을 입은 환자도 몸속에 화독(火毒)이 왕성한 상태라서 마늘을 비롯한 훈채류를 먹으면 열을 보태주므로 반드시 피해야죠.

두통이 있는 경우 대부분 열이 원인이므로 마늘을 비롯한 훈채류를 먹으면 열을 더욱 일으켜 통증을 가중하기 때문에 주의해야 합니다. 빈혈이 있을 때 마늘을 먹는 것도 좋지 않은데,《본초경소(本草經疏)》에는 기와 혈이 허약한 사람은 절대로 입술에도 묻히지 말라고 하였습니다. 빈혈 환자가 마늘을 먹으면 증상이 더욱 심해지는데, 많이 먹으면 위액 분비를 억제하고 혈액 속의 단백질과 적혈구를 감소시키기 때문입니다.

근시를 비롯한 기타 눈병이 있어서 한약으로 치료할 때 마늘을 먹으면 치료 효과가 좋지 않습니다. 그래서 눈병을 치료할 때는 반드시 마늘을 비롯한 오신채(五辛菜)와 고추 등을 먹지 말아야 하는데, 이들을 먹으면 환자의 내부에 열이 쌓이고 습기가 막혀서 치료 효과에 나쁜 영향을 미치게 됩니다.

흑마늘이 몸에 좋다고 해서 먹고 있습니다. 그런데 생마늘이 알리신이 많아 좋고 구운 것은 알리신이 절반 이하라고 하더라고요. 흑마늘은 열을 가하는 게 아닌가요? 왜 흑마늘이 좋다고 하는지, 생마늘과 효능 면에서 어떻게 다른지, 위염환자가 먹어도 되는지 알려주세요.

흑마늘은 생마늘을 껍질째 고온다습한 상태로 15~20일간 가열 숙성한 것으로, 그 과정에서 갈변 반응을 포함한 여러 화학반응을 거치면서 알리신 성분은 줄어들지만 생마늘에 없던 성분이 생겨납니다. 우선 생마늘과 흑마늘은 맛이 다른데, 흑마늘은 생마늘의 매운맛과 냄새, 자극성은 없어지고 단맛과 새콤한 맛이 납니다. 흑마늘이 되면서 휘발성 유황화합물이 줄어들어 불쾌감 없이 먹을 수 있는데, 위가 약한 사람이 생마늘을 먹으면 간혹 부작용이 있지만 흑마늘은 그렇지 않습니다. 흑마늘은 생마늘에 비해 항산화작용이 강하고 폴리페놀과 플라보노이드 함량이 매우 높습니다.

흑마늘에는 어떤 성분이 들어 있나요?

흑마늘은 만드는 과정에서 생마늘에 비해 열량을 비롯해 탄수화물, 단백질, 지방, 당질, 칼슘 등이 증가됩니다. 수용성 유황화합물이 생성되는데, 대표적인 성분으로 S-아릴시스테인, S-메틸시스테인, S-알리칼프시스테인 등이 있습니다. 즉, 마늘의 본래 유효성을 손상하지 않으면서 항산화력이 생마늘에 비해 상승하며 암 예방, 콜레스테롤 억제, 동맥경화 개선, 심 질환 예방, 알츠하이머 방지 등에 효과가 있는 S-아릴시스테인 등의 물질이 생성됩니다. S-아릴시스테인은 경구 섭취를 하면 대부분 혈액으로 흡수되는데 항산화, 항암, 동맥경화 예방, 피로해소 촉진 등의 효능이 있습니다.

흑마늘은 위염 환자가 먹어도 되나요?

생마늘이든 흑마늘이든 위염 환자가 먹어도 되지만 위염이 심하거나 위궤양이 있는 경우에는 생마늘을 피해야 합니다. 특히 생마늘은 공복에 먹으면 위벽을 자극하여 위염이 생길 수 있으므로 피해야죠. 굳이 흑마늘로 만들지 않더라도 생마늘을 익혀 먹으면 됩니다.

마

67세 남성인데, 1년 전부터 마를 우유와 함께 갈아서 매일 먹고 있습니다. 계속 먹어도 괜찮은지 알고 싶어요.

1년 전부터 매일 마와 우유를 함께 갈아서 드시는데 별다른 문제가 없다면 계속 드셔도 괜찮습니다. 마와 우유는 둘 다 최고 음식에 속하는데다 마는 설사를 막고 변비를 일으킬 수 있고, 우유는 변비를 막고 설사를 일으킬 수 있으니 효능으로 보면 궁합이 아주 좋죠. 그런데 마의 성질이 따뜻하지도 차갑지도 않은 중간이고, 우유는 약간 차가운 성질입니다. 그러니 속이 냉한 분이 아침에 먹으면 위와 장을 서늘하게 하므로 소화에 부담이 될 수 있지요. 또 우유에 칼슘이 많이 들어 있고 마에 끈적끈적한 점액질과 타닌(tannin) 성분이 들어 있어 함께 먹으면 그것들이 결합되어 맺힐 수 있으므로 속이 불편하다면 주의해야 합니다.

마가 최고의 음식이라고 하셨는데, 마에는 어떤 효능이 있나요?

마는 허약하거나 과로한 몸을 회복시키는 효과가 큽니다. 특히 심한 만성 허약성 질병으로 난치에 속하는 '오로 육극 칠상(五勞 六極 七傷)'을 치료한다고 했으니 최고의 보약이자 자양강장제이죠. 마를 꾸준히 오래 복용하면 귀와 눈이 밝아지고 몸이 가벼워지며 허기를 몰라 장수하게 된다고 하였으니 노화방지약인 것입니다. 마에 비장·위장을 건실하게 보강하며 신장의 정기를 보익하고 아울러 폐의 기를 보익하는 효능이 있기 때문이죠.

한의학에서 면역기능과 관계있는 장기는 폐, 비, 신인데, 마는 면역기능을 강하게 하고, 노화를 억제하니 장수식품이라고 할 수 있죠. 신장의 정기가 부족해서 허리가 아프고 하체에 힘이 없으며 몸이 허약하고 정신력이 나약해지며 자주 건망증을 나타낼 때도 좋습니다.

마에는 전분, 단백질, 지방을 비롯하여 알칼로이드, 사포닌, 타닌, 콜린, 글리신, 세린 등뿐만 아니라 비타민과 철분, 칼륨, 마그네슘 등의 미네랄도 들어 있습니다.

마는 어떤 병증에 효과가 있나요?

마는 비장·위장과 장을 튼튼하게 하는 효과가 아주 큽니다. 비장·위장이 허약하여 음식을 잘 먹지 못하고 권태감, 무력감이 있는 경우에 좋고, 설사와 이질을 멎게 하므로 허약해서 생긴 설사 처방에는 거의 들어가지요. 마의 끈적끈적한 점액질에는 뮤신, 아밀레이스 등의 소화효소가 들어 있어 단백질, 녹말의 소화를 돕고 위벽을 보호해줍니다. 또 폐의 음기를 보해주므로 폐가 허약해서 생기는 기침, 가래, 천식 치료에도 활용합니다.

마는 소갈(당뇨병) 치료에도 활용되는데, 혈당을 떨어뜨리고 인슐린 분비를 촉진하는 작용이 입증되었습니다. 피부와 모발에 윤기를 주므로 피부와 머리카락에도 좋습니다.

마를 남성들이 많이 드시는 것 같은데, 마가 정력제가 되기도 하나요?

마는 신장의 정을 보충해주므로 정력제로도 매우 좋습니다. 끈적끈적한 점액질인 뮤신이 정액을 많이 생산되게 합니다. 정자의 주요 성분이 되는 아르기닌(arginine)도 들어 있는데, 아르기닌은 음경 발기에 중요한 작용을 하는 산화질소의 원료가 됩니다. 마는 또한 몸에서 정액이나 소변이 새어 나가지 않게 막아줍니다. 그래서 신장이 허약해 정액을 저절로 흘리는 유정(遺精), 소변을 자주 찔끔거리는 유뇨(遺尿)는 물론이고 소변빈삭, 요실금에도 효과적입니다.

마를 먹을 때 주의해야 하는 경우를 알려주세요.

퇴계 선생의 《활인심방》에 나오는 여덟 가지 보양음식 중 마로 담근 술, 죽, 면이 세 가지를 차지할 정도로 마는 허약한 사람이나 노인들에게 좋습니다. 그래서 마를 갈아 생즙을 드시는 분도 많은데, 몸에 습기가 많아서 잘 붓거나 소화가 잘되지 않고 속이 더부룩하거나 뱃속에 덩어리가 쌓여 내려가지 않고 체할 경우에는 생으로 먹지 말아야 합니다. 그런 경우 생으로 먹으면 기가 소통되지 못하고 막혀 병증이 유발되거나 악화될 수 있으니, 굽거나 삶아서 먹어야 합니다. 마는 설사를 막아주는 약이므로 대변이 단단하거나 변비가 있을 때는 반드시 피해야 합니다.

우유에는 어떤 효능이 있나요?

우유는 허약함을 보충하고 가슴이 답답하면서 입이 마른 것을 멎게 하
며 피부를 윤택하게 하고 심장과 폐를 보양합니다. 그래서 허약하거나 과
로해서 몸이 마르고 쇠약한 사람을 회복해주는 약이었죠. 당뇨병, 위궤양,
위암에 해당하는 병증 치료에 활용되었고 장에 윤기를 주어 변비에도 썼
습니다.

우유는 생명을 유지하고 정상으로 성장하는 데 필요한 영양소가 거의 대
부분 들어 있는 완전식품이죠. 단백질과 지방, 칼슘이 풍부해서 어린이와
노인에게는 필수 영양식입니다. 특히 칼슘이 많이 들어 있어 최고의 칼슘
공급원이 되므로 골다공증과 고혈압 예방에 좋고 신경을 안정시켜줍니다.
우유의 카세인은 필수아미노산을 모두 함유하고 있는데, 철분과 칼슘의 흡
수를 돕고 혈압을 안정시켜줍니다. 암에 대한 면역력을 증강시켜 암 예방
에 좋은 락토페린과 펩티드, 지질이 들어 있을 뿐 아니라 식도와 위점막을
보호하여 암세포 발생을 막아주므로 식도암과 위암 예방에 도움이 됩니다.

호박

**63세 주부로, 늙은 호박을 내려서 먹는데 당뇨와 혈압에 어떤지 여쭈어봅
니다.**

호박은 수박, 참외, 오이와 마찬가지로 박과에 속하지만 따뜻한 성질이
죠. 한자 이름도 '남과(南瓜)'이니 따뜻한 것이라는 사실을 짐작할 수 있을
겁니다. 호박에 비장·위장을 보충하고 기를 끌어올리는 효능이 있기 때문
입니다. 호박의 노란색은 오장 중 비장에 해당되는 색으로, 주로 비장·위
장에 작용하므로 소화 흡수가 잘되어 비장·위장이 약한 사람이나 질병을

앓은 후 회복기에 있는 환자들에게 좋습니다.

호박은 출산 후 몸이 부었을 때 달여서 마시면 좋다고 하는데 정말인가요?

호박에는 소변을 잘 나오게 하는 효능이 있습니다. 태(胎)를 편안하게 해주므로 임신 중 배가 아프고 하혈하거나 부종이 있을 때 좋고, 산모의 건강식으로 산후에 전신이 허약할 때도 좋지요. 산후는 물론이고 평소에도 부종이 생기면 호박 달인 물을 마시는 분들이 적지 않지만 실은 호박이 모든 경우에 부기를 빠지게 하는 것은 아닙니다. 임신 전에는 몸이 별로 붓지 않다가 출산 후 부은 경우, 비장·위장 문제로 부은 경우 늙은 호박을 달여 마시면 효과가 있지요. 비장·위장 문제로 생긴 부종은 가슴과 배가 답답하고 팔다리에 힘이 없으며 음식을 잘 먹지 못하면서 몸이 무거운 것이 특징입니다.

기가 잘 소통되지 못하고 맺히거나 습기가 쌓여 생긴 부종에는 호박이 전혀 도움이 되지 않고 오히려 더 붓게 합니다. 원래 비만하고 근육질 체형으로 평소에도 몸이 잘 붓는 경우에는 부기가 빠지기는커녕 마신 만큼 더 붓게 됩니다. 호박은 단맛인데, 부종에 단맛이 나는 음식은 맞지 않기 때문이죠. 그런 분이 호박을 많이 먹으면 몸에 습기를 일으키고 배가 불러질 수 있습니다.

호박이 비만하고 근육질 체형으로 평소에도 몸이 잘 붓는 경우에 맞지 않는다면, 다이어트에 도움이 된다는 얘기는 사실이 아닌가요?

호박은 식이섬유가 풍부해 포만감이 좋고 변비를 막아줍니다. 또 지방분해효소를 억제하여 지방 흡수를 줄여주므로 비만에 도움이 될 수 있습니다. 그러나 늙은 호박은 단맛이 강하므로 비만한 분에게 도움이 되지 않을 것 같습니다. 비만한 분들은 애호박을 먹는 것이 좋은데, 애호박은 늙은 호박보다 단맛이 덜하고 씨의 칼로리가 낮기 때문이죠.

늙은 호박은 당뇨와 고혈압에 어떤 영향이 있나요?

늙은 호박이 당뇨와 고혈압에 효과가 있다는 얘기도 있지만 그리 권하고 싶지 않습니다. 늙은 호박에 들어 있는 미네랄 등의 성분이 당뇨와 고혈압에 도움이 될 수도 있지만 단맛이 강하여 당뇨병에 해롭고 비만에 좋지 않으며 고혈압에도 마땅치 않습니다. 당뇨와 고혈압 그리고 비만에 해가 되지 않는 다른 음식이 많이 있으니 그것을 드시면 됩니다.

호박에는 어떤 성분이 들어 있나요?

호박에는 여러 성분이 들어 있습니다. 늙은 호박에 베타카로틴 함량이 높은데, 베타카로틴은 비타민 A의 전구물질로 면역력을 강화해 감기 예방에 도움이 되고, 피부와 점막을 건강하게 유지해줍니다. 또 심장 질환 예방, 야맹증이나 눈이 피로한 증상을 예방하는 데 효과적입니다. 항산화·항암작용도 합니다.

호박이 정상세포가 암세포로 변하는 것을 막는 동시에 암세포의 증식을 억제하는 것으로 밝혀졌는데, 미국 국립암연구소는 늙은 호박을 꾸준히 섭취하면 폐암에 걸릴 확률이 반으로 줄어든다고 발표했습니다. 폐암으로부터 인체를 지켜주는 세 가지 적황색채소가 호박, 당근, 고구마입니다. 그러니 담배를 피운다면 호박을 자주 먹는 것이 좋습니다. 식도암, 위암, 전립선암 등의 예방에도 호박이 도움이 많이 됩니다.

베타카로틴 외에 또 어떤 성분이 늙은 호박에 들어 있나요?

호박은 겨울철에 부족하기 쉬운 비타민 공급원입니다. 비타민 A를 비롯하여 B와 C 그리고 항산화제인 E도 많이 들어 있습니다. 칼슘, 칼륨, 철,

아연, 망간 등의 미네랄도 들어 있죠. 특히 셀레늄 성분이 많이 들어 있는데, 발암물질 생성을 억제하고 해독을 촉진하며 활성산소를 제거하는 작용을 나타내고 면역기능을 증가시킵니다. 정자 생성을 촉진하며 정자의 운동성과 성욕을 증강시키므로 성기능 향상에도 좋고 전립선염 예방에도 도움이 됩니다. 또한 늙은 호박에는 시력을 보호하는 영양제로 널리 알려진 '루테인'이 많이 들어 있어 시력 유지에 도움이 되고, 백내장 발병을 억제할 수 있습니다. 시트룰린은 노폐물 배출과 이뇨작용을 활발히 하여 지방축적을 막아줍니다.

호박은 종류에 따라 어떤 차이가 있나요?

호박에는 애호박, 늙은 호박(청둥호박), 단호박(서양 호박) 등 여러 가지가 있지요. 종류에 따라 성분은 크게 다르지 않는데, 호박이 익으면 속이 노랗게 변하면서 당질이 많아져 단맛이 강해지고 칼슘, 철, 비타민 E, 베타카로틴 함량이 엄청 많아집니다. 그래서 단호박과 늙은 호박 같은 노란 호박은 비타민 E와 베타카로틴 등이 다른 호박보다 많이 들어 있습니다. 애호박은 덜 자란 어린 호박이므로 늙은 호박과 효능은 거의 같습니다. 애호박은 나물, 볶음, 전(부침개) 등 반찬용인데 위궤양과 위염 예방에 좋고 늙은 호박은 죽, 떡, 엿, 약용으로 쓰입니다.

늙은 호박이 산모의 젖을 줄게 한다는데 가물치와 호박을 함께 고아 산모에게 주면 안 되나요? 주위에 '된다, 안 된다' 하니 너무 궁금합니다.

늙은 호박이 산모의 젖을 줄게 하는 경우도 있지만 잘 나오게 하는 효과도 있습니다. 늙은 호박에 소변을 잘 나오게 하는 효능이 있기 때문이죠. 그래서 임신 중이나 산후에 몸이 붓는 경우 효과가 있고, 산모의 건강식으로 산후에 전신이 허약한 경우에도 좋지요. 비장·위장이 허약해서 음식을 잘 먹지 못하고 소화가 잘되지 않으며 팔다리에 힘이 없고 기운이 없는 산모에게 좋습니다.

그러면 어떤 분들이 늙은 호박을 먹으면 젖이 줄게 될까요? 비만하고 땀을 거의 흘리지 않아 몸이 무겁고 찌뿌듯한 산모가 그렇습니다. 한의학적으로 몸속에 습기와 담이 많이 쌓여 기가 잘 소통되지 못하는 상태로, 만약 늙은 호박을 먹는다면 몸에 습기가 더 많아지게 되고 배가 불러지거나 몸이 붓게 될 수 있습니다. 호박의 단맛이 습기를 더 보태주고 기의 소통을 방해하기 때문이죠. 물론 그런 분에게 부종이 있다면 부기가 빠지기는커녕 늙은 호박을 먹는 만큼 더 붓게 될 것입니다. 늙은 호박은 열이 많은 산모에게도 좋지 않습니다. 호박이 따뜻한 성질이기 때문이죠.

가물치와 호박을 함께 고은 것은 산모에게 도움이 되나요?

가물치는 '여어(蠡魚)' 또는 '예어(鱧魚)'라고 하는데, 비장을 건실하게 하고 소변을 잘 나오게 하는 효능이 있습니다. 그래서 몸이 붓거나 습기로 팔다리가 저린 것을 치료하고 치질이 있어 대변을 볼 때마다 피가 섞여 나오는 경우에 좋습니다. 가물치는 산후 조리에 좋은데, 젖과 소변을 잘 나오게 하기 때문이죠.

그러나 가물치는 차가운 성질이므로 몸에 열이 있는 사람에게는 좋으나 몸이 차고 기운이 약한 사람에게는 적합하지 않습니다. 가물치와 호박을 함께 고은 것은 차갑지도 따뜻하지도 않은 중간 성질이므로 대부분 산모에게 도움이 될 것으로 여겨집니다. 열이 많은 편인 산모는 호박을 적게 넣으면 되고 몸이 냉한 산모는 가물치를 적게 넣어야겠죠. 비만한 산모라면 호박을 넣지 않는 것이 좋습니다.

양배추

44세 남성인데, 위내시경 검사에서 장상피화생이라고 진단받았어요. 놔두면 위암도 될 수 있다고 합니다. 양배추나 블루베리가 좋다고 해서 양배추 진액을 하루에 몇 번 먹는데, 요리해서 먹는 것과 진액으로 먹는 것에 효능 차이가 없는지요? 위장에는 탄 음식이 안 좋다는데 중탕으로 먹어도 괜찮은지도 궁금합니다.

장상피화생은 위장 점막을 이루는 세포가 장에 있는 세포로 바뀌어 위장 점막이 마치 장 점막과 유사하게 변하는 것입니다. 장상피화생은 위에 염증이 생겼다가 회복되는 일을 반복하면서 생기게 되는데, 헬리코박터균에 감염되어 생긴 만성 위염이 주원인입니다. 장상피화생이 있으면 속쓰림, 소화 불량, 구역, 구토, 심한 복통 등의 증상이 나타나는데, 이는 위암의 위험요소로 알려져 있습니다. 그러므로 소화 불량이 되지 않도록 과식이나 폭식을 하지 않고 기름진 음식, 육류 등을 주의하며, 소금과 당이 적은 음식을 먹어야 합니다. 공복에 위산이 분비되므로 규칙적으로 식사하는 것도 필수적이죠.

장상피화생에 양배추나 블루베리가 좋다고 하는데 정말 도움이 되나요?

블루베리에 보라색을 띠게 하는 천연색소가 바로 안토시아닌인데, 강력한 항산화물질입니다. 블루베리에 들어 있는 프테로스틸벤 성분이 암 성장을 유발하는 고반응성 물질을 제거하는 효과가 있고, 일래직산과 엽산이 암 발생을 억제하는 역할을 합니다. 그래서 블루베리는 암세포를 직접 공격하며 정상세포가 암세포로 돌연변이되는 것을 막아주는 작용도 하지요.

위에 좋은 대표적인 식재료는 양배추와 브로콜리입니다. 양배추는 위 점막을 치료하고 보호하는 성분이 있고, 브로콜리는 스트레스에 악화되는 위축성 위염과 장상피화생에 도움이 됩니다. 브로콜리와 양배추는 사촌간이죠.

양배추 진액을 드신다고 하는데, 양배추에는 어떤 효능이 있나요?

양배추는 중간 성질로 비장·위장의 기능을 도와 뱃속에 기운이 맺힌 것을 풀어주고 부드럽게 하며 통증도 막아줍니다. 오래 먹으면 오장을 이롭게 하고 육부를 조절하며 골수를 보충하고 신장에도 도움이 많이 됩니다. 또 심장의 활력을 도와주고 눈과 귀를 밝게 하지요. 뼈와 근육을 튼튼하게 하고 관절을 부드럽게 하며 경락에 기가 맺힌 것을 잘 소통하게 해줍니다.

양배추가 위염, 위산과다, 위궤양 등에 좋다는 것은 이미 밝혀졌으며 양배추의 섬유질은 콜레스테롤의 흡수를 막아 혈액지질을 개선해줍니다. 피부에 쌓인 노폐물을 제거하므로 양배추를 꾸준히 먹으면 피부가 더 매끈하고 팽팽해지며 기미나 주름이 줄어듭니다. 양배추는 100g당 31kcal로 열량이 낮고 영양소가 풍부해서 다이어트식품으로 좋습니다.

양배추가 위염, 위궤양에 효과가 있다는 것이 입증되었나요?

미국 스탠퍼드대학교 연구에 따르면, 위궤양 환자 65명을 대상으로 3주 동안 양배추 생즙을 950mL 섭취하게 하니 3명을 제외한 모든 환자의 위궤양이 완치됐다고 합니다. 연구를 진행한 가넷 체니 박사는 "양배추에 들어 있는 MMSC 성분이 위 점막에서 분비되는 프로스타글란딘의 생산을 촉진하고 위산 등의 자극으로부터 위벽을 보호하는 효과가 있었다"라고 보고했습니다. 이후 MMSC 성분을 비타민 U라고 명명했는데, 비타민 U는 항소화성궤양인자(抗消化性潰瘍因子, antipeptic factor), 즉 소화성 궤양을 치유하는 인자이죠. 양배추에는 비타민 K도 들어 있어 위궤양, 위염 치료에 효과적입니다. 비타민 U는 위벽 점막을 튼튼하게 하고 비타민 K는 혈액응고를 도와 상처가 난 위벽의 출혈을 막아주기 때문에 궤양에 효과적이며 위장장애 개선에 도움을 줍니다.

양배추에는 어떤 영양소가 들어 있나요?

양배추는 고대 로마에서 만병통치약으로 여겼습니다. 서양에서 양배추는 '가난한 사람들의 의사'로 불리며 올리브, 요구르트와 함께 3대 장수식품으로 꼽힙니다. 양배추 150g(양배추잎 2장)을 먹으면 비타민 K는 하루 필요량의 92%, 비타민 C는 하루 필요량의 50%를 충당할 수 있기 때문입니다. 비타민 U도 많이 들어 있고 비타민 A, B₁, B₂, B₆, 엽산, 베타카로틴 등도 들어 있습니다. 또 단백질, 필수아미노산인 라이신, 당질, 식이섬유, 칼륨, 칼슘, 인, 철분, 망간 등이 들어 있지요. 특히 칼슘 형태가 우유에 못지 않게 잘 흡수되는 모양으로 되어 있다고 합니다.

양배추에 항암 효과도 있나요?

양배추에는 항암작용에 결정적 역할을 하는 '글루코시놀레이트' 성분이 들어 있습니다. 글루코시놀레이트는 인체에서 소화되는 도중 아이소사이오시아네이트(ITC), 설포라판 등을 생성합니다. ITC는 발암물질을 몸 밖으로 빨리 배출하도록 돕는 작용을 합니다.

미국 존스홉킨스대학교 폴 탤러리 박사팀의 연구 결과에 따르면, 설포라판은 위암 발생과 관련된 헬리코박터 파일로리균의 활성을 억제하고 동물실험에서 위암 억제 효과가 있었다고 밝혔습니다. 또한 항암성분인 인돌-3-카비놀이 들어 있고 유방암, 자궁경부암 발생 위험성을 상당히 낮추며 자외선에 의한 피부암을 예방할 수 있습니다. 양배추에 풍부한 수분과 섬유질은 변비를 해소하고 장내 환경을 정리해 대장암 예방에 좋습니다.

양배추를 먹을 때 주의해야 할 것이 있나요?

협심증이나 동맥경화증 등이 있어 와파린을 복용하는 환자는 양배추를 오래 먹으면 안 됩니다. 와파린은 혈전 생성을 막아 뇌경색과 판막 질환 등을 예방하는데, 비타민 K가 출혈을 막고 피를 응고시키는 성질이 있어 와파린의 효력을 줄이기 때문이죠. 이런 환자가 양배추를 오랫동안 섭취하면 뇌경색이나 심장 질환이 일어날 수 있습니다.

갑상선 기능저하증인 사람은 섭취량을 조절해야 합니다. 양배추에는 갑상선 기능을 떨어뜨리는 고이트로겐 성분이 들어 있기 때문입니다. 갑상선 기능저하증인 사람이 양배추를 일주일에 2~3번 한 컵(150g) 정도 먹는 것은 괜찮다는 연구 결과가 있습니다.

양배추의 성분 가운데 위산 등의 자극으로부터 위벽을 보호하는 효과가 있는 비타민 U는 열에 약하므로 생으로 먹어야만 섭취할 수 있습니다. 그러니 위염, 위궤양이 있는 분은 생으로 드시는 것이 좋은데, 샐러드를 만들어 먹거나 갈아 즙을 내서 먹으면 됩니다. 양배추는 차갑지도 열하지도 않은 중간 성질이므로 속이 냉한 분이 먹어도 별 문제가 없는데, 속이 많이 냉하다면 약간 익혀서 드시면 됩니다.

몇 년에 걸쳐 만성 식도염이 재발과 회복을 반복해 약물 치료를 하는 67세 남자입니다. 역류성 식도염에 양배추, 민들레즙으로 효과를 보았다고들 하는데 키 167cm에 몸무게 52kg으로 마르고 추위를 많이 타며 젊을 때 위절제 수술을 한 적이 있는 경우에도 득이 될까요? 득이 된다면 생즙과 익혀서 추출한 즙 가운데 어느 것이 좋을까요?

몸이 마르고 추위를 많이 타는 체질이라면 차가운 성질인 민들레는 해가 됩니다. 민들레는 한약명이 포공영(浦公英)인데, 열을 내리고 독을 풀어주는 청열해독(淸熱解毒) 효능과 응어리를 풀어주는 소옹산결(消癰散結) 효능이 있습니다. 해열·소염·소종 작용이 강하여 각종 화농성 질환과 종양 치료에 활용되어왔습니다. 유옹(乳癰), 즉 여성의 유방에 종기나 염증이 생겨 쑤시고 아픈 경우, 임파선염, 임파절결핵 등에 효과가 있습니다. 또 열과 습기를 없애주고 소변을 잘 나오게 하므로 황달성 간염, 담낭염, 요로감염에도 효과가 있고, 위와 장에 도움이 되어 위염, 식도염, 위궤양, 장염, 구토, 변비 등에 효과를 나타내기도 합니다. 식독을 풀어주므로 식중독에 효과가 있고 체기(滯氣)를 풀어주므로 소화에도 좋습니다.

민들레는 차가운 성질이고 염증을 없애주므로 당뇨병의 예방과 치료에도 도움이 될 수 있지요. 혈당을 떨어뜨리는 효과도 밝혀졌는데, 뿌리에 풍부한 이눌린이 인슐린 분비를 조절해주고 식후 혈당 상승을 개선해준다고 합니다.

이분에게 양배추는 도움이 될 것 같습니다. 양배추는 차갑지도 따뜻하지도 않은 중간 성질이기 때문입니다. 다만 양배추는 100g당 31kcal로 열량이 낮아 다이어트식품으로 좋으므로 몸이 마른 분은 조금씩 드셔야겠죠.

마와 양배추는 같이 먹어도 되나요? 또 식전과 식후 중 언제 먹는 것이 좋은가요?

마와 양배추를 같이 먹어도 되는지는 사람에 따라 다릅니다. 변비 경향이 있는 분은 양배추가 맞지만 마는 피해야 하고, 반대로 대변이 묽고 설사를 잘하는 분은 마를 먹으면 좋지만 양배추는 적게 먹어야 합니다. 마에는 설사와 이질을 멎게 하는 효능이 있고, 양배추에는 식이섬유가 많아 변비에 좋기 때문이죠. 그러니 변비 경향이면 양배추를 많이 넣고, 설사 경향이면 마를 많이 넣으면 되겠죠. 성질로 본다면 마와 양배추는 둘 다 차갑지도 따뜻하지도 않은 중간 성질이므로 열성체질이나 냉성체질 다 괜찮습니다.

어떤 분들이 마와 양배추를 함께 먹으면 좋은가요?

위장 기능이 좋지 않아 소화력이 약하고 위염, 위궤양이 있는 분에게 좋습니다. 마는 비장·위장과 대·소장을 튼튼하게 하는 효과가 매우 큽니다. 마의 끈적끈적한 점액질에 뮤신, 아밀라아제 등의 소화효소가 들어 있어 단백질, 녹말 소화를 돕고 위벽을 보호해줍니다. 양배추도 비장·위장의 기능을 도와 뱃속에 기운이 맺힌 것을 풀어주고 부드럽게 하며 통증도 막아줍니다. 양배추는 위염·위산과다·위궤양 등에 좋다는 것이 밝혀졌으며, 위벽 점막을 튼튼하게 하는 비타민 U와 혈액응고를 돕는 비타민 K가 들어 있어 위궤양에 효과가 있습니다.

당뇨병이 있는 분에게도 마와 양배추가 좋습니다. 마는 소갈병, 즉 당뇨병 치료에 쓰이는 한약재인데, 혈당을 떨어뜨리고 인슐린 분비를 촉진하는 작용이 입증되었습니다. 양배추는 칼로리가 낮고 혈당지수도 낮아 당뇨병 환자에게 좋습니다.

마와 양배추는 식전과 식후 언제 먹는 것이 좋은가요?

당연히 식후에 먹는 것보다 식전에 먹는 것이 효과적이죠. 특히 생으로 갈아 먹는 것이 더욱 좋습니다. 양배추의 비타민 K는 가열하면 파괴됩니다. 양배추는 식사 때 먹어도 좋습니다. 양배추를 쌈으로 먹으면 금세 포만감을 느낄 수 있어 다이어트에 좋지요. 한편, 양배추는 설포라판 성분이 들어 있어 위암을 일으키는 원인 중 하나인 헬리코박터균의 활동을 억제하는 등 강한 항암 효과를 나타냅니다. 이외에도 암 예방에 좋은 성분이 여러 가지 들어 있어 발암물질을 활성화하는 효소는 억제하고 해독작용을 하는 효소는 활성화합니다. 위암이나 직장암, 대장암 예방에 좋고 유방암에도 효과가 있습니다.

상추

상추를 매일 먹습니다. 상추를 많이 먹으면 잠이 잘 온다고 하는데 맞는 말인가요? 상추에 대해 자세히 알려주시면 좋겠습니다.

상추는 유럽의 온대지방과 인도의 북부지방이 원산지로 중국을 거쳐 우리나라에 들어왔습니다. 그런데 맛과 품질은 오히려 고려산이 월등히 좋았다고 합니다. 요즘이야 상추가 흔하고 비싸지 않아서 누구나 먹을 수 있지만 중국의 옛 문헌에는 고려의 상추를 '천금채(千金菜)'라고 했다고 기록되어 있습니다. 고려의 상추는 질이 매우 좋아서 고려 사신이 가져온 상추 씨앗은 천금을 주어야 살 수 있었기 때문이라고 합니다.

고려의 상추가 중국에서 유명해진 이유가 있나요?

고려는 몽골의 침입으로 40여 년간 전쟁을 치르다 결국 항복하고 말았는데요. 그 뒤로 공녀(貢女)를 보내달라는 요구에 시달려야 했습니다. 그래서 수많은 고려 처녀가 원나라에 공녀로 끌려갔는데, 여인들을 징발하기 위해 '결혼도감'과 '과부처녀 추고별감'을 설치하기도 했지요. 그때 끌려간 여인들 중에 원나라 순제의 황후가 되어 권력을 휘두르면서 자기가 낳은 아들을 황태자로 만든 '기황후'도 있습니다. 그렇지만 다른 여인들은 낯선 타국에서 고향 생각을 하면서 외롭고 쓸쓸한 나날을 보내야만 했는데, 다시는 고려로 돌아올 수도 없었죠.

그렇게 불쌍한 그녀들의 향수를 달래준 음식이 바로 고려에서 가져와 뜰에 심은 상추였습니다. 고려 상추를 맛본 원나라 사람들도 그 맛을 자주 즐겼기에 고려 상추가 유명해진 것이죠. 고려 사람들이 원나라에 많이 머무르게 되면서 고려의 음식이나 풍속이 전해졌는데, 상추쌈도 그중 하나였죠.

그러면 상추를 많이 먹는 것이 좋은 이유가 있나요?

고기나 생선회를 상추로 쌈을 싸서 먹는데, 산성인 고기를 구워 먹을 때 알칼리성인 상추를 함께 먹으면 좋다는 것은 당연하지요. 특히 쌈으로 상추를 가장 많이 먹는 이유는 맛이 좋기 때문만이 아니라 입맛을 돌게 하고 소화를 도와주는 등의 약효가 많기 때문입니다. 물론 비타민과 미네랄 등 영양소가 전혀 손상되지 않은 상태로 먹는 이점도 있지요.

상추는 날로 먹을 수 있다는 '생채'가 변화된 말인데, 한자로는 '와거(萵苣)'라고 합니다. 상추는 서늘한 성질로 오장을 이롭게 하며 근육과 뼈를 튼튼하게 하고 가슴을 시원하게 열어주며 경맥을 잘 통하게 합니다. 또 입 냄새를 없애주고 열을 내려주며 소변이 잘 나오지 않거나 붉게 나오는 것을 치료합니다. 변비에도 좋지요.

상추를 먹으면 잠이 잘 온다고 하는데 정말 그런 효과가 있나요?

상추에는 신경안정작용이 있어 불면증에 좋습니다. 상추 줄기에서 나오는 우윳빛 즙액인 '락투세린'과 '락투신'에 진통과 최면작용이 있어 상추를 많이 먹으면 잠이 오고 몸이 나른해집니다. 한의서에 보면 상추는 가슴에 맺힌 열을 풀어 잘 통하게 하고 경맥(經脈)을 소통해준다고 했습니다. 그러니 속열이 많아 답답해서 잠이 잘 오지 않는 분들에게 좋지요.

상추가 젖을 잘 나오게 한다고 하는데 정말인가요?

젖이 적게 나오는 산모가 상추를 먹으면 젖이 잘 나오게 하는 효능이 있습니다. 그렇다고 모든 산모에게 효과가 있는 것은 아닙니다. 기와 혈이 왕성하여 기운이 많고 젖도 많은데 통로가 막혀서 잘 나오지 않는 경우 효과를 볼 수 있습니다. 반면 기와 혈이 허약해서 야위고 기력이 없으면서 젖이 부족해 적게 나오는 경우에는 효과를 볼 수 없을 뿐만 아니라 오히려 기운이 더욱 떨어지면서 젖이 더 적게 나오게 될 수 있지요. 다시 말해 허약한 산모에게는 적합하지 않고 체력이 강한 산모가 먹어야 도움이 된다는 것이죠. 한편 상추의 씨도 젖을 잘 나오게 힐 뿐 아니리 소변도 잘 나오게 합니다.

상추가 몸에 좋지 않아 주의해야 하는 분들도 있겠군요.

상추를 많이 먹으면 눈을 아프게 하거나 흐리게 하므로 평소 눈이 아픈 사람은 먹지 말아야 합니다. 상추는 성질이 차가우므로 많이 먹으면 냉병이 생길 수 있고, 쓴맛이 기를 가라앉게 합니다. 따라서 몸이 차갑고 소화기능이 약하거나 기력이 약한 분이 많이 먹으면 찬 기운이 가중되고 몸 상태가 나빠지므로 주의해야 합니다. 심할 경우 소화기능이 약해지고 입맛이 떨어지며 배가 더부룩해지고 대변이 묽거나 설사가 나는 등의 증상이 생기게 됩니다. 일종의 중독 증상인데, 이 경우에는 생강이나 마늘을 함께 넣고 적게 먹거나 아예 먹지 않는 것이 좋습니다. 상추로 인한 중독이 심할 때는 생강즙을 마시면 해독할 수 있습니다.

옛날에는 상추를 먹는 특별한 방법이 있었나요?

요즘이야 사철 언제나 상추를 먹을 수 있지만 조선시대에는 음력 4월과 5월에만 왕에게 상추를 올렸다고 합니다. 그런데 상추쌈을 싸먹을 때 보통 상추잎의 안쪽에 밥을 얹어 먹지만 궁중에서는 반대로 했다고 합니다. 상추를 씻을 때 마지막에 참기름을 한 방울 떨어뜨려서 헹구어 건져놓고 가는 실파와 쑥갓을 끊어 놓습니다. 쌈을 쌀 때 잎의 겉이 위로 가게 하여 실파와 쑥갓을 놓고 밥을 얹은 위에 고기와 생선 등과 된장, 고추장을 놓고 마지막에 참기름을 한 방울 넣어 싸먹는다고 합니다. 이렇게 상추를 뒤집어 싸먹으면 목에 넘어갈 때 부드러운 면이 닿으므로 목이 상하지 않고 절대로 체하지 않는다고 합니다.

상추쌈을 먹은 뒤에는 반드시 계지차(桂枝茶)를 마셨다고 합니다. 계지는 계수나무의 가지로 그 껍질이 바로 계피(桂皮)입니다. 계지는 따뜻한 성질로 경락이 잘 통하게 하고 땀이 나게 하여 찬 기운을 몰아내는 약효가 있어 상추의 찬 성질을 중화해 탈이 나지 않게 해줍니다.

TIP 채소는 꼭 익혀 먹어야 하나요?

채소의 영양을 그대로 섭취하려면 당연히 생으로 먹는 것이 좋지요. 그런데 채소는 대부분 서늘하거나 차가운 성질이므로 열이 있는 체질은 괜찮고 중간 체질은 적당히 먹으면 되지만 냉한 분들은 생으로 먹을 경우 배탈이나 설사가 나기 쉬우므로 주의해야 합니다. 그래서 채소와 마늘, 파를 함께 먹거나 살짝 익혀 먹는 것이죠. 특히 위장병이 생겼거나 심한 배탈을 앓았거나 오래 중병을 앓아 허약해진 분은 비장·위장에 열이 없고 기능도 떨어진 상태이므로 생채소를 먹지 말아야 합니다. 고사리를 비롯한 산나물도 마찬가지입니다.

두릅

땅두릅 뿌리로 술을 담가놓은 지 10년이 넘었는데 효능과 음용 방법이 궁금합니다.

봄철에 식욕이 없을 때 두릅나무 새순을 끓는 물에 데쳐 초고추장에 찍어 먹어보셨나요? 향기도 독특하거니와 그 맛이 아주 좋아서 입맛을 돌게 하며 피로해소 효과도 볼 수 있습니다. '산채의 제왕'이라 불리는 봄 두릅은 차갑지도 따뜻하지도 않은 중간 성질이라 모든 사람에게 잘 맞지요.

두릅은 땅두릅과 나무두릅으로 나뉘는데, 땅두릅은 4~5월에 돋아나는 새순을 땅을 파서 잘라낸 것이고, 나무두릅은 나무에 달리는 새순입니다. 땅두릅 뿌리로 술을 담가놓았다고 하셨는데, 두릅 뿌리는 '독활(獨活)'이라고 해서 예부터 한약으로 쓰였습니다.

독활에는 어떤 효능이 있나요?

독활은 풍기를 없애고 통증을 가라앉히는 효능이 뛰어납니다. 팔다리가 저리고 아프거나, 허리와 무릎이 시큰거리고 무겁거나, 발이 무겁고 아프며 동작이 불편한 경우에 효과가 있어 관절통, 각종 신경통 등에 쓰입니다. 또 찬 바람이나 찬 기운, 습기가 몸에 들어온 것을 땀을 내어 내보내는 효능이 있으므로 감기 기운이 있어 열이 나고 으슬으슬 추우며 머리와 몸, 관절이 쑤시고 아픈 경우에 활용합니다. 그런데 독활은 아래로 내려가는 성질이 있으므로 주로 허리와 무릎, 다리의 질환에 활용합니다. 독활로 담근 술도 비슷한 효과를 낼 수 있겠는데, 만성적인 허리와 다리 관절의 통증에 하루 한두 잔씩 마시면 도움이 될 것 같습니다.

두릅은 누구나 먹어도 좋다고 하셨는데 두릅에는 어떤 효능이 있나요?

두릅은 떫고 쓴맛에 중간 성질로 '목두채(木頭菜)'라고 합니다. 새순이 붓과 같이 연하고 부드럽기에 '필두채(筆頭菜)'라고도 하지요. 혈당을 떨어뜨리는 효능이 있으므로 당뇨병 환자에게 좋습니다. 변비에도 좋고 신경통이나 간장 질환이 있는 사람에게도 좋습니다. 그 밖에도 신경을 안정시키는 효능이 있으며, 머리를 맑게 하고 혈액순환이 잘되게 하는 효능도 있습니다.

두릅에는 몸에 좋은 영양성분도 많이 들어 있나요?

두릅은 채소 중에서 단백질 함량이 높고 단백질을 구성하는 아미노산의 조성이 우수하며 비타민 A·C, 칼슘, 인, 칼륨, 철 등이 들어 있어 영양적으로 좋은 식품입니다. 열량은 30kcal 정도로 높지 않습니다. 또 사포닌 성분이 함유되어 있어 면역가능을 강화해줍니다. 특히 두릅의 사포닌과 비타민 C는 암을 유발하는 성분인 나이트로사민을 효과적으로 억제해 암 예방 효과가 있습니다. 콜레스테롤, 중성지방을 씻어내 혈관을 깨끗하게 만들고 피를 맑게 하며 혈당과 혈중의 지질을 내려주는 효능이 있습니다.

부추

부추에 대해 알고 싶습니다. 부추의 성분도 알려주세요.

부추는 채소 중에서 단백질 함량이 높은 편이고 칼슘, 인, 철, 비타민 A·C가 많이 들어 있으며 비타민 B군도 들어 있습니다. 열량은 100g당 31kcal로 낮은 편이죠. 부추에서 마늘처럼 매운맛이 나게 하는 황화알릴 성분은 말초신경을 활성화하고 혈액순환을 원활하게 하여 몸을 따뜻하게 하며, 남성의 정력증강과 피로해소에 도움이 됩니다. 부추는 예부터 가난한 선비들이 즐겨 먹은 채소로, 성분을 알고 먹는 것도 필요하지만 성질과 효능을 알고 먹어야 합니다.

가난한 선비들이 부추를 즐겨 먹은 데는 특별한 이유가 있나요?

부추는 한문으로 '구채(韭菜)'라고 하는데 그 밖에도 별명이 많습니다. 겨울에도 죽지 않고 뿌리를 찢어 심어도 살아나는 등 생명력이 강하면서 몸에 좋은 효능이 무척 많기에 '장생구(長生韭)'라고 합니다. 또한 대충 씨를 뿌려놓아도 쑥쑥 잘 올라오기 때문에 게으른 사람의 채소라는 뜻으로 '나인채(懶人菜)'라고도 합니다. 옛날 선비들은 늘 공부만 하는 바람에 가난했기에 틈틈이 채소밭을 가꾸었는데, 쉽게 잘 자라는 부추는 재배하기가 편한 채소였지 않았나 싶습니다. 그리고 부추가 기운을 나게 하고 입맛을 좋게 하며 소화가 잘되게 하는 효능이 있기에 즐겨먹었던 것으로 여겨집니다.

부추에 좋은 효능이 있어서 선비들이 즐겨 먹었군요.

봄이 되어 기운이 없고 입맛이 없었는데 부추를 먹었더니 기운이 솟아나고 입맛이 난다는 분들이 많을 겁니다. 특히 봄철에 부추를 먹는 것이 몸에 좋은 것은 이유가 있습니다. 겨울은 음기가 강한 계절이고 추위로 양기가 더욱 부족해지는데, 봄이 되면 활동량이 늘어나면서 양기가 많이 필요하게 됩니다. 그러니 생장력과 생명력이 강하면서 양기를 보충해주고 피로해소에 좋은 부추가 봄에는 좋은 약이 되는 것이죠. 이른 봄부터 여름까지 나오는 부추가 가장 맛이 좋기에 예부터 '봄 부추는 인삼, 녹용과도 바꾸지 않는다'는 말이 있지만, 부추는 사철 어느 때나 먹어도 좋습니다.

그 밖에도 부추에는 어떤 효능이 있나요?

부추는 매운맛에 따뜻한 성질로 뱃속을 따뜻하게 하므로 소화를 돕고 입맛을 돌게 하며 기운을 돋워줍니다. 아랫배가 차갑고 아프거나 토하거나 오래도록 설사와 이질이 나오는 경우에 효과가 있으며, 만성 위염, 위궤양 등의 위장 질환에도 좋은 약입니다. 특히 '반위(反胃)'라는 병의 치료에도 쓰였는데, 반위는 요즘의 위암 혹은 식도암에 해당하는 병입니다.

부추에는 어혈을 풀어주고 해독하는 효능이 있습니다. 부추는 기를 소통시키고 혈을 통하게 하는 효능이 강합니다. 그래서 어혈, 즉 죽은 피를 풀어주는 효과가 있지요. 물론 생으로 먹었을 때 매운맛이 혈을 통하게 하고 맺힌 것을 풀어주는 효과를 나타내는 것이고, 익혀서 먹으면 단맛이 나면서 속 기운을 보충하고 간장을 도우며 맺힌 것을 풀어줍니다.

부추는 기혈이 맺혀 가슴이 막히고 아프거나 명치 아래가 아픈 경우에 좋을 뿐 아니라 넘어지거나 부딪쳐서 어혈이 생긴 경우에도 좋습니다. 부추는 간의 채소로 간장의 기를 보충해주는데, 한의학에서는 간이 혈을 갈무리하는 곳이므로 혈을 잘 통하게 하는 효과가 있고, 어혈을 풀어 피를 맑게 하며 해독작용이 강해서 약물이나 음식물의 독을 풀어줍니다. 각종 약물에 중독되었을 때 부추 생즙을 마시면 해독 효과를 볼 수 있습니다.

부추에는 성기능을 강화하는 효능도 있지 않나요?

부추를 '기양초(起陽草)'라고도 합니다. 양기를 일으키는 풀이라는 의미이니 이름만으로도 정력을 강하게 한다는 것을 알려주지요. 부추는 채소 가운데 제일 따뜻한 성질이고 신장에 작용해 '온신고정(溫腎固精)', '온신양(溫腎陽)'의 효능이 있기 때문입니다.

온신의 신(腎)은 성기를 뜻하는데, 성기를 따뜻하게 하여 발기가 잘되게 하는 것이죠. 고정은 정기를 굳건하게 하여 함부로 새어 나가지 않도록 해준다는 뜻으로, 정액이 저절로 흘러내리는 유정(遺精)이나 일찍 사정되는 조루(早漏)를 막아준다는 것입니다. 온신양은 신장의 양기, 즉 불기운을 도와준다는 뜻인데, 이때 신양(腎陽)은 성호르몬을 의미하니 성호르몬 분비를 늘려준다는 의미입니다. 따라서 성욕이 떨어졌거나 성기가 차가워 발기가 잘되지 않거나 정액을 함부로 내보내는 경우 훌륭한 정력제가 됩니다. 부추도 정력제지만 부추 씨가 더욱 효과가 강해서 한약재로 쓰입니다. 알릴 성분은 혈액순환을 원활하게 해서 발기가 잘되게 합니다. 또 성기능에 필요한 미네랄인 셀레늄, 마그네슘, 칼슘 등도 들어 있습니다.

부추를 먹을 때 주의해야 하는 경우를 알려주세요.

부추는 열성이라서 많이 먹으면 상부로 열이 오르는데, 심할 경우 정신이 흐릿해지고 눈이 침침해지므로 주의해야 합니다. 체질적으로 몸에 열이 많고 더위를 많이 타는 사람은 적게 먹어야 합니다. 특히 위장의 기가 허약하면서 열이 있거나 음기가 부족하여 열이 달아오르는 경우에는 피해야 합니다. 또한 부스럼이나 종기가 있거나 눈병이 있을 때, 열병을 앓은 뒤에도 마땅치 않습니다. 곽란(霍亂)을 앓은 직후에도 피해야 하는데, 곽란은 심한 급성 식중독, 급성 장염 혹은 콜레라 등 수인성 전염병을 포괄하는 병증이죠. 여름에 나는 부추는 섬유질이 많아서 소화 흡수가 쉽지 않아 위장에 부담을 줄 수 있으므로 위장병이 있거나 대변이 묽은 사람은 조심해야 합니다.

무

생무가 니코틴 제거에 좋다는데 정말 그런가요?

조선의 임금 가운데 무를 즐겨 먹은 분으로 선조와 정조대왕이 있습니다. 그런데 정조대왕은 골초라고 할 정도로 담배를 엄청 많이 피웠습니다. 정조대왕이 학문에 뛰어나고 의술에도 밝았으므로 무가 담배의 독을 풀어준다는 사실을 알았을 것 같기도 한데, 실제로도 무는 기관지에 좋을뿐더러 니코틴과 같은 독소를 배출해주는 효과가 있어 담배를 피우는 사람들에게 특히 좋습니다. 물론 술의 독도 잘 풀어주므로 술 마시는 분들에게도 좋습니다.

무가 담배와 술의 독을 풀어준다는 근거가 있나요?

무는 대소변을 잘 나오게 하고 노폐물을 잘 배출하므로 담배와 술의 독을 풀어줍니다. 무에 들어 있는 베타인이라는 성분은 호모시스테인 등 독성 단백질을 분해하는 효과가 탁월합니다. 베타인은 또한 알코올 분해 효과도 있어 숙취를 해소하고 간을 보호해줍니다. 식이섬유와 수분이 풍부해 장내 유용세균의 기능을 높이고 대변을 잘 나오게 하여 노폐물의 배설을 촉진합니다. 물론 무는 서늘한 성질이므로 담배와 술의 열기를 가라앉히는 효과도 있지요.

무는 베타카로틴, 프로비타민 A, 비타민 C가 많이 들어 있으며 활성산소를 제거해 항산화작용을 하는 항산화제이기도 합니다. 체내에서 발생하는 과산화수소를 분해하는 항산화효소인 카탈라아제도 들어 있어 독성을 없애고 각종 질병을 예방하며 노화 억제 효과를 나타냅니다.

담배를 피우는 분들은 기침을 자주 하는데, 무가 기침에도 좋은가요?

무의 매운맛을 내는 성분인 시니글린에는 기관지 점막을 자극하여 점액의 분비를 활발하게 해주는 작용이 있습니다. 그러니 무를 먹어서 시니글린이 작용하여 점액 분비를 활발히 해주면 가래가 묽어져 쉽게 뱉어낼 수 있지요. 기관지에 들러붙어 있던 가래가 없어지면 기침도 자연히 멎게 됩니다. 점막이 건조해져서 생기는 마른기침도 점액 분비를 정상으로 해주면 해소됩니다. 그러니 무는 기침, 가래, 목감기 등에 좋은 약일 뿐만 아니라 흡연으로 생긴 가래와 기침에 효과적이죠.

무에는 어떤 효능이 있나요?

무를 먹으면 소화가 잘된다고 무김치를 좋아하는 분도 많으시죠. 실제로 무에는 음식이 소화되지 않고 맺힌 것을 풀어주어 가슴을 탁 트이게 하는 효능이 있습니다. 특히 보리나 밀의 독을 잘 해독해주므로 보리밥이나 국수류를 먹을 때 함께 먹으면 좋습니다. 떡이나 두부를 먹고 체했을 때도 좋습니다.

무에는 녹말을 분해하는 효소인 아밀라아제(디아스타제)가 많이 들어 있고, 단백질 분해효소인 프로테아제, 지방 분해효소인 리파아제도 소량 함유되어 있습니다. 이렇듯 무는 소화를 돕고 위장을 튼튼하게 하며 속쓰림, 위산과다, 더부룩함, 숙취 등에 좋은 천연소화제입니다. 생선회 접시에 대개 무가 깔려 있는데, 생선 비린내를 없애주고 독을 풀어주기 때문이죠. 무는 서늘한 성질로 열을 내려주고 피를 서늘하게 하므로 입이 마르거나 코피가 나는 경우에도 좋습니다.

무에는 항암 효과도 있습니다. 항산화작용을 하니 항암 효과도 있게 마련이고, 글루코시놀레이트라는 유황화합물이 종양의 성장을 억제하므로 유방암, 방광암, 간암 등의 예방에도 도움이 됩니다.

무를 먹을 때 주의해야 하는 사항을 알려주세요.

무는 영양소가 풍부하면서 지방이 적고 칼로리가 아주 낮으므로 만복감을 느낄 정도로 많이 먹어도 비만을 해소하는 데 매우 효과적인 식품입니다. 당뇨병에도 좋지요. 그렇지만 무는 서늘한 성질이므로 비장·위장이 허약하고 냉하여 소화가 잘되지 않는 사람은 적게 먹어야 합니다. 무는 기를 가라앉게 하므로 기가 허약한 사람도 많이 먹지 말아야 합니다.

무를 썰어서 말린 무말랭이는 골다공증에 좋습니다. 무는 말리게 되면 영양성분이 증가하는데, 특히 칼슘이 엄청 많아지기 때문입니다. 무말랭이 반찬이나 차를 드시면 좋습니다.

많은 사람이 무청껍질을 벗겨서 먹는데, 무청이 어디에 좋은지 알려주세요.

무청은 무의 줄기와 잎이고 무청을 말린 것이 시래기죠. 시래기는 금시래기라고 해야 할 만큼 좋은 식재료입니다. 무에는 겨울철에 모자라기 쉬운 비타민·미네랄·식이섬유 등이 골고루 들어 있는데, 그런 영양소들이 특히 무청에 많은데다 무를 말린 무말랭이의 영양소 함량이 높듯이 무청을 말린 시래기의 영양소 함량도 더욱 높기 때문입니다. 그러니 무청껍질도 그대로 먹는 것이 좋습니다.

무청에 함유되어 있는 칼슘의 양은 무의 약 4배나 되고, 시래기 100g에는 싱싱한 큰 무 1개와 맞먹는 식이섬유가 들어 있습니다. 무청에는 비타민 C도 많이 들어 있는데, 옛날 사람들이 겨울이 되면 무청을 먹은 것은 면역력이 강화되어 감기를 비롯한 질병 예방에 도움이 되었기 때문이죠. 무의 비타민 C는 뿌리나 무청 모두 껍질에 많이 들어 있으므로 껍질을 벗기지 않는 것이 좋습니다. 한국식품연구원의 연구 결과에 따르면 무청이 간암을 억제하는 데 도움을 줄 수 있다고 합니다.

갑상선에 무청이 좋다는데 사실인가요?

무청은 무의 줄기와 잎이죠. 무에는 겨울철에 모자라기 쉬운 비타민·미네랄·식이섬유 등이 골고루 들어 있는데, 그런 영양소들이 특히 무청에 많습니다. 무청에는 비타민 C도 많이 들어 있지요. 무청이 갑상선에 좋다면 기능항진증에 좋은지 기능저하증에 좋은지 알고 먹어야 합니다.

무청은 갑상선 기능항진증에 좋은가요, 기능저하증에 좋은가요?

갑상선 기능항진증은 호르몬의 과잉 생산과 분비로 갑상선에 중독증상이 나타난 것이죠. 가장 특징적인 증상은 식욕은 왕성하지만 체중이 현저히 감소하는 것입니다. 체내 대사량이 크게 증가되는데, 이에 대한 식사요법으로 충분한 열량과 고단백질·고탄수화물·고비타민·고무기질 식사가 필요하며, 카페인과 알코올이 함유된 음료는 제한해야 합니다.

갑상선 기능이 항진된 경우 다시마, 미역, 김 같은 해조류가 필수적이고 보리, 메밀, 버섯, 무, 무청, 오디, 돼지고기, 자라고기 등이 좋습니다. 대부분 차가운 성질이죠. 연뿌리도 차가운 성질이니 도움이 되지만 설사가 나는 경우에는 맞지 않지요. 율무, 연꽃의 열매인 연자육, 마 등도 좋습니다. 기름진 음식, 후추, 고추, 마늘, 파 등 맵고 자극성 있는 음식, 술, 담배는 피해야 합니다.

무청이 갑상선 기능항진증에 도움이 되면 기능저하증에는 해가 되나요?

갑상선 호르몬을 만드는 원료가 요오드입니다. 요오드는 해조류를 포함한 해산물에 많이 함유되어 있으며 채소, 육류 및 그 제품, 알류 등에도 많이 포함되어 있습니다. 요오드를 충분히 먹었다 하더라도 고이트로겐 (goitrogen), 즉 갑상선 호르몬 생성을 억제하는 물질이 많이 들어 있는 음식을 함께 먹으면 갑상선 호르몬의 생성을 방해하여 요오드결핍과 같은 결과를 가져오게 됩니다.

고이트로겐 함유식품은 겨자류의 종자나 양배추·무청·콜리플라워(꽃양배추)·아기양배추와 같은 채소류인데, 이런 생채소를 오랫동안 많이 섭취하게 되면 갑상선 호르몬 분비가 줄어들게 되므로 갑상선 기능저하증에는 피해야 합니다. 물론 이런 생채소에 함유되어 있는 고이트로겐은 가열하면 갑상선 호르몬 생성을 억제하는 기능이 상실되므로 익혀 먹으면 괜찮습니다. 갑상선 기능저하증이면 무청을 말린 시래기를 끓여 먹으면 되겠죠.

갑상선 기능저하증에는 어떤 음식이 좋은가요?

갑상선 기능이 저하된 경우 입맛을 끌어올리고 소화를 잘되게 하는 음식을 위주로 먹고 딱딱한 음식이나 날음식, 기름기가 많은 음식, 기름에 튀기거나 볶은 음식 등은 주의해야 합니다. 일반적으로 부추, 마늘, 양파, 생강, 복숭아, 해삼, 생선, 양고기, 개고기 등이 좋고 미역, 다시마, 김 등은 적당히 먹어야 합니다. 반면 메밀, 팥, 콩, 두부, 무, 배추, 고사리, 연뿌리,

우엉, 가지, 버섯, 브로콜리, 시금치, 케일, 녹즙, 참외, 배, 설탕, 밀가루 음식 등은 피해야 합니다.

냉이, 씀바귀

냉이와 씀바귀에 여름 더위를 예방하는 효과가 있나요?

씀바귀는 '고채(苦菜)'라고 하는데 '쓸 고'자이듯이 쓴맛이 나죠. 씀바귀는 찬 성질로 피를 맑게 하며 해독·이뇨 작용이 있습니다. 오장의 나쁜 기운을 풀어주고 속열을 없애주는데, 특히 심장의 열을 풀어주어 번갈증을 없애줍니다.

봄에 씀바귀를 먹으면 여름에 더위를 타지 않게 하고 잠을 덜 오게 하므로 몸에 열이 많고 꾸벅꾸벅 조는 분에게 좋습니다. 그러나 비장·위장이 허약하고 냉한 분은 주의해야 합니다.

냉이는 봄철에 먹는 음식으로 알고 있는데 더위 예방에도 좋은가요?

냉이가 봄철 음식으로 특히 좋은 것은 이유가 있습니다. 봄철에는 열이 오르고 눈이 피로해지는 것이 문제인데, 냉이는 찬 성질이라서 먹으면 열을 내려주므로 머리에 열이 올라 어지럽고 눈이 어른거리는 경우 효과가 있습니다. 또 눈이 충혈되고 아픈데도 좋고 눈을 밝게 하는 효능도 있습니다.

냉이는 '제채(薺菜)'라고 하는데, 비장·위장을 건실하게 하여 소화를 잘되게 하고 이뇨작용이 있어 부종은 물론 소변이 시원찮게 나오면서 아프거나 쌀뜨물같이 나오는 것을 치료합니다. 지혈작용이 있어 토혈, 변혈 치료에 쓰고 월경량이 많거나 자궁출혈이 심한 데도 좋습니다.

시금치

시금치를 영양식으로 많이 먹는데, 어떤 약효가 있으며 어떤 분들에게 좋은가요?

시금치는 녹색 식품의 대표 잎채소로 10대 장수식품에 들어 있습니다. '채소의 왕'이라고 부르기도 한다니 슈퍼푸드에 선정될 만한데, 시금치 하면 우선 만화영화 〈뽀빠이(popeye)〉가 생각날 겁니다. 〈뽀빠이〉 시리즈가 방송되는 바람에 미국에서는 시금치 소비가 상당히 늘었다고 합니다. 체격이 작은 뽀빠이는 악당과 싸울 때마다 초반에는 형편없이 얻어맞고 위기에 처하지만 일단 통조림에서 시금치를 꺼내 입에 넣으면 상황은 180도 달라져 악당을 때려눕히는 겁니다. 그러니 시금치만 먹으면 뽀빠이처럼 근육이 솟아오르고 힘이 세질 것만 같았기 때문이었죠.

그런데 실은 오래전 독일의 화학자가 시금치의 철분 함유량을 실수로 10배나 많게 계산했다고 합니다. 실제 시금치에 함유된 철분 함유량은 100g당 3.5mg인데 이를 35mg으로 계산한 것이죠. 그래서 시금치에는 철분이 엄청나게 함유되어 있다는 잘못된 인식이 생겼고, 제2차 세계대전 당시 미국은 국민의 철분을 공급하기 위해 〈뽀빠이〉로 시금치 홍보에 앞장섰다는 겁니다. 보건당국에서 아이들에게 시금치를 많이 먹이려고 만들었다는 얘기도 있습니다.

시금치의 철분 함량이 실제로는 많지 않다면 아이들에게 별로 도움이 안 되는 것인가요?

그렇더라도 시금치의 실제 철분량이 적은 것은 아니므로 빈혈에 도움이 됩니다. 그리고 시금치에는 비타민 A·C·E, 엽산, 식이섬유, 칼슘, 칼륨, 나트륨 등이 풍부하게 들어 있고 마그네슘, 아연, 구리, 망간 등도 들어 있습니다. 칼슘이 많으니 어린이의 뼈 성장에 노움이 많이 되겠죠. 그리고 시금치를 비롯한 녹황색 채소는 카로티노이드의 보고라고 할 정도로 카로티노이드가 풍부합니다.

녹황색 채소에 많이 들어 있는 카로티노이드는 어떤 효과를 나타내나요?

자연계에는 600가지의 카로티노이드가 다양한 색소를 나타내는데요. 채소와 과일이 노란색, 오렌지색, 빨간색 등 현란한 색깔을 내는 것은 이들 색소가 다양한 종류와 비율로 섞여 있기 때문입니다. 시금치처럼 겉과 속에 모두 녹황색 색소를 머금은 채소를 녹황색 채소라고 하는데 상추, 쑥갓, 피망, 브로콜리, 당근, 호박, 고추, 토마토, 귤, 레몬, 감 등의 과일도 여기에 속하죠.

카로티노이드는 세포 독성과 노화촉진의 주된 원인인 활성산소를 억제하는 첨병 역할을 하고 비타민 A를 만드는 원료이기도 합니다. 몸에 들어가면 비타민 A가 되는 것이죠. 카로티노이드는 천연식품이나 천연식품에서 직접 추출한 제품으로 섭취해야 효과가 있는데, 인공 합성한 비타민 제품은 분자구조가 달라서 흡수율이 낮아 먹어봐야 효과가 그리 크지 않습니다.

시금치에 들어 있는 카로티노이드는 어떤 작용을 하나요?

카로티노이드는 크게 카로틴과 크산토필로 나눕니다. 카로틴은 알파·베타·감마 카로틴 등으로 나뉘는데 가장 중요한 것이 항암 효과가 있다고 알려진 베타카로틴이죠. 크산토필은 해로운 자외선으로부터 세포를 보호해주는 방어용 색소로 바이올라산친, 크립토산친, 루테인, 제아잔틴 등이 있습니다.

시금치에는 카로티노이드 중에서 베타카로틴, 루테인, 제아잔틴 등이 많이 들어 있는데, 이 세 가지는 눈 주변에 쌓이는 활성산소를 제거해 눈을 보호하는 강력한 효과를 나타냅니다. 미국 하버드대학교 연구진이 45세 이상 간호사 7만여 명을 대상으로 12년간 추적 조사한 결과 루테인, 제아잔틴을 충분히 섭취한 사람은 적게 섭취한 사람에 비해 백내장 수술을 받을 확률이 22%나 낮았다고 합니다. 남성의사 3만여 명을 대상으로 한 조사에서도 비슷한 결과가 나왔습니다. 시금치의 카로티노이드는 노인성 황반변성을 막는 데도 효과적이라고 합니다. 노인성 황반변성은 백내장과 함께 노인에게 실명을 일으키는 가장 흔한 원인입니다.

시금치에 베타카로틴이 들어 있으면 항암 효과도 있겠군요.

당근, 호박, 고구마가 폐암을 예방하는 3대 녹황색 채소로 알려져 있는데 바로 베타카로틴이 많이 들어 있기 때문입니다. 그런데 시금치에는 당근보다 많은 베타카로틴을 포함한 카로티노이드가 들어 있어 암세포의 생성과 증식을 억제합니다. 강력한 발암 억제 물질인 엽록소도 많이 함유되어 있지요. 엽산에도 항암 효과가 있어 폐암과 위암에 효과적이라는 연구 결과가 있습니다.

그 밖에 시금치에 들어 있는 좋은 성분은 어떤 것이 있나요?

엽산은 불안감을 해소하고 신경을 안정시키는 작용이 있습니다. 몸속에 엽산이 부족해지면 뇌에서 기분을 즐겁게 해주는 세라토닌이라는 신경전달물질이 적게 나오므로 불안해지고 불면증이 나타나게 됩니다.

시금치의 항산화물질은 뇌 신경세포의 퇴화를 억제하여 뇌의 노화를 막아준다고 합니다. 그래서 미국에서는 시금치가 기억력 저하와 치매를 예방할 수 있는 두뇌식품이라고 발표하기도 했습니다. 2002년 미국의 〈신경과학〉이란 학술지에 발표된 논문에 따르면, 늙은 쥐에게 시금치를 6주 동안 먹였더니 학습능력이 향상되었다고 합니다.

한의학에서는 시금치의 약효를 어떻게 보나요?

시금치는 '파채(菠菜)' 혹은 '파릉(菠薐)'이라고 하는데, 페르시아를 파릉이라고 한데서 온 이름이죠. 뿌리가 붉은색이기에 적근채(赤根菜)라고도 하는데, 이를 어원으로 시근채, 시근취, 시금치로 변화되었다고 합니다. 한의학에서는 시금치가 오장을 이롭게 하고 혈맥과 기를 잘 통하게 하는 효능이 있는 것으로 봅니다. 그래서 기와 혈이 막혀 가슴이 더부룩하고 답답한 것을 소통해줍니다. 또한 음기를 보충해주고 건조한 장에 윤기를 주는 효능이 있습니다.

위와 장에 쌓인 열을 풀어주고 뱃속을 조화롭게 하며 주독을 풀어주는 효과가 큽니다. 술을 많이 마시면 주독이 쌓이는데 주독은 열독과 습독입니다. 시금치는 위와 장에 있는 열과 습기를 완전히 풀어주죠. 또한 술을 잘 깨게 하려면 땀이 잘 나게 하거나 대소변이 잘 나오게 해야 하는데, 시금치는 장에 쌓인 열을 풀어주고 뱃속을 조화롭게 하는 작용을 해서 대변이 잘 나오게 합니다. 그러므로 열성체질인 술꾼은 시금치 해장국을 먹는 것이 좋습니다.

시금치가 남성에게 힘을 내게 해주는 정력식품인가요?

시금치는 성기능에 큰 역할을 합니다. 특히 시금치에 산화질소(nitrogen oxide)가 많이 들어 있는 것이 밝혀졌습니다. 산화질소는 음경해면체의 평활근육을 이완해 음경혈관 내에 혈액이 충만되게 하므로 발기되는 데 결정적 역할을 합니다. 그 밖에 혈관계에서는 혈관 이완과 혈류를 조절하는 신호전달자로 작용하고 면역계에서는 방어물질로 작용하여 항암·항미생물 효과도 있습니다. 한편으로 산화질소는 염증 반응에 관여해 조직의 손상과 자가면역 질환을 유발하는 나쁜 점도 있습니다. 활성산소와 마찬가지로 두 얼굴이죠. 좋은 점도 있지만 각종 성인병을 유발하는 해로운 물질이기도 합니다.

한의학적으로 보면 시금치는 가슴을 시원하게 소통시키면서 제대로 힘을 쓸 수 있게 해주는 효능이 있습니다. 우리 몸에 기가 막혀 있고 열이 쌓여 있으면 힘을 쓸 수 없기 때문이죠.

산화질소 외에 시금치에 들어 있는 다른 성분도 성기능에 효과적으로 작용하나요?

시금치는 채소로는 드물게 리신, 트립토판, 시스틴 등 아미노산이 들어 있는데 질 좋은 동물성 단백질과 비슷해서 성기능에 좋습니다. 마그네슘은 성호르몬의 균형을 잡고 근육의 수축과 이완을 조절하므로 피로해소는 물론이고 성감, 성적 흥분, 사정, 오르가즘 등에 중요한 역할을 합니다. 엽산은 혈액순환을 잘되게 하므로 음경 발기에 도움을 줍니다. 비타민 A는 항산화제인 베타카로틴으로 성호르몬 자극에 반응해 성적인 성장 발달에 중요한 역할을 하고, 남성호르몬(테스토스테론)과 여성호르몬(에스트로겐) 생성에 필수적입니다.

한의학적으로 보면 시금치는 찬 성질로 오장을 이롭게 하고 혈맥과 기를 잘 통하게 하는 효능이 있으므로 열이 많으면서 운동이 부족한 사람의 힘을 내게 하고 정력 강화에 도움이 되는 겁니다.

그 밖에도 시금치를 먹으면 어떤 효과를 얻을 수 있나요?

시금치는 항산화 효과가 크므로 피부 미용에도 효과가 있습니다. 피부를 윤기 있고 탄력 있게 유지할 수 있도록 도와주고 피부 노화를 억제해줍니다. 물론 전신의 노화 억제에도 도움이 되지요. 시금치에는 오존의 독성을 중화하는 효과가 있다고 알려졌고, 영국 과학자들이 〈뉴사이언티스트〉라는 학술지에 발표한 논문에 따르면 시금치가 방사능 오염물질로부터 방사능을 흡수·정화하는 효과가 있다고 합니다.

시금치는 어떤 분들이 먹으면 좋을까요?

시금치는 찬 성질이라 입이 말라서 물을 자꾸 마실 때 좋습니다. 허약한 분이나 고혈압 또는 당뇨병 환자에게도 좋지요. 노인의 대변이 시원하게 나오지 않거나 막힌 경우, 오래도록 대변이 막혀 있거나 치질이나 치루가 있는 경우에 효과적입니다. 시금치에 들어 있는 사포닌과 식이섬유가 장 운동을 촉진해 변비에 도움이 되지요. 또한 지혈작용이 있어서 코피와 대변 출혈에 효과가 있으며, 열이 많아 코피를 잘 흘리는 어린이에게도 적합한 식품이죠. 철분과 엽산이 많이 들어 있어 빈혈에 좋으므로 특히 임신부에게 도움이 됩니다.

시금치를 먹을 때 주의해야 하는 경우를 알려주세요.

시금치는 찬 성질이므로 속이 냉하고 대변이 묽은 사람은 적게 먹어야 합니다. 만약 많이 먹으면 부스럼이 생기게 되고 다리 힘이 약해지게 됩니다. 시금치에는 수산(篠酸, oxalic acid)이 많이 들어 있는데, 수산은 칼슘과 결합해 수산칼슘이 되어 요로결석을 일으킵니다. 그러므로 결석이 있는 분은 주의해야 하는데, 매일 500g 이상을 몇 달이나 계속해서 먹지 않으면 문제가 없습니다. 보통 시금치를 먹을 때는 끓인 물에 잠깐 담근 후 찬물에 넣어 온도를 떨어뜨리는데, 이렇게 데쳐내는 과정에서 수산의 80% 이상이 제거되고 이후 다시 조리한 뒤 먹기 때문에 떫은맛도 거의 느껴지지 않습니다.

미나리

미나리를 좋아하는 분들이 많은데요. 특히 술을 마신 다음 날 미나리를 많이 먹는데 미나리에 술이 깨게 하는 효과가 있나요?

한의학에서 주독을 풀어주는 치료법은 열을 내리고 땀이 나게 하며 소변과 대변을 잘 나오게 하는 것입니다. 미나리는 찬 성질로 술의 열독을 풀어주고 소변과 대변이 잘 나오게 하므로 술꾼의 속을 시원하게 풀어주는 것입니다. 특히 미나리는 푸른색으로 간장에 들어가 작용을 나타냅니다. 술의 열독을 풀어주려면 간장을 해독해야 하는데 미나리는 간장과 연계된 푸른색이므로 주로 간에 작용합니다. 미나리는 술을 과하게 마셔서 생기는 각종 병증을 예방할 수 있으므로 건강, 장수에 크게 보탬이 되지요. 그래서 복어탕이나 대구탕에 미나리를 듬뿍 넣는 것입니다.

미나리에는 약효도 많습니다. 찬 성질로 위와 장, 폐의 열을 내려주므로 가슴이 답답하고 입이 마르는 데 효과가 있습니다. 습기와 담을 없애는 효과도 있으니 기침, 가래에 쓰며 눈이 붓고 치아가 아픈 데도 좋습니다. 이뇨 효과가 커서 소변이 잘 나오지 않고 뻐근하면서 아픈 경우와 뿌옇게 나오는 데 쓰고, 부종 치료에도 좋습니다.

미나리는 건강식으로 많이 먹는데 고혈압이나 동맥경화 같은 성인병에도 도움이 되나요?

한의학에서 성인병의 주된 원인은 '열(熱)', '담(痰)', '어혈(瘀血)', '기(氣)의 소통 장애'입니다. 미나리는 직접 성인병에 좋다기보다는 간장을 건전하게 하고 피를 맑게 하는 효능이 있어 간장의 열이 위로 치솟아 올라서 생기는 병증을 치료해주죠. 그리고 머리가 아프고 어지러우며 얼굴이 붉고 눈이 붉어지며 아픈 것을 치료하는데, 혈압과 콜레스테롤 수치를 내려주는 효

過로 나타납니다. 물론 간 기능도 좋게 하므로 간염으로 인한 황달에도 좋습니다. 지혈 효과도 있으니 코피, 각혈, 토혈, 소변 출혈을 치료해줍니다. 하지만 비장·위장이 허약하며 속이 찬 사람과 대변이 묽거나 설사하는 사람은 적게 먹어야 합니다.

방아잎

방아잎이 소화에 좋다고 하는데, 추어탕이나 보신탕에 같이 나오는 이유가 있나요?

방아잎은 모르는 분도 많을 텐데 오래전부터 한약재로 사용된 토종 허브입니다. 꽃도 예뻐서 관상용으로도 쓰였고, 풀 전체에서 특유의 향기가 진하게 나는 방향성 식물입니다. 이름을 배초향(排草香)이라고도 하며 한약명으로는 곽향(藿香)인데, 잎 모양이 콩의 잎을 닮았기에 콩잎 곽자를 써서 이름을 지었다고 합니다. 우리나라를 비롯해 중국, 일본, 타이완, 동남아시아 등의 온대·난대 지방에 자생하는데, 볕이 좋은 풀밭에서 자랍니다. 경상도, 전라도 일부 지역에서는 방아잎을 깻잎처럼 찌개나 전골을 끓일 때 향신료로 넣기도 하고, 부치거나 튀겨 먹기도 하지요.

방아잎은 무슨 성질이며 어떤 효능이 있나요?

방아잎은 약간 매운맛에 성질은 따뜻합니다. 습기를 없애고 비장·위장을 조화하며 구토를 멎게 하는 효능이 있습니다. 비장·위장을 습기가 막아서 생긴 식욕부진, 오심, 구토, 배가 부르고 더부룩한 소화 장애 등을 치료합니다. 또 더위를 물리치고 땀이 나게 하는 효능이 있어 더위와 습기로 인한 감기, 유행성 감기의 초기에 활용합니다. 기의 순환을 촉진하므로 체내에 침입한 악기(惡氣), 즉 바이러스나 세균 등에 대한 방어력이 강하여 전염성 질환을 치료하는 데 널리 활용합니다. 특히 여름에 유행하는 감기를 비롯해 토사곽란, 식중독, 복통, 설사, 이질 등의 치료에 효과적입니다. 또한 항산화·항염·항균·항진균·항바이러스 작용이 있다는 것이 밝혀졌죠.

방아잎이 추어탕, 보신탕에 들어간다고 하셨는데, 왜 방아잎을 쓰나요?

어린잎에 독특한 향이 진하므로 예부터 육류나 생선의 비린내를 없애는 용도로 많이 활용했습니다. 그래서 생선매운탕, 추어탕, 보신탕 등에 방아잎을 넣었죠. 그뿐만 아니라 입안에 물고 있다가 넘기면 구취와 음주 후 나는 구취를 없애줍니다. 여름에 방아잎을 차로 달여서 마시면 더위를 잊게 하고 몸이 가벼워지면서 소화력이 높아집니다.

방아잎에는 단백질, 당질과 식이섬유가 꽤 들어 있고 베타카로틴, 비타민 A·B$_1$·B$_2$·B$_6$·C·E, 나이아신, 엽산 등이 들어 있습니다. 아연, 인, 철분, 칼륨, 칼슘 등의 미네랄도 들어 있고 열량은 100g당 77kcal입니다.

방아잎을 먹을 때 주의해야 하는 경우를 알려주세요.

방아잎은 음기가 허약하여 열이 왕성한 경우, 비장·위장에 열이 왕성한 경우, 감염성 질환과 발열성 질환에 걸린 환자는 피해야 합니다. 방아잎이 구토에 좋다고 말씀드렸는데 열 때문에 생긴 구토에는 피해야 합니다. 감기의 경우에도 기가 허약한 분에게는 맞지 않습니다. 방아잎은 채소로 먹지만 곽향이라는 한약재이기도 하므로 한꺼번에 많이 먹거나 오래 먹거나 차로 달여 마실 때는 체질과 몸 상태에 맞는지 반드시 확인해야 합니다.

2장 과실

매실

매실주와 매실청을 담가서 먹고 있는 65세 남성입니다. 매실주는 3개월 후 따라 마시고 재탕으로 다시 술을 부어 3개월 후 마시며, 매실청은 1년 후 먹습니다. 매실 씨에 독이 있다는데, 독에 대해 자세히 알려주시면 감사하겠습니다.

매실을 한약재로 쓸 때는 껍질을 벗기고 씨를 발라낸 뒤 연기에 그을린 다음 말려서 검게 된 것을 쓰기에 '검을 오'자를 써서 오매(烏梅)라고 합니다. 쌀겨 속에서 태우기도 하는데 풋매실, 즉 청매의 과육과 씨에는 '청산배당체'라는 독성 물질이 들어 있어 그것을 중화하고 약효를 높이기 위해서입니다. 청산배당체는 아미그달린이라고 하는데 매실이나 살구, 복숭아, 은행 등의 씨에 들어 있습니다. 그러니 씨를 빼고 먹거나 충분히 숙성시키면 독성을 없앨 수 있으므로 매실 농축액이나 매실주로 가공해 섭취하면 독성이 없어지고 맛은 좋아집니다.

매실을 먹을 때 주의해야 하는 경우도 알려주세요.

매실에는 구연산, 주석산, 사과산, 호박산, 시트르산, 말산, 옥살산, 푸마르산 등의 유기산이 들어 있어 신맛이 강하므로 위산이 부족해 소화가 잘되지 않는 경우에는 좋지만 위산이 많아 속이 쓰린 경우에는 피해야 합니다. 위염, 역류성 식도염이 있는 사람이 매실을 먹으면 증상이 더 악화될 수 있고 소화가 안 되거나 더부룩하고 헛트림이 날 수 있습니다. 또한 매실은 땀이 많이 나는 것을 막아주므로 병의 기운이 심할 때는 피해야 하며, 감기 초기에 땀을 내야 할 때도 먹지 말아야 합니다. 몸이 퉁퉁하면서 땀이 적은 분에게도 맞지 않습니다.

매실청은 신장이 안 좋은 사람에겐 어떤지요?

매실은 신맛이 강한데, 신맛은 몸에서 무엇이든 빠져나가는 것을 거두어들이는 성질이 있으므로 땀·오줌·피·정액 등의 유출을 막아주는 효과가 있습니다. 그러니 콩팥 기능이 나빠서 소변 배출이 원활하지 못한 사람에게는 해가 될 수 있습니다. 매실에는 칼륨이 많이 함유되어 있으므로 콩팥 상태에 따라 해가 될 수도 있지요. 매실을 설탕에 숙성해서 드시는 경우도 있는데, 당뇨병이 있거나 당뇨병이 오기 쉬운 체질이라면 설탕을 넣는 것이 당연히 좋지 않죠.

바나나

바나나에는 어떤 효능이 있는지 궁금합니다.

바나나는 향초(香蕉)라고 하는데, 차가운 성질로 열을 내려주고 갈증을 그치게 하며 대장을 윤택하게 하는 효능이 있습니다. 치질로 인한 출혈과 변비에 효과가 큽니다. 주독을 풀어주므로 술안주로도 좋습니다. 폐에 윤기를 주고 기침을 멎게 하는 효능이 있어 폐가 건조하여 기침을 오래하는 경우에도 효과가 있지요. 고혈압, 동맥경화, 심장병 환자가 자주 먹어도 좋고 피부노화 방지에도 도움이 됩니다.

바나나에는 어떤 영양성분이 들어 있나요?

바나나는 열량이 100g당 93kcal나 되고, 전체의 80% 이상이 탄수화물로 이뤄져 열량으로 전환되는 속도가 다른 음식보다 2시간가량 빠르다고 합니다. 그러니 짧은 시간에 에너지를 체내에 공급할 수 있는데, 근육운동에 필요한 에너지는 탄수화물이 공급하므로 운동하는 경우에 큰 도움이 될 수 있지요.

바나나 100g에는 마그네슘이 우유의 2배에 달하는 33mg 함유되어 있는데, 마그네슘은 근육과 신경의 기능을 유지하고 단백질 합성을 도와주므로 근육 경련을 지연시키는 효과를 얻을 수 있습니다. 마그네슘이 부족하면 '부갑상선 호르몬'의 양이 줄어들어 칼슘 농도를 떨어뜨리므로 근육의 잔떨림이 발생합니다. 스트레스와 과도한 운동 또한 마그네슘 흡수를 막아서 소변으로 빠져나가게 하는데, 평소 마그네슘이 함유된 음식을 먹으면 문제가 없죠. 그 밖에도 칼륨, 비타민 A · B_6 · C가 들어 있습니다.

바나나를 좋아하는 40대 여성인데 몸이 냉한 편이라 먹고 나면 몸이 차갑습니다. 혹시 소화가 잘되고 효능 많은 바나나를 부담 없이 먹는 방법이 있을까 해서 문의합니다.

몸이 차가운 편이라면 바나나를 주의해야 하는데, 그래도 드시고 싶다면 운동한 뒤 한두 개 정도 드세요. 운동하면 몸에 열이 생기므로 성질이 찬 음식을 좀 먹더라도 아주 냉한 체질이 아니라면 별탈이 없을 겁니다. 물론

맥주, 메밀국수, 돼지고기 같은 차가운 음식을 함께 먹지 않아야겠죠. 바나나를 먹고 대변이 많이 묽어지거나 설사가 난다면 양을 줄이면 됩니다.

블루베리와 바나나를 우유에 갈아서 아침마다 먹는 것은 문제가 없나요?

몸에 열이 있는 편이고 변비 경향이 있는 분들에게는 도움이 될 것 같습니다. 물론 하루에 한 컵 정도 마시면 되겠죠. 그러나 블루베리와 바나나는 차가운 성질이므로 비위가 차가워서 소화가 잘되지 않거나 대변이 묽은 사람은 적게 먹어야 합니다.

블루베리

오래전부터 블루베리를 우유에 갈아서 아침마다 먹고 있습니다. 괜찮은지 답변 부탁합니다.

베리류에는 안토시아닌과 폴리페놀 등의 항산화물질이 상당히 많이 함유되어 있어 몸에 해로운 활성산소를 없애주므로 각종 성인병과 노화 억제에 매우 좋습니다. 특히 성인병과 노화의 원인이 되는 몸속의 미세 염증을 막아줍니다. 블루베리에 보랏빛을 띠게 하는 천연 항산화색소가 바로 안토시아닌입니다. 안토시아닌은 과일 중 블루베리에 가장 많이 들어 있는데, 포도의 30배나 된다고 합니다. 안토시아닌은 시력을 보호하고 눈의 피로를 줄여주는 등 눈 건강에 탁월한 도움을 줍니다. 시각기능을 향상해 야간 시력 향상, 시야 확대, 백내장이나 녹내장 방지 등의 효과를 나타내고 눈이 충혈되는 증상의 개선에도 좋다고 합니다.

블루베리를 비롯한 베리류에 효능이 많군요. 항암 효과도 있나요?

베리류는 항산화 효과가 크니 당연히 항암 효과도 큽니다. 블루베리에는 스틸벤계열 물질도 들어 있는데 강력한 항산화물질로 알려져 있어 암 예방 효과가 크다고 합니다. 프테로스틸벤 성분이 암 성장을 유발하는 유리기로 불리는 고반응성 물질을 제거하는 효과가 있는 것으로 나타났다고 합니다. 또 블루베리에는 일래직산과 엽산이 들어 있는데 둘 다 암 발생을 억제합니다. 그래서 블루베리는 대장암을 비롯해 유방암과 자궁암 등을 예방하는 효과가 있고, 암세포를 직접 공격하며 정상세포가 암세포로 변이되는 것을 막아주는 작용도 합니다.

그 밖에도 블루베리에는 어떤 효능이 있나요?

블루베리의 항산화성분은 콜레스테롤 수치가 올라가는 것을 억제하는 데 도움이 됩니다. 연구에 따르면 블루베리는 심장 질환, 발작의 원인이 되는 해로운 콜레스테롤의 형성량을 감소시키고, 프테로스틸렌 성분이 혈중 콜레스테롤을 줄여주는 효과가 있다고 합니다. 그러니 블루베리는 심혈관계 질병이나 중풍 예방에 도움이 되고 비만에도 효과가 있는 것이지요.

블루베리가 비만에도 도움이 된다고 하던데요.

블루베리가 복부 지방을 줄여 다이어트에도 도움을 준다는 연구 결과가 있습니다. 그러나 블루베리는 열량이 100g당 56kcal 정도로 냉동한 것은 100g당 50kcal, 말린 것은 100g당 350kcal 정도입니다. 그러니 말린 것은 적당히 먹어야겠죠.

베리류는 뇌 기능을 향상시키고 기억력 감소를 예방해주는데, 항산화작용이 매우 강하여 혈관의 활성산소로부터 뇌세포를 손상시키는 염증을 막아 운동 조절 능력과 뇌 기능을 향상해줍니다. 베리류를 먹는 것이 치매를 치료하지는 못하지만 치매를 예방하거나 적어도 시작을 늦출 수는 있다고 합니다.

블루베리는 혈관을 이완하고 혈액순환을 촉진하므로 남성의 발기를 잘되게 하는 성기능 개선 효과도 있습니다. 그 밖에 식이섬유 공급원이기도 하고 비타민 A·B·C·E·P, 카로티노이드, 칼슘, 칼륨, 구리, 망간, 마그네슘, 아연, 철 등의 미네랄이 들어 있습니다.

오디

5세, 3세짜리 손자·손녀가 오디를 너무 좋아하는데 매일 먹어도 되나요?

10대 장수식품 가운데 블루베리가 들어 있지만 베리류 모두가 슈퍼푸드라고 할 수 있습니다. 우리나라에서 나는 오디(mulberry)나 복분자(black raspberry)도 대단히 좋은 건강식품이죠. 오디는 세계 3대 장수촌인 히말라야의 훈자마을에서 가장 좋아하는 간식이기도 합니다.

오디는 6, 7월에 익는데 제철에는 당연히 생으로 먹지만 훈자에서는 오디를 말려두었다가 1년 내내 먹습니다. 집집마다 길가나 옥상에서 살구와 오디를 우리나라에서 고추를 말리듯이 말린다고 합니다. 당연히 아이들에게도 좋아서 매일 먹어도 되지요. 오디 농축액을 밀가루 반죽과 섞어 젤리나 과자를 만들거나 저온으로 말려서 가루를 내어 먹기도 하고 술을 담가 마시기도 합니다.

오디에는 효능이 많을 것 같은데요?

오디는 '상심자(桑椹子)'라고 하는데, 완전히 익으면 검은빛을 띤 자주색, 즉 자흑색이 되고 신맛과 단맛이 조화를 이루어 새콤달콤한 것이 맛이 매우 좋습니다. 과즙도 풍부하며 달콤하고 신선한 향기가 납니다. 그런데 상심자는 식품일 뿐만 아니라 고대부터 한약재로도 활용되어왔습니다. 오장을 이롭게 하며 혈을 보충하는 효능이 있고, 신장의 음기와 양기 중 음기를 보충하는 보약으로 음기가 허약한 사람에게 좋습니다. 음기와 혈이 부족해 어지럽고 눈앞이 흐릿하며 머리카락이 일찍 희어지는 경우 효과가 크지요. 오래 먹으면 눈과 귀를 밝게 하고 정신을 안정시키며 관절이 좋지 않은 경우에도 좋습니다. 당뇨병에 효과적인 약으로 쓰였으며 열을 내려주고 변비에도 좋습니다. 성기능 강화와 노화 억제에도 효과가 탁월합니다.

오디가 질병 치료에도 활용되어왔나요?

오디는 당뇨병에 효과적인 약으로 쓰였습니다. 차가운 성질로 열을 내리고 갈증을 없애주며 진액이 생겨나게 하기 때문이죠. 변비에도 좋은데, 음기와 혈이 부족해 장이 건조해서 생기는 변비에 효과적입니다. 당연히 노인 변비에도 좋지요. 소변을 잘 나오게 하고 부종을 없애주므로 몸이 붓는 경우 활용되어왔고, 풍기와 습기를 없애주므로 관절이 좋지 않은 경우에도 활용되었습니다. 특히 오디는 성기능 강화와 노화 억제에 효과가 탁월합니다.

오디에는 어떤 영양성분이 들어 있나요?

오디에는 포도당과 과당, 시트르산, 사과산, 타닌, 펙틴을 비롯해 비타민 $A \cdot B_1 \cdot B_2 \cdot C \cdot D$, 칼슘, 인, 철 등의 미네랄이 들어 있습니다. 특히 검붉은 색이 나게 하는 안토시아닌이 포도나 블루베리보다 훨씬 많이 들어 있습니다. 안토시아닌은 강력한 항산화작용이 있어 활성산소를 없애주고 항암·항노화 효과가 있지요. 안토시아닌은 C3G라고 하는데, 토코페롤(비타민 E)보다 노화 억제 효과가 강한 것으로 알려져 있습니다. 오디에는 포도보다

23배나 더 들어 있다고 합니다. 레스베라톨 성분도 들어 있는데, 이는 포도주에 들어 있는 것으로 항암·항염증 효과가 있습니다. 루틴 성분이 많이 늘어 있는데 혈관의 저항력을 높여 고혈압이나 동맥경화, 뇌출혈, 당뇨병 등 성인병을 예방하는 효과가 있지요. 연구에 따르면 콜레스테롤과 혈당을 떨어뜨리고 운동능력을 높이며 피로를 풀어주는 것으로 보고되었습니다.

오디를 먹을 때 주의해야 하는 경우도 있나요?

오디는 약간 차가운 성질이므로 비장·위장이 허약하고 냉한 분이 먹으면 설사를 일으킬 수 있으므로 적게 먹어야 합니다. 몸이 냉한 분은 성질이 따뜻한 복분자, 산딸기를 먹는 것이 좋습니다.

오디에도 독성이 있나요? 많이 먹으니 진이 나는 부스럼이 여기저기 생긴다고 하던데요.

오디는 별다른 부작용이 생기지 않는데, 한꺼번에 너무 많이 먹어서 진이 나는 부스럼이 여기저기 생겼다면 혹시 덜 익은 것을 많이 먹지 않았나 싶습니다.

은행

은행을 매일 7개에서 10개 정도 먹는데 괜찮은가요? 또 손목이 떨리고 머리를 약간 흔들고 할 때 나무에서 떨어지는 은행을 꼬들꼬들하게 말려서 술을 담가 먹으면 효과가 있다는데 근거가 있는 말인지 알고 싶어요.

은행은 몸에서 무엇이든 빠져나가지 못하도록 거두어들이고 막아주는 작용을 하는 삽제에 속합니다. 그래서 너무 많이 먹어도 안 되죠. 은행은 주로 소변과 정액이 빠져나가는 것을 막아줍니다. 은행은 생으로 쓸 때와 불에 익혀 쓸 때 효능이 다릅니다. 은행을 생으로 먹으면 소변을 잘 나오게 하는 효능이 있어 방광염·요도염 치료에 효과가 있는데, 항균작용이 크기 때문이죠. 또한 탁한 가래를 없애주고 술을 깨게 하는 작용도 생으로 먹을 때 효과가 큽니다. 그렇지만 독성이 있고 냄새가 심하므로 생으로 먹지는 않고 술안주로도 익힌 것을 먹지요.

은행을 익혀 먹으면 어떤 약효가 있나요?

옛날에 시집가는 날이면 친정어머니가 딸에게 반드시 먹이는 것이 있었는데, 바로 볶은 은행입니다. 가마를 타고 먼 길을 가는 동안 소변을 보지 않게 하려고 이른 아침에 먹인 것이죠. 실제로 볶은 은행에는 소변을 억제하는 효능이 있습니다. 야뇨증으로 밤에 오줌을 싸는 어린이에게 잠자기 몇 시간 전 볶은 은행을 몇 개 먹이기도 했습니다. 술안주로도 구운 은행이 나오는데, 보통 술을 마시면 화장실에 자주 가던 분들도 구운 은행을 먹으면 화장실 가는 횟수가 훨씬 줄어들 겁니다. 이처럼 은행을 굽거나 익혀 먹으면 소변을 막는 효능이 강해서 소변이 자주 나오거나 찔끔거리는데 효과가 탁월합니다. 또한 소변이 쌀뜨물처럼 흐린 것을 멎게 하는 효과도 있습니다.

은행나무는 역사도 오래되었듯이 약효도 무척 많다고 들었는데요?

은행나무는 수억 년 된 화석이 발견되었듯 온갖 자연계의 변화와 매연 같은 악조건에도 오늘날까지 건재하는 가장 오래된 나무입니다. 중국에서 은행나무에 '장수목', '공손수'라는 이름을 붙인 것을 보면 몸에 좋은 효능이 많다는 것을 짐작할 수 있지요.

은행은 따뜻하지도 차갑지도 않은 중간 성질인데, 겉보기에 노란색이지만 속껍질이 흰색입니다. 그래서 '백과(白果)'라고 하는데, 흰색이 폐와 연계되기에 은행은 호흡기 질환 치료에 많이 쓰여 왔습니다. 특히 만성적·고질적인 기침과 가래를 식여시 만성 기관지염, 천식 치료와 예방에 효과가 크고 폐결핵에도 좋습니다.

기관지와 폐가 약한 분들은 은행을 어떻게 먹으면 되나요?

폐의 기가 약해져 있는 분들은 추워지면 기침, 천식이 생기기 쉽지요. 이런 분들은 은행의 겉껍질을 벗기고 볶아서 먹으면 좋습니다. 그런데 폐의 기가 약하면 폐와 연계되어 있는 대장과 피부의 기능도 함께 약해집니다. 그러면 변비와 설사가 자주 생기거나 피부가 거칠어지고 머리카락이 잘 빠지는 증상도 함께 나타납니다. 이런 경우 은행에 호두·밤·생강·대추를 넣어서 달여 마시면 더욱 좋은데, 다섯 가지 과일이 들어갔다고 해서 '오과차(五果茶)'라고 합니다. 기침, 천식의 예방과 치료, 체력 보강, 피부 미용 등에 효과적이고 특히 노인과 소아, 비장·위장이 냉하고 추위를 타는 분들에게 적합합니다.

그 밖에도 은행은 어떤 질병에 효과가 좋은가요?

각종 만성 성인병의 예방과 치료에 좋은데, 미국의 임상실험에 따르면 은행나무에서 추출해낸 특수물질이 노인의 치매 치료에 효과가 있다고 합니다. 은행잎에 혈관을 확장하고 콜레스테롤 수치를 떨어뜨리며 혈압을 내리는 작용이 있다고 밝혀져 은행잎에서 추출한 약재가 혈액순환 촉진제로 시판되기도 하지요. 플라보노이드 성분이 세포막을 보호하고 혈압을 내려주며 징코플라본 성분이 혈액순환을 원활하게 하고 혈관 노화를 막아줍니다. 은행잎을 차로 달여 마시거나 술로 담가 마셔도 좋습니다. 아무래도 술로 마시기가 편하겠죠.

은행은 정력 증강에도 좋습니다. 은행이 신장에 작용해 신장 허약을 보강하며 정액이 새어 나가는 것을 막아주는 효능이 강하기 때문이죠. 실제로 조루증이나 유정, 몽정 치료에 효과가 있습니다. 여성의 불감증에도 좋고 대하증에도 좋습니다. 대하증은 색깔에 따라 다섯 가지로 분류되는데, 은행은 그중에서 흰색 냉증에 특히 효과적입니다. 은행이 흰색이기 때문이죠.

은행은 많이 먹으면 좋지 않다고 하셨는데, 부작용도 있나요?

은행은 하루에 5알 정도가 적당합니다. 은행은 몸에서 무엇이든 빠져나가지 못하도록 막아주는 작용이 있으므로 너무 많이 먹으면 해로울 수 있기 때문이죠. 은행을 많이 먹으면 기가 소통되지 못하고 막혀서 배가 부르게 되며 아이들은 경기가 생길 수 있습니다. 그러므로 배가 나오고 변비가 있는 분은 피해야죠. 청산배당체가 들어 있어 독성이 있으므로 한꺼번에 많이 먹으면 알레르기 피부염을 일으키고 두통, 발열, 구토, 경련, 근육 뒤틀림, 호흡 곤란 등의 중독 증상이 나타나며 심할 경우 정신이 혼미해지면서 생명이 위험하게 됩니다. 그때는 감초 달인 물로 해독할 수 있습니다.

옛날에는 예쁜 은행잎을 주워 책갈피에 끼워두는 일이 많았습니다. 책갈피에 은행잎을 넣어두면 좋은 이유는 뭔가요?

은행잎에 강한 살균·살충 작용이 있어 곰팡이와 좀벌레로부터 책을 보호해주기 때문이죠. 그 밖에도 약효가 많아 은행잎을 원료로 해서 여러 가지 약이 개발되고 있습니다. 심장의 기를 돕는 효능이 있어 가슴이 답답하고 통증이 있거나 가슴이 뛰는 경우 좋고, 떫은맛이 있어 폐의 기를 거두어들이는 수렴작용을 하므로 가래 기침과 설사·이질 등에 쓰여 왔습니다. 관상동맥경화로 인한 심장병에도 좋은 약이 되지요.

도토리

도토리를 가루 내어 환을 만들어 먹으면 좋다는데, 어디에 좋은지요?

도토리는 설사와 이질을 멎게 하고 항문이 빠지는 경우에도 치료 효과가 있습니다. 도토리는 맛이 쓰기도 하지만 주로 떫은맛이 강한데, 떫은맛은 우리 몸에서 물질이 빠져나가는 것을 막아주는 작용을 나타내기 때문이죠. 지혈작용도 있어서 특히 치질로 출혈이 되거나 잇몸에서 피가 나는 경우 좋습니다. 치질 출혈에는 도토리와 찹쌀을 가루로 만들어 누렇게 볶은 뒤 펄펄 끓는 물에 넣어 과자처럼 만들거나 푹 쪄서 먹으면 좋습니다.

도토리는 신석기시대부터 식용해온 열매로 '상실(橡實)' 또는 '곡실(槲實)'이라고 합니다. 도토리나무는 종류가 다양한데, 떡갈나무·신갈나무·굴참나무·갈참나무·졸참나무 등을 통칭해서 참나무라고 합니다.

도토리는 어떤 경우 주의해서 먹어야 하나요?

도토리는 소변이 시원하게 나오지 않고 찔끔거리거나 소변량이 적을 때는 먹지 않는 게 좋습니다. 또 한꺼번에 너무 많이 먹으면 변비가 생길 수 있으므로 주의해야 합니다. 설사나 이질이 생겼다 하더라도 습기와 열이 쌓인 탓이라면 오히려 해가 되므로 피해야 합니다.

도토리의 주성분은 녹말과 타닌인데, 타닌은 떫은맛이 나게 하지요. 아콘산도 들어 있는데 몸속의 유해물질과 중금속을 흡수하여 배출하는 작용이 있습니다. 지방 흡수는 낮춰주고 수분은 많아 포만감을 주는데, 도토리묵으로 먹으면 칼로리가 낮아 다이어트에 좋습니다.

당뇨에 좋다고 해서 도토리묵을 즐겨 먹습니다. 도토리묵이 몸을 차게 하는지 따뜻하게 하는지 좀 알려주시고, 당뇨에 도움이 되는지도 알려주세요.

도토리는 약간 따뜻한 성질입니다. 그러니 몸을 약간 따뜻하게 하는 것으로 볼 수 있죠. 도토리가 당뇨병에 직접 도움이 되지는 않습니다. 당뇨병은 많이 먹고 살이 쪄서 문제인데, 도토리는 열량이 100g당 220kcal로 낮은 편이 아니니 해가 되지요. 그런데 도토리묵은 47kcal 정도이니 묵으로 먹으면 다이어트에 좋고 당뇨병에도 도움이 될 수 있겠죠.

살구씨, 말린 살구

살구씨는 어떻게 먹어야 좋습니까?

살구씨는 '행인(杏仁)'이라고 하는데 예부터 한약재로 썼습니다. 행인은 끓는 물에 담갔다가 껍질을 벗겨서 사용합니다. 천식이 있을 때 행인과 도인(桃仁, 복숭아씨)을 누렇게 볶아서 가루를 내어 환으로 만든 뒤 생강 달인 물로 먹으면 됩니다. 오랜 기침이나 만성 기관지염으로 고생하는 분은 행인을 찧은 뒤 죽을 끓여 꿀을 타서 먹으면 됩니다. 대변이 건조하고 굳어서 잘 나오지 않을 때 살구씨, 복숭아씨, 산앵도나무씨를 가루로 만들어 꿀 적당량으로 반죽한 뒤 환으로 만들어 아침식사 전과 저녁식사 후에 한 알씩 먹으면 됩니다. 이는 행인, 도인, 욱이인이므로 삼인환(三仁丸)이라고 합니다. 말을 많이 하는 분들이 목이 잠겨서 아주 힘들 때 살구씨로 기름을 짜서 마시면 도움이 됩니다. 목에 가래가 꽉 붙어 떨어지지 않거나 기침, 천식이 있을 때 좋고, 피부 미용이나 변비에도 좋지요.

살구씨를 드시는 분이 있는 것을 보면 효능이 많을 것 같은데요?

행인은 폐의 나쁜 기운을 물리치고 기를 가라앉히며, 가래를 삭이고 윤기를 넣어주는 효능이 있습니다. 바람과 찬 기운을 물리쳐주므로 기침·천식 치료에 거의 쓰이고, 가슴에 기가 치밀어 오르는 경우에 좋습니다. 피부 미용에도 좋아서 여성들이 행인을 달여서 자주 마시면 피부가 부드럽고 매끄러워지는 효과를 볼 수 있습니다. 행인의 기름이 효과를 나타내는데, 약리학적으로도 지방성분이 들어 있어 피부를 하얗게 하는 미백 효과가 있고 윤기가 나도록 도와줍니다. 그래서 비누나 팩 등 화장품 원료로도 쓰이지요.

행인은 응어리가 맺힌 것을 풀어주므로 밀가루 음식을 먹고 체한 경우 좋고, 기의 소통이 원활하지 못해 생긴 변비에도 효과가 있습니다. 늘 가래를 뱉어내면서 숨이 차고 변비로 고생하는 노인에게 기가 막힌 약이죠. 노약자나 산후 변비에도 효과가 있는데, 행인에 함유된 지방유가 대장을 윤활하게 해주기 때문입니다.

살구씨를 복용할 때 주의해야 하는 경우를 알려주세요.

원기가 매우 허약하거나 음기가 부족해 마른기침을 계속하거나 폐에 허열이 있거나 열로 가래가 있는 경우에는 행인을 피해야 합니다. 설사를 하거나 출혈 후 변비가 있는 경우는 물론 임신부는 먹지 말아야 합니다. 《동의보감》에 보면 행인에는 독이 있어 너무 많이 먹으면 정신이 흐려지고 근육과 뼈가 상한다고 나옵니다. 중독될 수 있으니 주의해야죠.

살구씨도 먹기가 쉽지 않지만 살구도 너무 시어서 먹기 어렵지 않나요?

세계 3대 장수촌인 히말라야의 훈자마을 사람들은 평균 연령이 90세인데, 장수비결 가운데 하나가 말린 살구를 1년 내내 먹는 것입니다. 이 지방에서는 살구가 존경의 대상으로, 한 가족의 경제적 지위를 따질 때 살구나무를 몇 그루나 가지고 있느냐가 기준이 된다고 합니다.

훈자 사람들이 많이 먹는 간식이 말린 오디와 살구입니다. 제철에 나는 싱싱한 살구를 즐겨 먹기도 하지만 대량으로 말려두고 먹습니다. 말린 살구를 그냥 먹거나, 짭짤하거나 달콤한 음식에 넣어서 조리하거나, 퓌레(purée, 각종 채소, 고기를 삶아 걸쭉하게 만든 수프의 일종)로 만들어 눈과 섞어 일종의 아이스크림을 만들어 먹기도 합니다. 살구씨도 그냥 먹거나 기름을 짜서 요리할 때 사용합니다.

말린 살구는 생살구에 비해 영양성분이 어떤 차이가 있나요?

말린 살구는 비타민 C 함량이 생살구보다 적습니다. 건조 과정에서 일부 파괴되기 때문이죠. 생살구는 100g당 열량이 28kcal지만 말린 살구는 288kcal나 됩니다. 그래서 다이어트하는 사람에게는 맞지 않습니다. 일부 말린 살구에 아황산염(알레르기, 천식 악화)이 포함되어 있기도 합니다. 그러나 베타카로틴, 칼륨, 칼슘, 철분 등은 생살구보다 풍부합니다.

살구의 어떤 성분이 노화를 억제해 장수하게 해주나요?

잘 익은 살구가 황적색을 띠게 만드는 베타카로틴 성분이 폐암과 피부암을 비롯한 각종 암과 심장병에 효과가 있으며, 라이코펜 성분도 암 예방에 좋지요. 물론 둘 다 항산화작용이 있어 노화를 억제합니다.

살구씨도 큰 역할을 하는데, 살구씨는 암 치료를 연구하던 크렙스라는 생화학자가 처음 서양에 알렸습니다. 크렙스 박사는 훈자 사람들이 매일 살구씨를 10~20개 생식하는가 하면 음식물에 살구씨 기름을 넣거나 몸에 직접 바르는 것을 보고 연구를 시작했습니다. 그는 1952년 살구씨에 들어 있는 비타민 B_{17}에 항암성분이 있음을 밝혀내고, 그 성분을 결정체로 분리해서 '레트릴'이라고 명명했습니다. 레트릴은 아미그달린이라고도 하는데 진통, 혈압조절, 조혈작용을 발휘해 류머티즘, 고혈압, 충치, 위장 장애, 빈혈 치료에 큰 도움을 준다고 합니다. 아미그달린은 살구씨 외에 복숭아, 사과, 포도, 앵두 등의 씨앗에도 풍부하게 들어 있습니다. 훈자 사람들은 살구 등의 과일에서 비타민 B17을 하루 평균 50~75mg 섭취했으며, 그 덕분에 암에 걸리지 않고 장수할 수 있었다는 겁니다. 특히 폐암, 피부암, 후두암 등에 항암 효과가 크지요.

말린 살구에 칼로리가 그렇게 많은데 매일 먹고도 살이 찌지 않고 성인병에 걸리지 않아서 장수한다는 것이 이상한데요?

훈자 사람들은 말린 살구 외에 양고기, 소고기 같은 육류도 즐기지만 콜레스테롤 수치가 높지 않다고 합니다. 그 이유는 산지로 되어 있어 당연히 산길을 많이 걸어다닐 뿐만 아니라 누구나 부지런하게 일한다는 겁니다. 해가 뜨면서부터 해질 때까지 쉬지 않고 일하며 항상 몸을 움직인다는 것이죠. 낮에 쉬거나 누워 있는 사람을 찾아보기가 어려울 정도랍니다. 그곳에서는 나이가 많고 적음을 떠나 모두 다 각자 일을 한답니다. 장수비결을 한 가지만 따라 해선 안 되는 것이죠.

감과 홍시

감과 홍시가 뱃살에 안 좋은가요? 뱃살에 안 좋은 과일은 무엇인가요? 과일을 많이 먹는데 배만 볼록합니다.

어떤 과일이 뱃살을 나오게 할까요? 당연히 단맛이 강한 과일이죠. 칼로리가 높은 과일은 어느 것이나 그렇다고 보면 됩니다. 물론 얼마나 먹느냐가 문제가 되겠는데, 조금 먹는다면 별 영향이 없겠지만 많이 먹는다면 엄청 살이 찌게 되지요. 감의 열량은 단감이 100g당 44kcal, 홍시는 66kcal로 그렇게 높지는 않지만 160g 정도 되는 단감 1개의 열량이 70kcal나 됩니다. 그러니 식사를 잘하고 또 감을 먹는다면 당연히 뱃살이 나오고 체중이 늘게 됩니다. 몸에 습기와 담이 많은 분, 즉 비만한 분은 감을 적게 먹어야겠죠.

감은 떫은맛이 강해 설사와 이질을 막아줍니다. 떫은맛을 내는 타닌 성분이 장 점막을 수축시키고 지방과 결합해 대변을 단단하게 하므로 변비가 있거나 대변이 상쾌하지 못한 경우에는 주의해야 합니다.

감은 설사와 이질을 막아주는 효능 외에 다른 약효도 많나요?

감은 차가운 성질로 음기를 보충해주므로 번열이 오르고 갈증이 나는 것을 풀어줍니다. 폐에 윤기를 주므로 건조하고 열이 있는 기침이나 기침에 피가 섞여 나오는 경우에 좋습니다. 그래서 기침, 기관지염, 천식을 예방하고 치료하는 고약처방에도 들어갑니다. 또 감은 피가 새어나가는 것을 막아주는 지혈작용도 있어 피를 토하거나 출혈이 있을 때 좋습니다.

감에는 항산화작용과 항암 효과가 뛰어난 '베타카로틴'이 들어 있어 노화 방지와 폐암 예방에 도움이 됩니다. 비타민 C도 귤의 두 배나 들어 있는데, 역시 항산화 효과를 나타내고 감기 예방에 도움이 되지요. 고혈압과 동맥경화 예방에도 도움이 되므로 중풍이나 심장병 예방 효과도 어느 정도 기대할 수 있습니다.

감이 술안주로도 좋다고 하던데 숙취를 풀어주는 효과도 있나요?

감은 주독을 풀어주므로 술안주로 먹는데 술을 많이 마셔서 숙취가 된 것을 푸는 데도 좋습니다. 위장 속 열독을 제거하며 갈증을 멎게 하기 때문이죠. 성분으로 보면 감에는 알코올 산화를 돕는 과당과 비타민 C, 콜린이 풍부하게 들어 있습니다. 감의 타닌 성분은 몸에서 알코올 흡수를 지연시키는 효과를 나타내지요.

곶감을 즐겨 드시는 분도 많지요. 곶감은 훨씬 더 맛있기 때문인데 건조되는 과정에서 수분이 증발되고 단맛만 남았으므로 단맛이 네 배나 강해진 탓이죠. 그런데 곶감이 되면서 열량도 237kcal로 다섯 배가 넘게 높아졌기에 문제가 되는 겁니다. 그러니 뱃살이 안 찌려면 특히 곶감을 먹지 말아야겠죠. 물론 곶감은 보통 감보다 설사와 출혈을 막아주는 효능도 강해졌으므로 변비에도 주의해야 합니다.

감을 한 번에 6개 정도 먹어도 괜찮은지요?

6개는 너무 많습니다. 감은 떫은맛이 강한데 떫은맛을 내는 타닌 성분이 장점막을 수축시키고 지방과 결합해서 대변을 단단하게 하여 설사와 이질을 막아주므로 대변이 상쾌하지 않은 사람은 한꺼번에 많이 먹지 말아야 합니다.

감은 차가운 성질이므로 비장·위장이 허약하고 냉하거나 특히 뱃속이 차가워서 설사를 잘하는 사람도 주의해야 합니다. 몸속에 습기와 담이 많이 쌓여 있는 비만한 분들도 주의해야 하고, 찬 바람을 쐬고 감기에 걸려 기침하는 경우에도 피해야 합니다. 그리고 공복에 감을 많이 먹거나 신음식과 함께 먹는 것은 마땅치 않습니다.

복숭아

천식에 좋다고 해서 복숭아 엑기스를 많이 먹었는데 입안 전체가 화끈거리고 따갑습니다. 머리 가운데도 많이 아프고요.

맛있는 복숭아를 드셨는데 탈이 생겼군요. 복숭아는 폐의 기를 보강해 주므로 폐 질환 환자에게 좋습니다. 그래서 오래된 기침과 천식 치료에 도움이 됩니다. 해독작용도 있어 생선 중독에 좋고 담배를 피우는 사람에게도 좋습니다. 국내 대학 연구팀의 연구에 따르면, 복숭아를 먹으면 니코틴 대사산물인 코티닌 배출을 70~80% 증가시켜 니코틴 해독에 도움을 준다고 합니다.

그런데 복숭아는 따뜻한 성질이라서 열이 많은 체질인 분이 먹으면 열을 일으켜 부스럼이나 종기, 화농성 염증이 생기게 합니다. 이분처럼 입안 전체가 화끈거리고 따가울 수도 있고 머리도 많이 아플 수 있지요. 또 복숭아는 알레르기를 일으키기 쉬우므로 알레르기성 체질이나 아토피 체질은 조심해야죠.

복숭아는 어떤 체질에 좋은가요?

복숭아는 속이 냉한 편인 분들에게 좋습니다. 속이 냉하지도 열하지도 않은 중간 체질인 분이 먹어도 괜찮고요. 여름 과일은 대부분 서늘한 성질이어서 비장·위장이 냉한 분들이 많이 먹으면 배가 아프고 설사하기 쉬운데, 복숭아는 따뜻한 성질이라서 많이 먹어도 괜찮습니다. 노인들이 몸이 허약하고 진기가 부족해 장이 건조한 경우 아주 적합합니다. 기운이 나게 할 뿐만 아니라 장을 윤택하게 해서 변비에도 좋습니다.

그런데 복숭아와 함께 먹으면 좋지 않은 음식이 있습니다. 복숭아와 장어, 자라고기, 바닷게는 상극이라고 하는데 실제로 함께 먹으면 복통과 설사를 일으키므로 주의해야 합니다.

복숭아는 여성의 어떤 부분에 좋은가요?

무엇보다 복숭아는 피부 미용에 효과가 큽니다. 여성이 복숭아를 먹으면 좋다는 것은 얼굴에서도 드러납니다. 화사한 미모를 뽐내는 '복사꽃 미녀'라는 말이 있듯이 복숭아를 많이 먹으면 예뻐진다고 하지 않습니까? 미인의 조건이 많지만 일단 피부가 곱고 얼굴 혈색이 좋으며 여드름이나 기미가 없어야겠지요. 그러려면 혈액순환이 잘되고 월경이 잘 통해야 하며 변비가 없어야 합니다. 복숭아는 혈액순환이 잘되게 하며 월경을 잘 통하게 하는 효능이 있고, 장을 부드럽고 윤택하게 해서 대변이 잘 나오게 합니다. 그러니 여성의 피부에 좋은 과일이 되는 겁니다. 한의서에도 복숭아를 얇게 썰어 말린 것을 먹으면 안색이 좋아진다고 하였으니, 얼굴과 피부를 곱게 만드는 미용 효과를 볼 수 있습니다.

복숭아에는 몸에 좋은 영양성분도 많이 들어 있나요?

복숭아에는 포도당, 과당은 물론 사과산, 구연산, 아스파르트산 등의 유기산이 많고, 비타민 A가 많으며 비타민 C도 들어 있지요. 그래서 식욕을 돋워주고 혈액순환을 도울 뿐 아니라 피로해소, 해독, 면역기능 강화, 피부 미용 등에 좋습니다. 항산화물질인 페놀 화합물은 노화억제, 혈류개선에 도움을 줍니다. 장운동을 촉진하는 섬유소가 많아 대장암, 변비 등에 도움을 주고, 식이섬유인 펙틴도 상당량 함유되어 있습니다. 또 칼륨, 인, 마그네슘, 칼슘, 셀레늄, 망간, 구리, 아연 등의 미네랄 성분이 골고루 들어 있지요. 특히 복숭아에는 아스파라긴의 가수분해 산물인 아스파르트산이 오렌지·사과·포도보다 월등히 많이 들어 있는데, 이는 만성 피로증후군 개선·간 해독·항체생성 촉진 등에 도움을 줍니다.

한의학에서도 복숭이를 몸에 좋은 과일로 보나요?

복숭아는 기와 혈을 더해주며 간장과 심장의 기를 보양하는 효과가 있으므로 먹으면 활력을 얻을 수 있지요. 그래서 복숭아는 '선과(仙果)', 즉 신선의 과일이자 불로장생의 과일로 장수와 힘을 상징합니다. 노화를 억제하는 항노화 음식이 되는 것이죠. 예부터 복숭아는 수많은 신화나 전설의 주인공으로 등장했습니다. 복숭아도 훌륭한 약이 되지만 복숭아씨도 한약재로 씁니다.

복숭아씨에는 어떤 약효가 있나요?

복숭아씨를 '도인'이라고 하는데, 어혈을 풀어주는 효과가 뛰어나서 부딪히거나 얻어맞아 멍이 든 것을 풀어줍니다. 여성의 월경이 불통한 경우에도 반드시 들어가는 약재죠. 대변이 잘 나오게 하는 효과도 커서 측백나무씨, 살구씨, 삼씨, 잣 등과 함께 가루를 내어 만든 오인환은 몸에 좋은 변비약으로 노인, 허약한 분의 변비에 쓰입니다.

복숭아 잎도 약으로 쓰입니다. 열을 내리고 땀이 잘 나오게 하며 풍기와 습기를 없애줍니다. 살충작용이 있으며 두통과 두풍에도 효과가 있습니다. 특히 피부 질환 치료에 좋은데, 잎을 달인 물로 땀띠나 습진 부위를 씻고 몸에 부스럼이 있는 경우 잎을 찧어서 즙을 내어 붙이면 됩니다. 복숭아 잎을 달인 물로 목욕하는 것도 좋습니다.

사과

아침에 일어나서 사과를 먹으면 속이 쓰립니다. 왜 그런가요?

'아침에 먹는 사과는 금'이라는 말이 있는데, 정말 그럴까요? 아침에 일어나서 사과를 먹으면 심신을 상쾌하게 해줄 뿐 아니라 위의 활동을 촉진해서 소화 흡수를 돕고 배변을 촉진하며 좋은 에너지원이 됩니다. 그런데 아침 공복에 사과를 먹으면 속이 쓰린 것은 위산이 많기 때문이 아닌가 싶습니다. 사과를 먹으면 신맛이 있는데, 사과산을 비롯하여 구연산·주석산 등 유기산이 많이 들어 있지요.

한편, '저녁에 먹은 사과는 독'이라는 말도 있죠. 사과는 서늘한 성질이고 섬유질이 많이 함유되어 있으므로 밤에 먹을 경우 장이 자극되어 위액 분비와 배변이 촉진되므로 속이 쓰리거나 뱃속이 불편하여 숙면에 방해가 될 수 있지요. 소화가 덜 된 섬유소 때문에 잠을 자는 동안 가스가 차서 화장실을 자주 찾게 될 수 있고, 아침에 일어났을 때도 개운치 않은 느낌을 받을 수 있습니다.

사과를 많이 먹으면 탈이 생길 수 있나요?

사과를 너무 많이 먹으면 모든 맥이 약해지고 막혀서 잘 통하지 않게 되며, 배가 불러져 답답하게 되므로 주의해야 합니다. 사과는 시고 떫은맛인데, 한의학에서 볼 때 신맛이나 떫은맛은 몸에서 빠져나가는 것을 막아주기 때문에 기를 막히게 하고 열을 일으키며, 잠을 오게 하고 담과 부스럼이 많이 생겨나게 합니다.

병을 앓고 있는 사람에게는 사과가 좋지 않습니다. 질병을 앓고 있는 사람이 사과를 많이 먹으면 열을 일으키고 병을 다시 심하게 할 수 있으며 딸꾹질을 유발하거나 기도를 막아버릴 수 있습니다. 사과는 일단 병이 있을 때는 피하고 건강 증진과 질병 예방을 위해 병이 없을 때 먹는 것이 좋습니다.

한의학에서 볼 때 사과에는 어떤 효능이 있나요?

사과에는 비장·위장의 기능을 도와 소화를 돕는 효능이 있습니다. 음식을 먹고 기가 통하지 않아 체한 경우 사과즙이 약이 됩니다. 설사를 멎게 하는 효능도 있지요. 《동의보감》에는 사과가 소갈, 곽란, 복통을 다스리고 가래를 없애주며 이질을 멎게 한다고 했습니다.

사과는 두 종류로 나뉩니다. 한 가지는 '임금(林檎)' 혹은 '사과(沙果)'인데, 크기가 작으면서 둥글고 시거나 단맛에 따뜻하거나 따뜻하지도 차갑지도 않은 중간 성질입니다. 또 하나는 '평과(苹果)'라고 하는데, 크면서 길쭉하고 단맛에 서늘한 성질입니다. 우리가 흔히 보는 사과는 옛날부터 있던 능금보다 외국에서 들어온 품종으로 크기도 크므로 서늘한 성질로 봐야 할 것 같습니다. 서늘한 성질로 열을 내리고 몸에 진액이 생기게 하며, 갈증을 멎게 하고 폐에 윤기를 주는 효능이 있습니다. 열병으로 목이 건조하고 입이 마르거나 폐가 건조해 생긴 마른기침에 좋고, 가슴이 답답한 것을 풀어주며 더위를 물리치게 합니다. 술을 깨게 하는 효과도 있습니다.

사과는 흔히 먹는 과일인데, 항산화·항암 작용도 있나요?

세계적으로 유명한 과학잡지 〈네이처〉에 실린 미국 코넬대학교 논문에 따르면, 사과 100g에서 비타민 C 1,500mg에 상당하는 항산화작용이 확인되었다고 합니다. 사과는 비타민 C 함량이 감귤류에 비해 훨씬 적은데도 항산화작용이 강한 것은 폴리페놀 함량이 많기 때문입니다. 사과에 함유된 폴리페놀은 애플페논이라고도 하는데 이 성분 중 '에피카테킨'이라는 물질이 있습니다. 녹차에도 함유되어 있는 카테킨류의 일종으로 카테킨류 중 가장 활발하게 작용합니다. 카테킨은 활성산소를 억제하는 강력한 항산화·항바이러스·항균·항염증 작용이 있으며, 콜레스테롤과 혈당을 떨어뜨려줍니다. 그래서 동맥경화, 심장병, 중풍, 암 등의 발생 위험을 줄여주고 비만과 노화를 억제하는 효과를 나타냅니다. 에피카테킨은 사과의 과육 부분보다 껍질에 많이 함유되어 있으니 사과를 껍질째 먹는 것이 좋지요.

사과의 항암 효과는 어느 정도인지 알려주세요.

사과의 붉은 껍질에 함유된 케르세틴과 캠페롤이 암세포 성장을 40% 감소시켰다는 연구 결과가 있고, 트리테르페노이드 성분은 항암, 암세포 증식 억제 효과가 있다고 합니다. 사과는 특히 유방암과 대장암 예방에 효과가 큽니다. 사과에 들어 있는 식이섬유인 펙틴은 대장암을 예방하는 유익한 지방산을 늘리고, 붉은색 사과에 풍부한 폴리페놀 성분은 대장 내에 머무는 동안 항암물질 생산을 도와줍니다. 또 사과에 들어 있는 페놀화합물과 플라보노이드 성분은 항산화·종양 증식 억제작용을 해서 유방암 예방에도 좋습니다.

사과에는 항산화·항암 성분 외에 어떤 성분이 들어 있나요?

사과의 당분은 10~15%인데, 대부분 과당과 포도당으로 몸에 흡수가 잘 됩니다. 미네랄 중에는 칼륨이 많아서 혈압을 떨어뜨리므로 소금을 많이 넣어 짜게 먹는 분들에게 사과가 좋다는 겁니다. 껍질에 함유된 케르세틴은 항산화·항염증·항균·항암 작용 외에도 혈압을 내리고 혈관의 탄력성을 높여 중풍 예방 효과가 있고, 혈액순환을 촉진하여 콜레스테롤과 혈액 점도를 떨어뜨리며, 지방세포 분화를 억제하고 지방을 연소해줍니다. 콜레스테롤 수치를 떨어뜨리는 효과는 약 복용을 대체할 수 있을 정도인데, 영국의 연구에 따르면 50세 이상의 사람들이 매일 사과 한 개씩 먹는다면 영국 전체적으로 심장마비, 심근경색, 뇌졸중으로 인한 사망을 8,500건이나 줄일 수 있다고 합니다. 또 사과를 매일 25g씩 먹으면 뇌졸중 발병 위험을 9% 낮출 수 있다는 연구도 있어요.

사과는 하루에 얼마나 먹어야 몸에 좋은가요? 사과 다이어트도 있던데요.

미국 오하이오주립대학교 연구팀은 사과를 매일 1개씩 4주간 먹으면 혈액 속 나쁜 콜레스테롤을 40% 줄인다는 연구 결과를 발표했습니다. 미국의 호흡기 중환자 의학저널에 따르면 성인의 경우 사과를 일주일에 두 개 정도만 먹어도 천식에 걸릴 위험이 최고 3분의 1까지 줄어들고 폐 기능 강화에 도움이 된다고 하였죠. 또 다른 연구에 따르면 말린 사과 75g(사과 네 개에 해당)을 6개월 동안 매일 꾸준히 먹은 여성의 경우 LDL 콜레스테롤 수치가 4분의 1까지 낮아졌다고 합니다. 사과를 먹는 양은 사람에 따라 다른데, 일반적으로 하루 한두 개 정도는 문제없을 것 같습니다.

밤

당뇨병이 있는데 매일 아침 먹기 전 날밤을 속껍질까지 벗겨서 6개씩 먹습니다. 속껍질째 날밤을 먹으면 어떤지 꼭 알려주세요.

밤에는 탄수화물, 단백질, 칼슘, 비타민 A · B · C가 들어 있는데 견과류 가운데 유일하게 비타민 C가 들어 있습니다. 그래서 하루에 생밤 10개만 먹으면 하루 필요한 비타민 C 필요량이 충족됩니다. 피부 미용, 피로해소, 감기 예방에 좋은데 전분에 둘러싸여 있어 열에도 강합니다. 또 타닌 성분이 들어 있어 설사를 멎게 하고 이질을 치료하며, 위장 기능을 강화하고 식욕을 증진하며, 감기를 예방하고 피부 미용에 좋습니다. 타닌은 폴리페놀의 일종인데, 속껍질과 겉껍질에 많이 들어 있습니다. 타닌 성분이 피부에 작용해 각질, 주름, 기미 등을 제거하고 미백 효과를 나타냅니다. 타닌에는 항암작용, 콜레스테롤 수치 상승 억제작용, 혈압 상승 억제작용, 혈당 상승 억제작용, 항균작용 등이 있으므로 당뇨병이 있는 분에게 도움이 될 수 있습니다.

한의학적으로 밤에는 어떤 효능이 있나요?

밤은 기름기가 거의 없으며 영양소가 균형 있게 들어 있어 병후 회복에 좋습니다. 따뜻한 성질로 신장과 비장·위장을 보익하는 효능이 있어 원기를 더해주고 위와 장을 건실하게 하기 때문이죠. 밤을 잿불에 묻어 구워 먹으면 배고픈 것을 견디게 한다고 하는데, 배고픔을 견디게 하는 구황식품이기도 합니다.

신장을 강하게 하는 음식과 약은 허리와 뼈를 튼튼하게 하는 효과가 있는데, 허리와 뼈가 신장 계통에 속하기 때문이죠. 밤은 허리와 다리가 약할 때 좋은데, 밤을 말려서 물기를 없애고 매일 공복에 먹는 것이 좋습니다. 아이들이 다리가 약하고 힘이 없어 서너 살이 되어도 걷지 못할 때는 매일 생밤을 먹이라고 하였지요.

밤이 기침, 천식에 좋다는 얘기도 있던데 실제로 그렇게 쓰기도 하나요?

밤은 감기, 기관지염에도 치료 효과가 있는데 이때는 삶아 먹어야 합니다. 밤을 비롯해 호두, 은행, 대추, 생강을 넣어 달인 '오과차'는 허약한 분들의 기침, 천식 예방과 치료에 좋습니다. 속이 냉하고 추위를 타는 분에게 적합하죠.

밤은 혈을 잘 통하게 하고 출혈을 막아주는 효능도 있으므로 코피가 나거나 피를 토하거나 대변에 피가 섞여 나오는 경우에도 효과가 있는데 이때는 생밤을 먹어야 합니다. 한편, 밤껍질에는 해독작용이 있어 껍질 삶은 물을 마시면 인삼을 먹고 생긴 부작용을 해독할 수 있으며, 약을 먹고 체했을 때도 좋습니다.

밤은 소화가 잘되나요? 주의해야 하는 것도 알려주세요.

밤은 소화되기가 쉽지 않습니다. 배가 부르고 속이 더부룩한 경우 밤을 먹으면 좋지 않으니 한꺼번에 많이 먹지 않아야 합니다. 특히 어린이들은 적게 먹어야죠. 한의서에는 삶거나 구운 밤을 많이 먹으면 기가 막히게 한다고 했으므로 풍기(風氣)와 수기(水氣), 습기(濕氣)로 인한 병에는 피해야 합니다. 습기가 많고 통통한 분도 밤을 주의해야 합니다. 생밤을 많이 먹으면 기를 발동하게 한다고 하였으니 생밤도 많이 먹지는 말아야죠. 밤은 설사를 멎게 하므로 변비가 있는 분도 적게 먹어야 합니다. 밤은 열량이 100g당 162kcal나 됩니다. 밤 1개는 10g 정도이니 6개이면 100kcal 정도이므로 다른 음식을 조금 적게 먹어야겠죠.

석류

60대 중반인데 석류를 자주 먹습니다. 석류는 달면서 신맛이 나는데 당뇨병에 먹어도 상관이 없는지 궁금합니다.

당뇨병에 피해야 할 음식이 술, 밀가루 음식 그리고 단맛, 짠맛 음식이죠. 석류는 달콤새콤한 맛이니 당뇨병이 있거나 당뇨병을 예방하려면 당연히 적게 먹어야 합니다. 석류는 열량도 100g당 67kcal이므로 당뇨병에는 많이 먹으면 안 되겠죠. 그 밖에도 석류는 몸이 무겁고 잘 붓는 분은 피해야 합니다. 석류를 많이 먹으면 폐와 치아를 손상시킬 수 있으므로 한꺼번에 많이 먹는 것을 주의해야 합니다. 위산이 많은 경우에도 주의해야죠. 석류를 많이 먹으면 담이 심하게 결리게 하고 임신 가능성을 줄이며 혈액이 잘 뭉치기 때문에 임신을 준비 중인 사람이나 심장 질환이 있는 사람은 조심해야 합니다.

옛날 양귀비가 젊음과 아름다움을 유지하기 위해 석류를 먹었다고 하는데, 석류의 피부 미용 효과는 오래전부터 알려져 있습니다. 사실 양귀비는 상당히 비만한 편이었다고 하니 석류를 많이 먹는 것은 좋지 않았는데, 매일 반쪽씩 먹었다고 합니다.

석류는 오래전부터 여성에게 좋은 과일이었군요.

석류를 보면 붉은 주머니 속에 촘촘한 알갱이가 루비처럼 반짝이지요. 그래서 부귀와 다산의 상징이기도 한데, 여성을 위한 과일로 양귀비와 클레오파트라 같은 세기의 미녀들이 젊음과 아름다움을 유지하기 위해 즐겨 먹었다고 합니다. 석류의 원산지는 예전의 페르시아 지역인 이란을 비롯해 터키·인도 북서부·파키스탄 등 해발 300~1,000m 지대인데, 인간이 재배하는 과일나무 중 가장 건조한 지역에서 견딥니다. 우리나라에 수입되는 석류도 터키와 이란산이 대다수를 차지하지요.

석류는 예부터 약효가 뛰어나 '생명의 과일', '지혜의 과일', '천국의 열매'라고 불렸는데 중국 한나라 무제 때 장건(張騫)이 서역(중앙아시아)으로 실크로드 개척에 나섰다가 돌아오는 길에 페르시아에 들러 석류나무의 아름다운 꽃을 보고 감탄하여 가져왔습니다. 페르시아의 한문 이름이 안석국(安石國)이었기에 '안석류화(安石榴花)'라고 부르다가 나중에 석류라고 하게 되었다고 합니다.

여성들에게 석류가 좋은 이유는 무엇인가요?

과일 중에서는 드물게 여성호르몬인 '에스트로겐' 전구물질이 소량 들어 있기 때문입니다. 석류에는 씨가 매우 많은데, 씨에 에스트로겐 등 유효 성분이 들어 있습니다. 에스트로겐은 여성 갱년기 장애에 효과가 있는데, 석류를 많이 먹는 페르시아 지역 여성들은 갱년기 증상이 비교적 적다고 합니다. 이 때문에 일부 업체들이 대대적으로 선전한 탓인지 한때 석류 음료가 상당한 인기를 끌기도 했죠. 양귀비나 클레오파트라가 각각 38세, 39세에 사망하지 않고 오래 살았더라면 석류가 세계 최고의 과일이 되었을지도 모를 일입니다.

여성호르몬인 에스트로겐은 피부에 얼마나 좋은가요?

성호르몬은 성생활에만 관여하는 것이 아닙니다. 에스트로겐은 20~30대에는 피부 미용에 도움을 줘서 탄력을 잃어가는 피부 노화를 지연시키고 콜라겐 합성을 도와줍니다. 40~50대에는 노화와 갱년기 현상은 물론 뇌의 이상과 심장 이상, 요실금, 뼈의 약화를 방지하는 등 여성의 아름다움과 젊음을 유지해주는 다양한 역할을 합니다. 그런데 여성호르몬제 한 알을 대신하려면 석류 700~800개를 씨까지 먹어야 가능하다고 하니 석류를 먹어서 갱년기 장애를 극복하기는 쉽지 않을 것 같습니다.

식물성 에스트로겐은 '콩'에 훨씬 많이 들어 있습니다. 콩에 들어 있는 '이소플라본' 성분이 에스트로겐과 구조가 비슷해 식물성 에스트로겐이라고 불리죠. 그래서 안면홍조, 과민 반응, 수면 장애 등 갱년기 증상 개선에도 도움이 됩니다.

석류에는 식물성 에스트로겐 외에도 여성의 젊음과 건강을 유지하는 데 필요한 성분이 들어 있나요?

포도당, 과당 등 수용성 당이 많으며 포도당의 분해를 촉진하는 구연산, 사과산, 주석산 그리고 비타민 C가 제법 들어 있고, 비타민 B_1 · B_2 · E, 나이아신, 엽산도 약간 들어 있지요. 식물성 에스트로겐은 물론 칼륨, 철, 아연 등 미네랄, 아미노산, 아스파라긴산, 플라보노이드, 타닌 등이 들어 있습니다. 석류의 붉은색이 반짝이는 것은 안토시아닌 색소 때문입니다.

석류에는 전립선암을 예방하고 진행을 늦추는 효과가 있습니다. 미국 캘리포니아대학교 연구팀은 전립선암 환자에게 석류 원액을 꾸준히 먹게 했더니 전립선암 수치가 높아지는 기간이 일반 전립선암 환자에 비해 평균적으로 4배 정도 길어졌다고 발표했습니다. 석류는 발기부전에도 효과가 있습니다. 국제발기부전 학회지에 따르면 발기부전이 있는 남성들에게 석류즙을 6개월간 매일 마시게 했더니 약 50%가 발기부전 증상이 완화됐다고 합니다.

석류는 한의학에서는 어떤 약효가 있다고 보나요?

석류는 따뜻한 성질에 달고 떫고 신맛이 납니다. 신맛이어서 건조한 계절인 가을에 좋으니 가을이 석류의 계절인 거지요. 갈증을 멎게 하므로 몸속 진액이 손실되어 목이 건조하고 입이 마른 경우에 좋습니다. 떫은맛은 우리 몸에서 물질이 빠져나가는 것을 막아주는 효능이 있는데, 바로 삽장(澁腸) 효능입니다. 삽은 껄끄러울 삽으로 미끄러워진 장을 껄끄럽게 해주는 것이죠. 오래된 설사와 이질도 석류를 먹으면 그치게 됩니다. 그 밖에도 떫은맛은 몸에서 피가 새어나오는 것도 막아주므로 대변과 소변에 피가 섞여 나오는 것이나 잇몸 출혈, 외상 출혈을 멎게 하고 살충 효능이 있어 회충, 촌충, 조충 등 장내 기생충 구제약으로도 좋습니다. 항균·항바이러스 작용도 있는데, 구내염으로 입안이 헐었거나 편도선염이 있을 때 달인 물을 입에 머금으면 효과가 있습니다.

참외

시원하면서 단맛이 좋은 참외는 언제부터 먹었나요?

참외는 인도가 원산으로 고대 이집트와 유럽에 들어가 멜론으로, 동양에서는 참외로 분화되어 발달했습니다. 우리나라에는 삼국시대 이전에 중국을 거쳐 들어온 것으로 추정합니다. 참외를 '첨과(甛瓜)' 또는 '감과(甘瓜)'라고 하는데, '달 첨'자 '달 감'자이니 맛이 달다는 것을 알 수 있지요. 차가운 성질로 열기를 내려주므로 더위를 먹었거나 가슴이 답답하고 갈증이 심하며 입맛이 떨어진 경우에 좋습니다. 또한 소변을 잘 나오게 하는 효과가 있으며 기가 맺혀 있는 것을 소통해주므로 대변도 잘 나오게 합니다. 참외에는 수분 함량이 90%나 되므로 땀을 많이 흘렸거나 갈증이 날 때 효과적이며 비타민 A·C, 나이아신, 칼슘, 인 등의 미네랄이 들어 있습니다.

참외를 먹으면 좋지 않은 경우를 알려주세요.

참외는 비장·위장이 차갑고 배가 부르면서 대변이 묽거나 설사를 하는 사람은 적게 먹어야 합니다. 한의서에 따르면 참외를 많이 먹을 경우 탈이 난다는 기록이 많습니다. 이를테면 황달이 올 수 있고 냉병을 일으키며, 몸을 허약하고 야위게 만들며, 약기운을 풀어버린다고 하였습니다. 또한 성기 부근에 습기와 가려움증을 일으키고 부스럼이 생기게 하며 다리와 팔의 힘이 빠지게 한다고 하였으니 적당히 먹는 것이 좋습니다. 특히 다리가 붓고 아프며 힘이 없는 '각기(脚氣)'를 앓는 사람은 참외를 먹으면 치료되지 않으니 피해야 합니다.

참외를 많이 먹고 체했을 때는 어떻게 해야 하나요?

과일 먹고 체한 데는 성질이 따뜻한 계피와 생강이 맞춤 소화제입니다.

특히 참외가 찬 성질이니 더욱 그렇지요. 수정과나 계피차, 생강차를 마시는 것이 좋습니다. 참외를 먹고 체한 데 명약이 있으니 바로 '사향(麝香)'입니다. 딩나라 재상 왕탁(王鐸)이 희첩(姬妾)을 수백 명이나 거느렸는데 그들 일행이 지나가기만 하면 그 일대 수십 리 사방의 참외가 모두 열매가 열리지 못했다고 합니다. 결국 그 여자들이 몸이 지니고 있는 향료인 사향 때문이라는 것이 알려져 그때부터 참외 먹고 체하거나 버려야 할 꼭지를 잘못해서 먹었을 때는 사향으로 풀어준다는 얘기가 전해옵니다. 사향은 사향노루의 배꼽에 있는 향주머니에서 나오는 향기가 진한 분비물인데, 기를 잘 통하게 해서 신체의 모든 곳을 잘 소통해주죠.

참외씨는 먹지 않고 버리는 경우가 많은데, 혹시 쓸모가 있나요?

모든 씨는 몸에 좋은데, 참외씨에는 각종 영양성분이 많이 들어 있어 기름을 짜서 먹으면 좋습니다. 토코페롤이라고 알려진 비타민 E가 많이 들어 있는데 참기름의 26.5배, 옥수수기름의 5.2배, 콩기름의 6.5배나 된다고 합니다. 비타민 E는 세포 노화를 지연시키는 항노화작용을 하지요. 칼륨, 인, 칼슘 등 미네랄이 풍부하게 들어 있고 불포화지방산도 들어 있습니다. 또한 조섬유가 들어 있어 체내 지방축적을 억제하고 장액분비를 원활하게 하여 소화 및 장운동을 촉진함으로써 원활한 배변을 유도해 변비에 효과가 좋습니다.

토마토

토마토는 기름에 익혀 먹으면 더 좋다던데, 어떻게 먹어야 효율적인가요?

토마토는 익혀 먹어도 좋습니다. 토마토의 주성분은 색깔을 빨갛게 만드

는 '라이코펜'인데, 노화 원인이 되는 활성산소를 없애주는 강력한 항산화
제입니다. 토마토를 익히면 라이코펜과 비타민, 미네랄 함량이 훨씬 많아
집니다. 특히 토마토는 약간 서늘한 성질이므로, 속이 냉한 분은 토마토를
약간 익혀 먹는 것도 좋겠습니다.

라이코펜은 항암 효과가 큽니다. 미국 하버드대학교 연구진에 따르면 일
주일에 두 번 이상 토마토가 들어간 음식을 먹은 사람이 그렇지 않은 사람
에 비해 전립선암 발병률이 36% 낮았다고 합니다. 전립선암 환자에 대한
임상실험에서도 '라이코펜'을 먹은 그룹이 먹지 않은 그룹에 비해 암종을 축
소시키고 암의 진행을 지연시키는 강력한 항암 효과를 나타냈습니다. 라이
코펜은 유방암, 소화기계통 암 예방에도 효과가 있습니다. 토마토에 함유
된 비타민 C·E, 베타카로틴, 셀레늄 등도 항암 효과가 있지요.

**토마토에 들어 있는 라이코펜의 약효가 대단하군요. 토마토에는 또 어떤
효과가 있나요?**

세계 3대 장수촌의 하나인 남미 에콰도르의 빌카밤바 사람들이 술과 담
배를 즐기는 편인데도 장수하는 비결에 토마토가 들어가지 않나 싶습니
다. '라이코펜' 성분이 니코틴 해독작용을 촉진해 폐암을 예방해주기 때문
에 담배를 피우는 분들에게 좋습니다. 그리고 라이코펜은 알코올을 분해
할 때 생기는 독성물질을 배출하므로 술 마시기 전에 토마토주스를 마시
거나 토마토를 술안주로 먹는 것도 좋습니다. 물론 토마토에는 암환자나
흡연자에게 필요한 비타민 C는 물론 비타민 A·E도 많이 들어 있습니다.
이것들이 혈전 형성을 막아주므로 뇌졸중, 심근경색 등을 예방하는 효과
가 있을 뿐만 아니라 노화 억제 효과가 크지요. 그러니 토마토가 슈퍼푸드
인 것입니다.

브로콜리와 토마토는 궁합이 맞는지요?

브로콜리와 토마토는 2002년 미국 〈타임〉이 선정한 10대 장수식품에 들었죠. 음식끼리의 궁합은 성분의 궁합도 살펴봐야 하지만 성질과 효능의 궁합이 더 중요한데, 브로콜리와 토마토는 둘 다 자극이 강하지 않고 부드러운 성질로 함께 먹는 데 특별히 문제될 것이 없지 않나 싶습니다. 즉 함께 먹을 경우 장점이 많습니다.

그런데 음식끼리 궁합보다 더 중요한 것이 음식과 사람의 궁합입니다. 브로콜리는 서늘한 성질이고 토마토는 약간 서늘한 편입니다. 그러니 속이 냉한 분은 조심해서 적게 먹어야 하는데, 살짝 익혀서 먹는 것이 좋겠죠. 브로콜리와 토마토 둘 다 식이섬유가 많아 대변이 잘 나오게 하므로 대변이 묽고 설사가 잘 나는 분은 주의해야 합니다.

또 어떤 분들이 브로콜리와 토마토를 함께 먹으면 좋지 않나요?

식사량이 적으면서 몸이 야윈 분은 좋지 않습니다. 브로콜리는 100g당 28kcal, 토마토는 100g당 17kcal밖에 되지 않는데 가뜩이나 적게 드시는 분이 둘 다 먹으면 칼로리도 부족할 수 있지요. 그런 분은 육류와 생선을 먹어서 단백질과 지방을 섭취하고 칼로리가 많은 것을 먹어야 하므로 브로콜리와 토마토 둘 다 먹는 것은 바람직하지 않습니다. 식사량이 적으면서 몸이 야윈 분이라면 대개 추위를 타고 혈압이 낮을 텐데, 역시 브로콜리와 토마토 둘 다 먹는 것은 바람직하지 않아요.

그리고 육식을 거의 하지 않고 채식을 주로 하는 분도 브로콜리와 토마토 둘 다 먹는 것은 바람직하지 않습니다. 평소 먹는 채소류에 대부분 칼륨이 많이 들어 있는데 역시 칼륨이 많이 들어 있는 브로콜리와 토마토까지 먹으면 칼륨 과다 섭취가 될 수 있기 때문이죠.

브로콜리와 토마토를 함께 먹는 것이 좋은 분들도 있겠군요.

암 환자나 암을 예방하려는 분에게 아주 좋습니다. 브로콜리에는 항산화물질인 비타민 C와 베타카로틴, 루테인, 셀레늄 등이 들어 있으니 당연히 항암 효과가 있고 역시 항암작용이 있는 설포라판, 인돌 성분이 들어 있습니다. 설포라판은 발암물질의 활성을 억제하고 독소를 해독하는 작용을 하는데, 특히 식도암, 위암, 대장암, 유방암, 폐암 등에 효과적입니다. 인돌은 여성호르몬인 에스트로겐을 완화해 유방암을 비롯한 각종 여성암 예방에 효과가 크다고 합니다. 그래서 미국 암협회에서는 대장암과 위암, 식도암 등의 발병률을 낮추기 위해 브로콜리를 일주일에 여러 번 섭취할 것을 권장합니다.

또 어떤 분들이 브로콜리와 토마토를 함께 먹으면 좋을까요?

앞에 말씀드린 함께 먹어서 좋지 않은 분들의 반대가 되는 분이죠. 속에 열이 많으면서 변비가 있는 분에게 좋습니다. 브로콜리와 토마토 둘 다 서늘한 성질이고 식이섬유가 많아 대변이 잘 나오게 합니다. 또 식사량이 많으면서 비만한 분들에게 좋습니다. 브로콜리와 토마토는 칼로리가 낮고 대변이 잘 나오게 하니 다이어트식품으로 좋기 때문이죠. 아울러 더위를 타고 혈압이 높은 분들도 브로콜리와 토마토를 먹는 것이 좋습니다. 육식을 주로 하고 채식을 별로 하지 않는 분이나 고혈압·당뇨병이 있는 분이 브로콜리와 토마토를 함께 먹으면 아주 좋습니다.

술을 많이 마시고 담배를 많이 피우며 피로한 분들에게도 좋습니다. 항산화작용이 강해서 해독 효과가 있고 노폐물을 잘 배출해주기 때문이죠. 브로콜리는 면역력을 높여주고 피부의 콜라겐 생성과 회복에 도움을 주며 노폐물 배출에 효과적입니다. 특히 피로를 많이 느끼고 스트레스를 많이 받으며 담배를 많이 피우거나 식사시간과 수면시간이 불규칙한 분들에게 효과적이라고 합니다.

브로콜리와 토마토를 함께 먹으면 영양도 많이 섭취되나요?

미네랄과 비타민이 풍부하므로 별도로 비타민과 미네랄을 먹지 않아도 될 정도입니다. 브로콜리에는 비타민 C가 100g당 98mg으로, 브로콜리 두 세 송이면 하루에 필요한 비타민 C를 섭취할 수 있는데 이는 감자의 7배, 양배추의 4배, 레몬의 2배 정도로 녹색채소 중 가장 많은 것입니다. 베타카로틴, 즉 비타민 A · B, 엽산도 들어 있어요. 토마토는 비타민도 A · B₁ · B₂ · B₆ · C · E, 나이아신, 엽산 등이 다양하게 함유되어 있어 종합비타민제라고 할 수 있는데, 특히 비타민 C는 토마토 한 개에 하루 섭취권장량의 절반가량이나 들어 있어 면역력 향상과 피부 미용에 좋습니다.

호두

호두는 어디에 좋은가요?

10대 장수식품 중 견과류가 포함되어 있고 매일 먹으면 좋은 음식 여섯 가지에 호두가 들어 있습니다. 견과류는 식물의 핵심이 모여 있는 것으로 다음 세대를 창조하는 생명력의 집결체죠. 불포화지방산과 단백질, 비타민 E 등이 풍부해 콜레스테롤 수치와 혈당을 떨어뜨리고 심장 질환과 뇌졸중을 예방하는 효과가 있으며 노화를 억제합니다. 게다가 겉껍질이 단단해 농약이 침범하지 못하고 가공이 필요치 않기에 식품 공해도 없으므로 이상적인 건강식이라고 할 수 있지요.

한의학에서 볼 때 호두에는 어떤 효능이 있나요?

호두는 음식이면서 한약재이기도 합니다. 따뜻한 성질이며 신, 폐, 대장 경락에 들어가 작용하므로 중요한 한약재로 많이 쓰여 왔습니다. 먼저 신장을 보강하며 허리를 튼튼하게 하는 효능이 있습니다. 허리가 신장 계통에 속하기 때문인데, 과로로 신장의 정기가 허약해서 생기는 '신허요통' 치료에 효과적입니다. 신장의 양기를 도와주며 정을 굳건하게 하므로 남성의 발기부전증과 유정(遺精) 치료에 쓰이고 소변빈삭에도 좋은 약입니다. 훌륭한 정력제이기도 하지요.

호두는 폐와 대장에도 좋은 효과를 나타내겠군요.

호두는 호흡기를 보강해주는 효과가 뛰어납니다. 폐를 따뜻하게 하고 천식을 가라앉히는 효능이 있는데 폐와 신이 허약해서 생기는 기침, 천식에 아주 좋습니다. 또 만성 쇠약성 천식에 효과적입니다. 호두, 은행, 밤, 대추, 생강을 더하여 달인 오과차는 감기, 기관지염, 천식의 예방과 치료에 좋습니다. 또 호두는 대장에 윤기를 주어 대변이 잘 나오게 하는 효능이 큽니다. 그래서 대장이 건조해 생긴 변비, 특히 질병을 앓고 난 뒤 진액이 부족해서 생긴 변비 치료에 활용되어왔습니다.

노인에게 호두가 특히 좋다고 하던데 실제로 그런가요?

노인들은 경맥의 기가 허약해서 순행이 느린데, 호두는 경맥을 잘 통하게 해주고 노인에게 흔한 고질병인 기침, 천식에 좋은 약이 되지요. 신장의 정기를 보충해주므로 신장 계통에 속하는 허리, 뼈, 소변, 귀, 머리카락 등에 효과를 나타냅니다. 노인이 되어 허리에 힘이 없고 아프면서 다리 힘이 떨어질 때도 쓰이는데, 뼈를 튼튼하게 해주므로 골다공증 예방에 효과적이죠. 소변을 자주 찔끔거리는 데 효과가 있으며 귀를 밝게 하고 머리카락을 검게 해줍니다.

노인들에게 좋다면 노화를 방지하는 효과도 크겠군요.

호두에는 노화를 촉진하는 물질로 알려진 활성산소를 억제하는 강력한 항산화작용이 있습니다. 견과류 중에서 호두에 항산화성분이 가장 많습니다. 그래서 암, 중풍, 동맥경화, 신장 질환 등의 각종 성인병을 예방하고 노화를 지연시킬 수 있지요. 또 뇌를 보하는 효능이 있어 머리를 좋게 하고 뇌의 노화를 방지하므로 치매와 같은 뇌 질환 치료와 예방에도 좋은 건뇌 식입니다. 호두의 속살이 뇌의 모습과 흡사하기 때문이라고 하는데, 실은 뇌에 신장의 정기가 공급되어야 하는데 호두가 신장의 정기를 보강하는 효능이 강하기 때문이죠. 폐, 대장과 연계되는 곳이 피부인데 호두는 피부에 윤기를 주므로 피부 미용에 효과적입니다. 청나라 말기의 최고 권력자 서태후가 호두죽을 먹고 피부를 아름답게 유지했다는 얘기도 있습니다. 호두는 불면증과 신경쇠약에도 도움이 됩니다.

슈퍼푸드에는 항암 효과가 있었는데 호두에도 항암 효과가 있나요?

미국 마셜대학교 의과대학 연구진은 호두를 하루에 50g만 먹어도 유방암에 걸릴 확률이 절반 이하로 떨어진다고 밝혔습니다. 쥐가 어미 배 속에 있을 때부터 호두 성분을 주입하여 다 자랄 때까지 지속적으로 호두를 먹게 했는데, 실험 결과 쥐의 유방암 발병 확률이 절반 이하로 떨어지더라는 겁니다. 쥐가 하루 먹은 호두의 양은 사람으로 치면 56g가량 된다는 것이죠. 연구진인 일레인 하드만 교수에 따르면, 호두에 들어 있는 '오메가 3' 지방산이 유방암 예방에 영향을 미치는 것으로 분석되었다고 합니다. 오메가 3 지방산은 연어와 고등어 같은 생선에 많이 함유돼 있는 것으로 알려져 있지만, 실은 연어보다 호두에 훨씬 많이 들어 있습니다.

호두에는 항산화성분인 폴리페놀 함량이 많기 때문에 나쁜 콜레스테롤이라고 불리는 저밀도지단백(LDL)의 수치를 낮추고 동맥경화, 고혈압 등을 예방하는 데 좋습니다. 그 밖에 아연, 인, 칼륨, 칼슘, 마그네슘 등 미네랄도 들어 있습니다.

호두를 먹을 때 주의할 점을 알려주세요.

호두는 따뜻한 성질이므로 몸에 열이 많은 분은 주의해야 하고, 대변이 잘 나오게 하므로 변이 묽고 설사하는 분들도 주의해야 합니다. 호두를 비롯한 견과류는 칼로리가 높으므로 다이어트가 필요한 분은 함부로 먹어선 안 되죠. 100g당 칼로리가 땅콩은 569kcal, 아몬드는 597kcal, 호두는 652kcal, 잣은 665kcal나 됩니다.

3장 곡식과 기타 음식

콩

콩도 궁합이 맞는 음식이 있나요?

콩은 곡류나 생선, 채소 등 음식 대부분과 궁합이 잘 맞는 편이고 특별히 궁합이 맞지 않는 음식이 별로 없습니다. 콩은 따뜻하지도 차갑지도 않은 중간 성질이므로 다른 음식에 콩을 함께 넣어도 그 음식의 성질에 변화를 주지 않습니다. 또한 콩은 해독 효과가 우수한데, 해독작용이 있는 음식은 다른 음식과 조화를 잘 이룹니다. 그래서 콩은 한약재로도 쓰여 왔습니다. 각종 약물에 중독되었을 때 한방에서 가장 흔히 쓰이는 해독제가 바로 검은콩과 감초를 함께 달인 감두탕(甘豆湯)입니다.

콩은 많이 먹어도 탈이 없을까요?

무슨 음식이든 적당히 먹어야 몸에 탈이 생기지 않지요. 콩도 많이 먹으면 기가 막히게 하고 담이 생겨나게 하며, 기침을 유발할 수 있고 몸을 무겁게 합니다. 얼굴에 누런 부스럼이 생기게 할 수도 있지요. 그렇지만 콩으로 만든 된장, 청국장, 두부 등은 낳이 먹어도 별 문제가 없습니다.

검은콩을 몇 년째 날마다 갈아서 먹는데 이렇게 오래 먹어도 괜찮은지요?

콩은 따뜻하지도 차갑지도 않은 중간 성질이므로 누구나 먹어도 큰 문제가 없고 다른 음식과 궁합도 잘 맞는 편입니다. 검은색이 신장과 연계되므로 검은콩은 주로 신장에 작용하여 음기를 보충하며 어지럽고 눈이 흐릿한 것을 밝게 해줍니다. 또한 소변이 잘 나오게 하므로 몸이 붓는 것을 치료하는 등 신장병에 쓰이고 당뇨병에도 좋습니다. 그 밖에 심장을 진정시키는 효능이 있고 비장을 건전하게 하며 팔다리가 저리고 아프며 떨리는 데도 좋습니다. 검은콩도 적당한 양이라면 몇 년씩 드셔도 문제가 없을 것 같습니다.

저혈압이라서 오래 앉았다 일어나면 어지러운데 검은콩과 보리쌀을 즐겨 먹습니다. 괜찮은가요?

저혈압으로 일어날 때 어지럼증이 있을 정도라면 몸이 허약하고 냉한 편일 가능성이 많습니다. 그런데 보리는 겨울에 자라서 차가운 성질이므로 속이 냉하고 소화기능이 약한 분들에겐 적합하지 하고, 아래로 내려 보내는 성질이 있으므로 기가 약하고 혈압이 낮은 경우에는 맞지 않습니다. 반면 여름에 더위로 입맛이 떨어졌을 때 보리밥을 먹으면 가슴이 답답하면서 입이 마른 것도 그치게 하고, 소변이 시원찮게 나오면서 아픈 경우에도 좋습니다. 보리에 열을 내리게 하고 소변을 잘 나오게 하는 효능이 있기 때문이죠.

보리는 쌀에 비해 섬유질이 서너 배나 많아 장운동을 활발하게 하여 변비 해소에 도움이 되고 콜레스테롤 수치를 떨어뜨리는 작용도 합니다. 단백질, 칼슘, 철, 인, 비타민 B_1 등이 들어 있고 프로테아제라는 물질이 들어 있어 장내에서 발암물질의 작용을 억제해 암 예방에 도움이 됩니다.

그러면 이분은 보리 대신 어떤 음식을 드시는 것이 좋을까요?

체질에 따라 조금 차이는 있겠지만 기본적으로 따뜻한 성질로 양기를 올려주는 음식을 드셔야 합니다. 이분은 보리 대신 쌀이나 찹쌀을 드시는 것이 좋겠고 소고기·닭고기·염소고기 등의 육류와 생선, 과일을 골고루 먹어서 영양 보충을 충분히 해야 합니다. 아울러 가벼운 운동을 꾸준히 하는 것이 필수적이죠. 운동을 해야 혈압도 좀 올려주고 혈액순환과 신진대사를 촉진해 어지럼증을 예방하는 데 도움이 됩니다.

귀리

귀리는 몸이 차가운 사람이 먹으면 안 되나요?

귀리는 10대 장수식품에 들어 있지요. 근래 들어 영양적 가치와 효능이 크다는 것이 밝혀지면서 건강식품으로 주목받고 있는데 쌀과 마찬가지로 차갑지도 따뜻하지도 않은 중간 성질입니다. 그러니 몸이 차가운 사람이나 열이 많은 사람, 차갑지도 열하지도 않은 사람이 먹어도 괜찮습니다. 그리고 귀리는 소화가 잘되는 곡식으로 위장 질환이 있는 사람에게 효과적이죠. 또 활장(滑腸), 즉 장을 미끄럽게 하는 효능이 있어 대변이 잘 나오게 합니다. 귀리에 함유된 성분 중에도 식이섬유가 풍부하므로 장운동을 촉진하여 변비 예방에 도움을 줍니다. 그러니 대변이 묽거나 설사를 잘하는 분이라면 귀리를 적게 먹어야겠죠.

귀리는 생소한 곡식인데, 어떤 곡식인지 궁금하군요.

귀리는 볏과에 속하지만 모양은 보리와 비슷한데 보리보다 약간 가늘고 깁니다. 그래서 귀리의 이름 가운데 하나가 이맥(耳麥), 즉 '귀보리'이기에 줄여서 귀리라고 불린다고 하는데, 제비와 참새가 잘 먹기 때문에 연맥(燕麥) 또는 작맥(雀麥)이라고도 합니다. 근래 들어 영양적 가치와 효능이 크다는 것이 밝혀지면서 새롭게 건강식품으로 주목받고 있기에 10대 장수식품에 들어간 것 같습니다. 이미 1997년에 미국식품의약국(FDA)에서 통귀리 첨가식품에는 콜레스테롤 저하 및 심장병 위험감소 효과를 명기할 수 있도록 하였고, 영국에서도 '콜레스테롤 저하식품' 표기를 허용했습니다.

귀리는 우리나라에서 대부분이 먹어보지 못한 식품이 아닌가 싶은데요?

귀리의 원산지는 중앙아시아 아르메니아라고 추정되는데 유럽에는 기원전 2200~1300년경, 중국에는 600~900년경, 미국에는 1900년경에 들어왔다고 합니다. 우리나라에는 고려 때 몽골 병사들이 말의 양식으로 가져온 것을 재배하게 되었다는 설이 있는데, 고려시대 말의 《향약구급방鄕藥救急方》이란 의약서에 나옵니다. 귀리는 추위에는 약하지만 냉습한 기후나 척박한 토양에 대한 적응성이 강해서 평안도, 함경도, 강원도의 산간지대에서 화전 등으로 소규모 경작을 해왔습니다.

우리나라 말고 다른 나라에서는 귀리를 많이 먹나요?

동양에서는 귀리를 양식으로 먹는 경우가 별로 없지만 영국을 비롯한 유럽에서는 많이 먹습니다. 귀리는 전 세계에서 재배되는 곡물의 재배 면적으로 봤을 때 밀, 옥수수, 쌀에 이어 네 번째로 많습니다. 유럽에서는 귀리를 오트밀로 많이 먹는데, 정백한 귀리를 죽 모양으로 만들어 우유와 섞어 아침식사로 먹지요. 귀리는 아주 옛날에는 훌륭한 가축 사료였는데, 그 때문에 고대 그리스와 로마 사람들은 귀리를 먹지 않았다고 합니다.

유럽에서는 귀리를 언제부터 많이 먹었나요?

로마인은 귀리를 먹는 게르만족을 혐오했는데, 로마의 정치가 카토는 귀리를 근절해버리자고 제안했으며, 301년에는 사료용 곡식 중에서 귀리에 가장 무거운 세금을 부과했습니다. 귀리에 대한 홀대는 로마제국을 거쳐 중세로 이어졌고, 로마제국의 지배를 받은 영토에서는 사람이 귀리를 먹는 것을 꺼렸다고 합니다. 한편 로마제국의 지배를 받지 않은 아일랜드와 스코틀랜드에서는 귀리를 즐겨 먹었는데 오트밀은 스코틀랜드에서 처음 만들어졌다고 합니다.

귀리를 그냥 먹지 않고 오트밀로 해서 먹은 이유는 섬유질이 아주 많기 때문입니다. 껍질이 단단하여 잘 벗겨지지 않으므로 제분법이 발달하지 않은 과거에는 섬유질의 껍질이 위장을 자극해 그대로 먹기 힘들었던 것이죠. 그래서 오트밀 등으로 가공해 먹었는데 1884년 압맥기가 발명되어 단시간에 조리할 수 있고 소화가 잘되게 가공했으며 19세기 말~20세기 초에 걸쳐 기업적으로 생산해 보급하기 시작했다고 합니다.

귀리에는 어떤 영양성분이 많이 들어 있나요?

귀리는 단백질과 지방 함유량, 열량 면에서 쌀을 비롯한 곡류 중 단연 으뜸입니다. 필수아미노산도 풍부한데, 현미와 아미노산 조성이 비슷해 리신, 메티오닌, 트레오닌의 함량은 적지만 우유나 콩을 섞으면 완전한 단백질 식품이 되지요. 섬유소도 현미보다 많습니다. 비타민 $B_1 \cdot B_2$는 쌀보다 많고 비타민 $B_6 \cdot E$, 판토텐산, 나이아신 등도 함유되어 있으니 균형 잡힌 영양식품인 것이죠. 지질 중 불포화지방산인 리놀레산이 전체의 45% 정도를 차지합니다. 또한 마그네슘, 구리, 망간, 셀레늄, 칼륨, 아연 등 미네랄이 많이 들어 있고 폴리페놀, 식물성 에스트로겐 등도 들어 있습니다.

10대 장수식품에까지 선정된 귀리의 효능을 알려주세요.

귀리는 콜레스테롤 수치를 떨어뜨려 동맥경화와 심혈관계 질환 예방에 효과가 큽니다. 식이섬유가 풍부해 유해한 콜레스테롤 배출을 도와주기 때문인데, 수용성 섬유질인 베타글루칸을 하루 3g 정도만 먹어도 몸속의 콜레스테롤 수치를 8~23% 낮출 수 있다고 합니다. 귀리가 혈중 콜레스테롤에 미치는 작용에 대해 많은 연구가 진행되고 있는데 약 85%의 고지혈증 환자에서 유해한 LDL 수치가 20% 정도 떨어졌고 유익한 HDL 수치는 약 15% 증가되었습니다. 귀리를 먹고 가장 효과를 본 이들은 콜레스테롤치가 240~300인 사람들인데, 약 3주 만에 최고 23% 저하되었다고 합니다.

그리고 백미나 흰 빵 대신 귀리가 들어간 식사를 하면 혈당치와 인슐린치가 안정된다고 합니다. 귀리의 섬유소가 음식물이 위에서 머무는 시간을 길게 해주기 때문인데, 음식의 소화와 흡수가 느려져 혈당 수치가 급속히 오르지 않는다는 것이죠.

귀리에 항암 효과도 있나요?

귀리에는 단백질 소화효소인 프로테아제의 작용을 억제하는 물질이 고농도로 함유되어 있습니다. 쌀, 콩 등에도 들어 있는 이 물질은 장관 안에서 특정한 바이러스와 발암물질의 활성을 억제하고 인체의 정상세포가 암세포로 변하는 과정을 막아줍니다. 그래서 귀리는 소염작용과 항암작용, 특히 장에서 시작되는 암에 항암작용을 나타낸다고 합니다. 귀리에 섬유질이 풍부해서 배변을 부드럽게 하여 변이 장속에 머무르는 시간을 단축하고 발암물질이 장점막에 흡수되는 것을 방지해주기 때문에 대장암 예방에 좋다는 것이죠. 게다가 비피더스균 등의 유익균을 증식해 유해균 증식을 억제하는 작용 외에 발암물질을 흡착해 체외로 배출하는 작용도 한다고 합니다.

그 밖에도 귀리는 항산화작용을 해서 피부 미용과 노화 방지에 도움을 줍니다. 귀리에 함유된 비타민 E는 항산화제로 세포의 노화를 억제하고 피부 트러블을 막아주며, 피부를 탄력 있게 유지해주고 주름개선에 효과가 있습니다. 특히 최근 연구에서 염증을 유발하는 프로스타글란딘의 작용을 강하게 억제한다는 사실이 밝혀진 만큼 아토피, 건선, 접촉 습진 등 각종 피부병에 소염작용을 나타냅니다.

율무

율무의 효능을 알려주세요.

장마철 습기를 없애주는 효과가 큰 것이 바로 율무입니다. 중국 한나라 때 마원(馬援)이라는 장군이 남강(南疆, 현재 베트남) 지역을 토벌하러 원정을 갔습니다. 그런데 중국과 달리 기후와 풍토가 습해서 장졸들의 건강이 나빠지고 각종 질병이 생겨 애를 먹었는데, 그 지역 사람들이 민간요법으로 율무를 먹고서 풍토병을 치료하는 것을 보고 율무에 몸을 가볍게 하고 습기를 물리치는 효능이 있음을 알았습니다. 그래서 율무를 군량으로 비축하고 장졸에게 먹였더니 건강을 유지하면서 잘 싸울 수 있었습니다.

남방을 평정한 마원은 율무를 본토에도 보급해야겠다고 생각해 개선할 때 몇 수레에 가득 싣고 돌아왔습니다. 그러나 장군을 시기한 자들이 모함하기를, 금은보화와 비단을 수레에 잔뜩 싣고 돌아왔는데 혼자 차지하려고 황제에게 바치지 않았다고 했습니다. 결국 마원은 처형되고 말았지만 그로써 율무가 전해진 것이죠. 사실 율무가 약으로 쓰인 역사는 아주 오래되었는데, 고대 약물서적인 《신농본초경》에도 기록되어 있습니다.

율무는 어떤 경우 약으로 쓰이나요?

율무는 달고 담담한 맛에 약간 찬 성질입니다. 비장·위장을 건실하게 하여 소화를 돕고 소변이 잘 나오게 하는 효능이 있어 설사하거나 몸이 붓는 경우 자주 쓰입니다. 또 습기를 없애주는 효능이 커서 습기로 저리고 아프거나 근육 경련이 있는 경우 근육을 부드럽게 하고 경련을 완화해줍니다. 즉 근육통과 신경통에 좋은 것이죠. 비장·위장이 허약해 팔다리에 힘이 빠지고 설사가 자주 나오는 분들은 율무죽을 드시면 좋습니다. 열을 내려주고 농을 배출해주는 작용이 있어 폐와 장에 염증이 있는 경우 활용되며, 특히 급만성 맹장염 치료에 효과가 큽니다.

율무가 성인병 예방과 치료에도 도움이 되나요?

율무는 동맥경화와 심장병을 예방해주고 콜레스테롤을 감소시키며 혈당을 내리는 작용이 있습니다. 또 단백질의 분해를 촉진하는 작용이 있어 단백질 연소가 빠르고 혈액순환이나 신진대사를 활발하게 해주며, 담낭이나 방광의 결석을 녹이는 작용도 합니다. 단백 분해효소는 암세포를 녹이는 작용을 하는데, 실제로 율무는 항암 효능이 있어 암환자에게 좋은 약이자 식품이죠. 코익셀로라이드, 모노올레인 등 항종양작용을 나타내는 물질이 함유되어 있어 면역 증강, 암 생성 억제, 암세포 증식 억제 효과를 나타냅니다. 물론 율무에는 쌀에 비해 단백질과 아미노산, 지방, 칼슘, 섬유질이 많이 함유되어 있습니다. 율무는 다이어트식품으로도 좋습니다.

율무가 비만한 분들에게 좋은 음식이군요.

《본초강목》에 따르면 율무를 오랫동안 복용하면 몸을 가볍게 하고 원기를 북돋운다고 하였습니다. 습기를 제거하는 효력이 커서 몸이 찌뿌듯하고 무거운 사람에게 효과적인데, 비만으로 고민하는 분들이 계속 먹으면 체중이 줄고 몸이 가벼워집니다. 하지만 약기운(약력, 藥力)이 약해서 오래 먹어야 효과가 나타납니다.

율무를 오래 먹어도 탈이 없을까요?

보통 소변을 잘 나오게 하는 약은 음기를 손상시키지만 율무는 소변을 잘 나오게 하면서도 음기를 상하게 하지 않으므로 오래 먹어도 탈이 없으니 약차로 계속 마셔도 좋습니다.

그 밖에도 율무에는 어떤 효능이 있나요?

중국의 4대 미녀에 속하는 양귀비가 피부를 관리하려고 여지(리치), 석류, 살구를 먹은 것 외에 율무기름을 가장 즐겨 사용했다고 합니다. 율무는 '사마귀약'이라는 말도 있듯이 물사마귀를 비롯해 여드름·기미·주근깨 등과 같은 피부 질환은 물론이고 거친 피부를 부드럽게 하며, 치질에도 효과가 좋습니다. 율무를 내복약으로 먹으면서 동시에 외용으로 바르면 더 빨리 낫는데, 은은한 불에 삶아 식혀서 천에 묻혀 바르면 됩니다. 멜라닌 색소가 피부에 침착되는 것을 막아주는 작용을 하므로 율무로 만든 팩이나 화장수를 사용하면 피부가 맑아지죠. 그러니 율무차를 계속 마시면 피부 미용에 좋고 성인병 예방에도 효과가 크다고 하겠습니다.

율무기름에는 단백질과 지방질이 풍부하게 들어 있으며, 비타민 B군과 칼슘·철분·마그네슘·게르마늄 등 미네랄이 들어 있습니다. 그뿐만 아니라 율무 씨앗의 씨눈에는 식물 섬유가 들어 있는데, 여드름과 각종 피부 질환 제거에 효과가 있으며, 대장암을 예방해주는 작용을 합니다. 따라서 율무는 피부 미용에 매우 좋으며, 피부에 생기는 검버섯이나 주근깨 등을 제거해줄 수 있죠.

율무는 누구나 먹어도 좋을까요? 혹시 율무가 맞지 않는 분도 있나요?

율무는 몸이 날씬하거나 야윈 분들에게는 맞지 않고 근육이 많고 두꺼우며 살집이 많아 뚱뚱한 편인 태음인 체질에 어울립니다. 그러나 대변이 굳어서 변비가 있는 경우에는 적합하지 않습니다. 옛날에 생식하는 분들은 생율무와 생콩을 같은 비율로 갈아서 하루에 세 번씩 공복에 먹었는데, 오래 먹으면 젊어진다고 합니다. 피가 맑아져 피부색이 윤택하고 아름다워지기 때문이라는 것이죠.

땅콩

77세 남자로 매일 땅콩을 한 줌씩 먹는데, 속껍질째 먹어도 괜찮을까요?

옛날 사람들은 견과류로 잣을 먹었는데 요즘은 땅콩을 먹지요. 땅콩은 브라질, 페루 등 남미가 원산인데 유럽 상인들에 의하여 세계로 전파되었고, 우리나라에는 1800년대 초중반 중국에서 전해졌다고 합니다. 땅콩은 열량에 비해 부피를 많이 차지하지도 않고 가공이나 조리를 하지 않고도 언제든 섭취할 수 있습니다. 그래서 극지 탐험가들이 땅콩버터를 가지고 다니게 되었는데, 땅콩버터 덕분에 혹독한 날씨에도 얼어 죽지 않고 체력을 유지할 수 있었다고 합니다.

땅콩에는 지질, 단백질, 탄수화물이 많이 함유되어 있고 비타민 $B_1 \cdot B_2$, 나이아신 등이 풍부합니다. 그런데 열량이 높아 100g당 569kcal나 되므로 하루에 한 줌 정도씩만 먹어야 합니다. 땅콩은 껍질에 폴리페놀을 비롯한 영양성분이 많으므로 껍질째 먹는 것이 좋습니다. 땅콩은 몸이 냉하고 습기가 쌓여 찌뿌듯한 사람이나 대변이 묽고 설사하는 사람은 적게 먹어야 합니다.

한의학에서는 땅콩의 효능을 어떻게 보나요?

땅콩은 중간 성질로 폐와 비장 경락에 들어가 작용합니다. 비장·위장을 조화시키고 튼튼하게 하므로 비장·위장이 제 기능을 잃어 입맛이 없거나 속이 더부룩하며 메스껍고 토하는 경우 효과가 있습니다. 폐에 윤기를 주고 기침을 그치게 하므로 폐가 건조해서 생긴 마른기침이나 오래된 기침에 좋습니다. 다리가 마르면서 아픈 각기에도 좋고, 혈을 보양하고 젖을 잘 나오게 하므로 빈혈이 있거나 산후에 젖이 부족한 경우 도움이 되는데, 땅콩과 돼지 앞발을 함께 푹 삶아 먹으면 됩니다. 술을 깨게 하는 효능도 있으니 술안주로도 좋습니다.

땅콩이 성인병 예방에도 효과가 있나요?

땅콩에 들어 있는 비타민 E와 폴리페놀 성분에 항산화작용이 있습니다. 특히 땅콩을 불에 구우면 항산화능이 22% 더 증가한다고 합니다. 항산화작용이 있으니 당연히 성인병과 노화 방지에 좋지요. 땅콩은 지방 함량이 높지만 리놀산, 아라키돈산 등 불포화지방산이 많아 콜레스테롤 수치를 떨어뜨리고 혈관벽에 콜레스테롤이 붙는 것을 막아줍니다. 레시틴도 많이 들어 있어 두뇌 발달에 도움을 주고 기억력 증진에 좋으며, 나이아신이 풍부하여 우울증 예방과 개선에 좋습니다. 아울러 레스베라트롤도 들어 있는데, 강력한 항산화작용으로 콜레스테롤 수치를 낮추고 항바이러스·항염·항암·항노화는 물론 신경보호 효과를 나타냅니다. 또 세포를 활성화하는 코엔자임 큐10 성분도 많이 들어 있는데, 항산화작용을 나타내고 동맥경화나 치매·당뇨병을 예방하는 효과가 있는 것으로 알려져 있습니다.

달걀

남편은 소음인, 저는 소양인인데 달걀을 삶아서 일주일에 5일 정도 먹습니다. 소양인이 달걀을 매일 먹어도 부작용이 없나요? 노른자는 빼고 흰자만 먹어야 하나요?

달걀의 노른자와 흰자의 성질과 효능 차이를 알려드리죠. 달걀노른자는 '계자황(鷄子黃)'이라고 하는데 차갑지도 따뜻하지도 않은 중간 성질로 음기를 보하고 건조한 것을 윤기 있게 하며 혈을 보양하는 효능이 있습니다. 기운을 돕고 태를 튼튼하게 하는 효능도 있어 임신부에게 좋습니다. 정신을 안정되게 해주므로 가슴이 답답하며 잠이 잘 오지 않거나 허약하여 피를 토하는 경우 좋습니다. 노란색이 비장·위장의 색이므로 노른자에는 비장의 정기를 보충하고 위장의 액을 도와주는 효능이 있습니다. 탁한 음기를 아래로 내려 보내므로 구토를 멎게 하고, 맑은 양기를 올려 보내므로 설사와 이질을 그치게 합니다. 아이들이 열병으로 경기를 하는 데도 효과가 있습니다.

달걀흰자는 '계자백(鷄子白)' 또는 '계자청(鷄子淸)'이라고 하는데, 서늘한 성질로 폐에 윤기를 주고 목을 이롭게 하며, 열을 내려주고 독을 풀어줍니다. 목 안이 아프거나 눈이 충혈되고, 딸꾹질이 나거나 이질이 계속되고, 열이 나며 붓고 아픈 경우 좋습니다.

달걀을 먹을 때 소음인과 소양인은 어떻게 하는 것이 좋은가요?

질문하신 분은 달걀을 일주일에 5일 드시지만 하루에 한두 개 먹는 것은 체질에 따라 달리해야 할 정도로 큰 차이가 있지는 않습니다. 달걀은 사상체질 중 어느 체질에 꼭 맞고 어느 체질에 해로운 음식이 아니기 때문이죠. 굳이 나누면 소음인에게는 노른자가 좋고 흰자는 적게 먹어야 하며, 태음인 중 열이 많은 편인 경우에는 노른자를 적게 먹어야겠죠.

달걀에는 어떤 성분이 들어 있어 몸에 좋은가요?

모든 알에는 새 생명이 생겨나는 데 필요한 모든 영양소가 골고루 들어 있습니다. 달걀도 완전식품으로 불리죠. 특히 단백질이 풍부해 성장기 어린이에게 좋은 단백질을 공급해주는데, 단백질에는 라이신·메티오닌·트립토판 등 필수아미노산이 고루 들어 있습니다. 그리고 콜린 성분이 들어 있어 뇌 활동을 도와 기억력 향상에 도움이 되므로 성장기 어린이, 노인에게 좋습니다. 그 밖에 지방이 많이 들어 있고 비타민 A·B가 함유되어 있으며, 흰자에는 알부민이 많이 들어 있습니다.

한편, 노른자에는 콜레스테롤이 많이 들어 있으므로 콜레스테롤 수치가 높은 분은 주의할 필요가 있습니다. 하지만 레시틴 성분도 들어 있어 콜레스테롤 흡수를 방해하고 간에 지방이 쌓이는 것을 막아주므로 큰 문제는 없다고 합니다.

6개월쯤 삶은 달걀을 하루에 2개 정도 먹었는데 한 달 정도 전부터는 하루에 4개씩 먹습니다. 이것이 혹시 체중 증가의 원인일까요? 몸무게가 조금씩 늘어서 문의합니다.

달걀을 2개씩 드시다가 배로 늘려 4개씩 드신다면 당연히 살이 찌지요. 삶은 달걀의 칼로리는 100g당 약 160kcal인데, 달걀 1개의 무게가 50g 정도이니 칼로리는 80kcal 정도입니다. 그러니 달걀 4개면 320kcal 정도 되죠. 따라서 식사를 정상으로 하고 달걀을 4개씩 더 먹으면 그만큼 살찌는 겁니다.

아무리 달걀이 온갖 영양소가 많이 들어 있는 완전식품이라고 해도 매일 4개씩이면 양이 많습니다. 살이 찌지 않더라도 달걀은 2개씩만 드시고 다른 음식을 골고루 드셔야죠. 우리가 먹어야 할 음식은 종류가 매우 많습니다. 곡식, 채소, 과일, 생선, 육류를 체질에 맞게 골고루 드셔야 합니다.

메추리알

메추리알도 콜레스테롤 수치가 높은지 알고 싶습니다.

메추리는 닭목 꿩과에 속하는 작은 새인데, 곡식이나 잡초의 씨, 벌레 등을 먹고 삽니다. 《동의보감》에는 메추리고기가 차갑지도 따뜻하지도 않은 중간 성질로 오장을 보충하고 속기운을 도와주며 근육과 뼈를 충실하게 한다고 나옵니다. 그러니 좋은 강정식이 되고, 추위와 더위를 견디게 하며 설사와 이질에도 좋습니다. 원래 알 종류는 콜레스테롤 수치와 열량이 높은데, 메추리알도 콜레스테롤 수치가 높아서 100g당 603mg이나 되고 열량도 170kcal나 됩니다.

메추리알에는 어떤 효능이 있나요?

메추리알은 달걀보다 비타민 B₁·B₂, 인, 철이 훨씬 많이 들어 있고 알이 대부분 산성식품인 것과 달리 알칼리성입니다. 달걀에 비하여 단백질 함량이 많고 아미노산 중 글루탐산 등이 더 많으므로 성욕 감퇴나 정액량 감소에 도움이 됩니다. 메추리알은 산후증 치료에 효과가 있는데, 얼굴이 달아오르거나 가슴이 두근거리거나 유난히 추위를 타거나 무릎이 시리고 바람이 들어오는 느낌이 들거나 머리가 무거우면서 아프거나 어지럼증·불면·피로·저림증 등이 있을 때 도움이 됩니다.

중국 역사상 유일한 여성 황제로 절대 권력을 휘두른 측천무후(則天武后)가 먹은 보양식이 바로 메추리입니다. 측천은 무려 82세까지 살았는데, 그냥 오래 살기만 한 것이 아니라 역사에 기록될 만한 호색가로 숱한 남성을 데리고 성생활을 한 것으로도 유명하죠. 그 비결이 바로 메추리로 담근 술인 '무후주(武后酒)'였습니다. 그렇게 이름이 붙은 연유는 측천이 좋아하여 매일 즐겨 마신 걸과 정력이 왕성해 늙지 않고 마음껏 행동해도 지치지 않았기 때문입니다. 측천은 메추리와 메추리알을 약한 불에 오래 삶은 국도 즐겨 마셨다고 합니다. 메추리술이 정력에 좋다는 소문이 널리 퍼지자 당나라 전역에서 메추리의 씨가 마를 정도로 한동안 메추리 사냥이 성행했다는 얘기도 전해옵니다.

치즈

치즈를 정말 좋아해서 끊어야지 하는 생각이 들 정도로 많이 먹는데 치즈를 많이 먹으면 몸에 어떤 영향이 있는지 알고 싶습니다.

북한의 김정은 국방위원장이 고도비만 때문에 중국에서 위 축소 수술을 받았다는 주장이 제기됐고, 영국 일간지 〈데일리메일〉은 몸무게가 늘어난 원인이 스위스 치즈로 알려진 에멘탈치즈 과다 섭취 때문일 가능성이 크다고 보도했습니다. 체중이 증가해 건강에 문제가 생겼을 거라는 얘기도 나왔는데, 에멘탈치즈를 과다 섭취해 몸무게가 지나치게 불어 절뚝거린다는 보도도 있었습니다. 실제로 김 위원장은 유학 시절인 15~16세 때 에멘탈치즈를 광적으로 즐겨 먹었고, 그 때문에 북한이 에멘탈치즈를 많이 수입한다고 합니다.

스위스 치즈인 에멘틸치즈는 어떤 것인가요?

김 위원장의 비만을 불러온 것으로 알려진 에멘탈치즈는 만화영화 〈톰과 제리〉에서 제리가 좋아하는 치즈로, 스위스 치즈의 대명사라고 합니다.

에멘탈 치즈의 이름은 스위스 베른 주에 있는 에멘탈이라는 지명에서 유래했는데, 단단하고 표면에 독특한 구멍이 숭숭 뚫려 있는 것이 특징입니다. 치즈가 숙성되는 과정에서 프로피오니박터 셔마니라는 박테리아가 젖산을 먹고살면서 이산화탄소를 배출하는데, 이산화탄소가 기포를 형성해 구멍이 생긴다는 것이죠. 치즈 마니아들은 에멘탈치즈에 대해 '부드러우면서도 고소한 풍미로 멈출 수 없는 맛'이라고 평했습니다. 에멘탈치즈는 지방 함량이 45% 정도로 열량이 높고 비교적 중독성이 강해 대표적인 비만 유발 식품에 속합니다.

김정은 위원장은 왜 에멘탈치즈를 광적으로 즐겨먹게 되었을까요?

김 위원장은 스위스 국제학교 시절 그다지 적응을 잘하지 못했다고 합니다. 스위스 일간 〈르 마탱〉의 보도에 따르면 스위스 베른 국제학교 시절 첫해에 75일, 이듬해에는 105일을 결석했으며 성적도 그리 좋지 않았다고 합니다. 대부분 과목의 성적이 과락을 겨우 면했고, 음악과 기술에서만 최고 6등급 중 5등급의 좋은 성적을 얻었답니다. 수업보다는 축구와 농구에 더 관심이 많았는데, 실제로 미국 프로농구 선수 출신으로서 악동으로 유명한 데니스 로드맨을 평양으로 여러 번 초청했죠. 로드맨은 김 위원장을 영원한 친구라고 했다고 합니다. 아마 김 위원장은 어린 나이에 먼 타국에서 공부도 하기 싫고 친구도 없고 외로웠기에 음식을 즐겨 먹다 치즈에 빠져들게 되지 않았나 싶습니다.

김정은 위원장의 체중이 얼마나 되기에 비만으로 문제가 심각한가요?

김 위원장은 키가 170~172cm, 몸무게가 120~130kg이라고 하니 고도비만이죠. 2010년 공식석상에 처음 모습을 나타냈을 때 90kg가량이었던 것보다 훨씬 불었죠. 할아버지인 김일성 주석과 비슷한 이미지를 만들기 위해 짧은 기간에 무리하게 살을 찌우느라 턱과 목, 복부에 눈에 띄게 살이 붙은 것으로 추정된다는 것입니다. 그 때문에 비만에 수반되는 당뇨병, 고지혈증, 관상동맥 질환, 중풍 등이 발생할 가능성이 많다는 관측이 나옵니다. 중국 선전 위성TV는 2013년 1월 19일 김 위원장이 김일성 주석과 닮아보이도록 성형수술을 했다는 사실을 확인했다고 보도한 바 있습니다.

김정은 위원장의 건강 이상설에는 통풍도 있었는데, 통풍의 원인 중 하나가 치즈인가요?

김정은 위원장이 통풍에 걸린 원인이 치즈 때문이란 분석도 나왔는데, 치즈가 통풍을 악화시키는 직접적 원인은 아닙니다. 그러나 치즈를 많이 먹어 체중이 증가하면 통풍이 악화될 수밖에 없죠. 통풍은 주로 40대에 많은데, 체중이 많이 나가고 체표 면적이 넓을수록 발생하기 쉽습니다.

치즈는 어떤 점에서 건강에 도움이 되나요?

우리나라에 김치, 된장 같은 발효식품이 있다면 서양에는 치즈가 있습니다. 치즈는 유럽에서 '식탁의 꽃'이라고도 불리는 건강식품이죠. 고단백 식품으로 100g에 성인에게 하루 필요한 단백질의 30~50%가 들어 있고, 20여가지 필수아미노산이 들어 있습니다. 특히 치즈에 들어 있는 아미노산은 인체가 요구하는 아미노산과 조성이 비슷해 우유보다 소화되기 쉽고 흡수율이 높습니다.

치즈는 칼슘 또한 풍부합니다. 치즈는 우유 성분이 10배로 농축돼 체내 골격 형성에 중요한 칼슘이 풍부합니다. 치즈는 숙취해소 효과도 있는데, 알코올을 분해하는 아미노산인 메티오닌이 들어 있습니다. 비타민 A · B1 · B2, 아연 등도 들어 있습니다. 우유를 못 먹는 유당불내성, 유당분해효소 결핍증이 있어도 치즈는 괜찮습니다. 유당불내성인 사람이 우유를 먹으면 설사·메스꺼움·복부 팽만감 등이 생기지만 치즈는 숙성 과정에서 유당이 대부분 배출되고, 일부 남아 있는 유당도 유산으로 발효되기 때문이죠. 그렇지만 치즈는 나트륨 함량이 높기 때문에 주의해야 합니다. 물론 다이어트에도 해롭죠.

닭발

맹장수술을 받고부터 그쪽 허리가 늘 아파서 닭발을 푹 고아 물을 마셨더니 피로감도 덜하고 허리 아픈 것도 덜한데, 닭발을 자주 고아서 먹어도 괜찮은지 궁금합니다.

닭발은 예부터 서민들의 건강식이었죠. 값이 싸면서 영양이 풍부하다고 알려졌는데, 실제로 100g당 단백질 함량이 15.1g이므로 단백질 공급원으로 좋습니다. 닭발에는 피부나 관절을 구성하는 콜라겐이나 콘드로이친이 다량 함유되어 있어 신경통, 관절염에 좋습니다. 콜라겐은 여성의 피부 미용에도 좋습니다. 키틴, 키토산은 혈액응고를 촉진해 지혈 효과와 면역증진 효과가 있다고 합니다. 닭발에는 리놀렌산이라는 불포화지방산도 들어 있는데 리놀렌산은 콜레스테롤 수치를 떨어뜨려 동맥경화와 심장병 예방, 혈당 조절, 면역기능 증진 등에 좋고 피부의 탄력성을 높여줍니다.

그 밖에도 닭발에는 어떤 성분이 들어 있나요?

닭발에 오메가 3 성분인 DHA와 EPA가 들어 있어 두뇌 건강에 도움이 된다고 하지요. 미네랄 가운데 아연 성분도 들어 있는데 함량은 많지 않습니다. 비타민도 매우 소량 들어 있고 칼슘은 조금 들어 있으며 철 함량은 아주 낮습니다. 그래도 꾸준히 먹으면 도움이 될 것 같습니다.

100g당 열량은 27kcal로 낮은 편이라 살찔 염려는 없지만, 양념을 해서 먹으면 칼로리가 올라가므로 많이 먹으면 문제가 되겠죠. 특히 술안주로 양념닭빌을 먹으면 칼로리가 만만치 않다는 것을 아서야 합니다.

TIP 개소주를 먹으면 살이 찔까요?

개고기는 따뜻한 성질로 비장·위장의 기를 도와주고 따뜻하게 하므로 뱃속이 냉하고 허약한 사람의 소화를 잘되게 하는 효능이 큽니다. 그러니 음식을 잘 먹게 해서 살이 찌는 데 도움이 될 수 있겠죠. 비장·위장을 튼튼하게 하려면 누런색 개가 좋은데 황색이 비장의 색이기 때문입니다. 그러나 몸이 마르면서 냉하고 소화가 잘되지 않으며 손발이 차갑고 추위를 타는 분들에게 어울리지, 몸에 열이 많고 식욕이 좋으며 손발이 따뜻하고 더위를 타는 분에게는 해가 됩니다. 그리고 열병을 앓은 직후에는 피해야 합니다. 살은 운동하면서 찌도록 해야지 운동하지 않고 그냥 살만 찌우는 것은 여러 가지 문제를 일으킬 수 있습니다. 특히 나이 많은 분이 살찌려고 하는 것은 바람직하지 않습니다.

김

마른 김을 구워서 매일 15~20장 먹는데 건강에 지장이 없을까요?

요즘이야 김밥을 흔히 먹지만 예전에는 소풍날이나 운동회날이 되어야 먹을 수 있었습니다. 그 당시 무척 귀했던 달걀을 2개 먹는 것보다 김 한 장을 먹는 것이 훨씬 영양가가 높다는 말도 있었죠. 실제로 김 한 장에 달걀 2개분의 비타민 A가 들어 있고 비타민 $B_1 \cdot B_2 \cdot C \cdot D$ 그리고 나이아신이 많이 들어 있습니다. 단백질 함량이 높고 요오드를 비롯해 칼슘, 나트륨, 칼륨, 철, 인, 망간, 유황, 아연 등 미네랄이 고루 들어 있지요. 게다가 열량두 낮아 100g당 19kcal밖에 되지 않고 알칼리성 식품입니다.

《삼국유사》에 '신라에서 김을 먹었다'는 기록이 있고, 조선 세종 때 편찬된 《경상도지리지》에 '경상도 하동지방의 특산품으로 해의(海衣)가 있다'고 나와 있습니다. 그러니 우리나라에서는 빠르면 신라시대, 늦어도 조선시대 초기인 1400년경부터 김을 먹었다는 것을 알 수 있지요. 정월대보름에 오곡밥을 김에 싸서 묵은 나물과 같이 먹으면 눈이 밝아진다는 풍습도 있습니다.

김의 영양이 풍부한 만큼 몸에 좋은 효능도 많겠군요.

김은 짠맛에 찬 성질로 감태(甘苔), 해태(海苔), 청태(靑苔) 등으로 불리는데, 열을 내리고 담을 삭여주는 효능이 있습니다. 가슴이 답답한 것을 풀어주고 치질에도 좋습니다. 이뇨 효과가 있어 소변이 시원하게 나오지 않는 경우에 좋고 대변도 잘 나오게 합니다. 토사곽란·부종·각기병 치료에도 도움이 되지요.

그 밖에도 열, 연기, 광물성 약재를 비롯한 여러 가지 독을 풀어주는 효과가 큽니다. 특히 차나 술을 많이 마셔 몸속에 다적(茶積)이나 주적(酒積)이 되면 얼굴색이 누렇고 배가 아프게 되는데, 김을 먹으면 풀어집니다. 실제로 수은, 납, 크롬, 카드뮴 등 중금속을 비롯한 유독물질 해독작용이 있어 각종 공해를 예방하는 효과가 있는 식품입니다.

그 밖에도 김에는 어떤 약효가 있나요?

김에는 생장과 조혈작용이 있는 비타민 B_{12}가 많이 들어 있는데, 이것이 부족하면 생장이 억제되고 빈혈이 생깁니다. 따라서 김을 잘 먹을 경우 아이들은 성장이 좋고, 여자들은 빈혈이 적겠죠. 골다공증에도 좋습니다. 또한 타우린, 포피란 함유량이 다른 어떤 식품보다 높습니다. 타우린은 혈중 콜레스테롤 수치와 혈압을 떨어뜨리는 작용이 뛰어난 아미노산이며, 포피란은 해조 다당류로 콜레스테롤 수치를 떨어뜨릴 뿐만 아니라 항암 효과까지 있는 것으로 밝혀졌습니다. 장의 활동을 원활하게 하고 인체에 유독한 성분이 장내에 머무르는 시간을 줄이며 배변량을 늘림으로써 유독 성분의 독성을 희석해 대장암 발병률을 낮춥니다. 또한 혈당의 급속한 상승을 억제하고 유용한 장내 세균이 잘 번식할 수 있도록 하며 비타민이 활발하게 합성될 수 있도록 도와준다는 사실이 밝혀졌습니다.

김이 어린이나 여성에게 좋은 음식이라고 하셨는데 노인에게는 큰 도움이 되지 않나요?

김은 담을 삭여주고 대변이 잘 나오게 하며, 콜레스테롤 수치를 떨어뜨리고 동맥경화를 방지하며 골다공증에 도움이 되기 때문에 노인의 음식으로 안성맞춤입니다. 물론 노화 방지에도 도움이 됩니다. 김은 신경전달물질로 작용하는 콜린을 함유하고 있으므로 기억력 감퇴를 개선하는 효과도 있습니다. 김에는 어린이 성장에 필수적인 각종 영양소가 많이 함유되어 있을 뿐 아니라 맛이 좋으며 코피가 나지 않게 하지요.

김에는 전립선액의 성분이 되는 '아연(Zn)'이 많이 들어 있어 굴과 마찬가지로 남성의 성기능 강화에 도움이 됩니다. 연구에 따르면 아연이 부족한 것이 신장의 양기가 부족한 신양허(腎陽虛)와 유관하다고 하는데, 신양허는 한의학에서 남성 성기능 장애의 가장 주된 원인입니다.

여행 갈 때 김을 가지고 가는데 좋은 점이 있나요?

김은 맛이 좋은 반찬이 되는데다 가벼워 휴대하기도 편합니다. 한의학적으로는 다른 지방이나 외국에 가서 생길 수 있는 질병을 예방하는 효과를 볼 수 있습니다. 다른 지방에 가서 물을 바꿔먹으면 배탈이 나서 고생하는 일이 흔하죠. 그것을 불복수토(不服水土) 혹은 장기(瘴氣)라고 하는데, 풍토병이 있는 곳의 물을 마시거나 그 물로 만든 음식을 먹거나 불결한 음료수, 과일 등을 먹은 뒤 배가 아프고 설사가 나며 심한 경우에는 열이 나고 머리가 아프고 토하고 이질이 생기기도 합니다. 이것은 비장·위장이 수기와 습기에 상한 탓인데, 물이나 음식을 끓여먹어도 안 될 때는 약을 먹어야 하지만 심하지 않으면 김을 먹어도 효과가 있습니다.

김을 먹을 때 주의해야 할 것이 있으면 알려주세요.

김은 서늘한 성질이므로 열이 많은 체질에 좋은데, 몸이 냉한 체질도 한꺼번에 많이 먹지만 않으면 계속 먹어도 괜찮습니다. 김에는 독이 약간 있는데 수기(水氣)가 뒤섞여 맺혀서 생겨난 것이라고 합니다. 그래서 김을 많이 먹으면 부스럼과 옴이 생겨나 얼굴색이 누렇게 되고 혈색이 나빠진다고 했습니다. 또 기침하는 사람은 먹지 말아야 합니다. 기름 바른 김을 오래 두면 산패하므로 구워서 바로 먹는 것이 좋습니다. 김에는 나트륨이 144mg 정도 함유되어 있는데, 김을 기름에 구운 후 소금을 뿌려 먹는다면 염분을 많이 섭취하게 되어 동맥경화나 고혈압의 위험이 큽니다. 그러니 고혈압인 분은 특히 주의해야죠.

낙지

낙지가 양기에 도움이 되나요?

낙지는 과로해서 피로가 쌓인 분들에게 좋고 성기능이 떨어진 경우에도 좋습니다. 질병을 앓고 몸이 허약해진 사람이나 기력이 쇠약해진 노인에게도 좋은 보양식이죠. 혈액을 생성하는 효능도 있어 새살을 빨리 돋게 하므로 다치거나 수술받은 환자의 회복식으로 좋습니다.

'봄 조개, 가을 낙지'라는 말이 있는데, 여름의 무더위에 지친 몸을 회복해주는 데 낙지가 제격이라는 뜻입니다. 출산 후 몸이 허약하거나 젖이 부족한 경우 효과가 좋은데, 미역국에 넣어 먹어도 좋습니다. 여성의 생리가 불순하거나 자궁에 출혈이 있을 때도 좋습니다. 그렇지만 낙지는 차가운 성질이므로 몸이 냉하고 소화력이 약한 사람은 주의해야 합니다.

영양성분이 많이 들어 있는 낙지는 그 밖에도 어떤 분들에게 도움이 되나요?

낙지는 새우나 게, 굴, 조개 등을 잡아먹습니다. 그래서 지방과 당질이 적고 단백질과 콜레스테롤이 풍부하며 필수아미노산이 많지요. 특히 타우린과 히스티딘이 들어 있어 칼슘의 분해와 흡수를 도우므로 훌륭한 스태미나 식품이라고 할 수 있습니다. 타우린은 간의 작용을 돕고 콜레스테롤을 분해하므로 동맥경화와 협심증을 비롯한 성인병 예방에 좋습니다. 비타민 B, 철, 인, 칼슘 등이 풍부하므로 여성의 빈혈이나 폐경기와 함께 오는 갱년기 장애에도 좋습니다. 마그네슘, 나트륨, 칼륨, 유황, 요오드, 코발트, 망간 등 미네랄도 들어 있습니다. 기억력을 비롯한 뇌 기능에 중요한 역할을 하는 아세틸콜린이라는 신경전달물질도 많이 들어 있지요.

다슬기

다슬기 기름이 간경화에 좋은가요?

다슬기 기름이라기보다는 다슬기 진액이죠. 다슬기는 청정 1급수에서만 자라는 민물달팽이인데 흔히 민물고동이라고 하지요. 간염, 황달이나 간경화를 비롯한 간 질환 예방과 치료에 도움이 됩니다. 다슬기의 속은 푸른색을 띠는데, 푸른색은 한의학에서 간장의 색이니 간장에 작용해 효과를 나타내기 때문이죠. 서늘한 성질로 열을 내리고 해독 효능이 있습니다. 성분을 보더라도 아미노산의 일종인 타우린이 들어 있는데, 타우린은 혈중 콜레스테롤 수치와 혈압을 낮춰주고 간 기능을 개선해 피로해소에 좋습니다.

다슬기에는 타우린 외에 어떤 영양성분이 들어 있나요?

다슬기는 단백질 함량이 꽤 높은 고단백식품으로 아미노산도 풍부합니다. 비타민으로는 $B_1 \cdot B_2 \cdot B_6 \cdot C \cdot E$, 엽산이 들어 있습니다. 미네랄로는 아연, 인, 철, 마그네슘, 칼륨, 칼슘, 나트륨 등이 들어 있습니다. 열량은 100g당 117kcal이고, 콜레스테롤도 65mg 들어 있지요. 헤모글로빈 구성 성분인 철이 들어 있으니 빈혈에 도움이 되고, 뼈에 필수적인 칼슘이 들어 있으니 골다공증에 좋으며, 아연이 들어 있으니 남성들의 성기능에도 도움이 됩니다.

다슬기 해장국도 있던데 다슬기가 숙취해소에 좋은가요?

주독, 즉 술의 독은 열독과 습독입니다. 그러므로 술독을 풀어주려면 열과 습기를 내보내기 위해 땀이 나게 하거나 대소변이 잘 나오게 하는 치료법을 써야 합니다. 다슬기는 차가운 성질로 열을 내려주고 소변과 대변을 잘 나오게 하므로 숙취해소에 효과를 나타내는 것이죠. 조개류나 우렁이 등도 마찬가지입니다. 다슬기의 숙취해소 효과는 입증되었습니다.

다슬기의 숙취해소 효과가 어떻게 입증되었나요?

술을 마시면 알코올을 분해하는 과정에서 몸속에 '아세트알데히드'라는 물질이 생깁니다. 아세트알데히드가 바로 '숙취의 원인 물질'로 두통, 피로감, 구역질 등을 유발합니다. 그뿐이 아니라 아세트알데히드는 환경 독성

물질인 포름알데히드에 버금가는 독성물질입니다. 독성이 에탄올의 약 30배에 달하므로 세포 손상과 각종 질환을 일으키는데, 아토피·성인병·노화·치매 등을 유발하거나 가속화하는 것으로 알려져 있습니다. 아세트알데히드를 흡입할 경우 종양이 커진다는 사실이 동물실험에서 밝혀졌으므로 세계보건기구(WHO), 국제암연구소(IARC)에서는 2007년 아세트알데히드를 1급 발암물질로 분류했습니다.

술을 마시면 간에서는 해독 시스템이 작동되는데 우선 알코올분해효소(ADH)가 분비되어 알코올을 분해하고 그 과정에서 생긴 아세트알데히드를 분해하기 위해 'ALDH(Aldehyde dehydrogenases, 아세트알데히드 탈수소효소)'가 분비됩니다. ALDH는 아세트알데히드의 유일한 해독제인데, 안타깝게도 사람의 간에서는 소주 2~3잔의 산물인 아세트알데히드를 대사할 정도의 ALDH만 분비됩니다.

다슬기에 아세트알데히드를 분해하는 ALDH가 많이 들어 있다는 건가요?

다슬기에 ALDH가 상당히 많이 들어 있다는 사실이 연구 결과 밝혀졌습니다. 그러니 해장 효과가 좋을 수밖에 없지요. ALDH는 포름알데히드를 비롯해 담배연기, 배기가스, 잔류농약, 미세먼지 등에 포함돼 있는 발암물질과 알데히드 계열 독성물질을 분해하는 효과도 있습니다. 그러니 다슬기가 좋은 해독음식이 되는 겁니다.

다슬기를 먹을 때 주의해야 하는 것을 알려주세요.

다슬기는 차가운 성질이므로 몸이 냉하여 추위를 타고 손발이 차가운 분은 적게 먹어야 합니다. 그런 분은 부추, 마늘, 생강, 산초 등 열성음식을 함께 넣어 먹는 게 좋겠죠.

간 해독에는 재첩국이 좋다고 하는데 어떠한지요?

재첩은 민물조개로 모래나 진흙 속의 유기물이나 플랑크톤, 조류 등을 걸러 먹습니다. 현재 유통되는 국산 재첩은 대부분 섬진강에서 채취된 것이고, 낙동강 하구에서도 채취되지요. 5~6월이 제철인데, 이 기간에는 향이 뛰어나고 살이 올라 맛이 좋습니다. 재첩도 다슬기와 마찬가지로 간에 좋고 숙취해소 효과도 있습니다. 서늘한 성질로 열을 내리고 소변이 잘 나오게 하는 효능이 있기 때문이죠. 또 타우린이 풍부하게 들어 있고, 필수아미노산의 일종인 메티오닌이 간장의 활동을 도와줍니다.

재첩에는 그 밖에도 어떤 영양성분이 들어 있나요?

다슬기와 비슷한 성분이 들어 있는데 다슬기에 비해 단백질은 적고 당질은 많습니다. 비타민은 나이아신, 베타카로틴, 비타민 $A \cdot B_1 \cdot B_2 \cdot B_6 \cdot B_{12} \cdot C \cdot E$는 물론 엽산도 들어 있습니다. 무기질로는 아연, 인, 철, 칼륨, 칼슘, 나트륨 등이 들어 있습니다. 열량은 100g당 94kcal이고, 콜레스테롤이 76mg 들어 있습니다.

재첩도 서늘한 성질이므로 몸이 냉한 분은 적게 먹어야 하는데, 부추, 마늘 등 성질이 따뜻한 음식을 넣어 먹는 것이 좋습니다.

벌꿀

고혈압에 벌꿀이 괜찮은지 궁금해요.

보통 꿀은 벌집을 솥에 넣고 열을 가해 흘러내리는 것을 받은 숙밀(熟蜜)이므로 성질이 따뜻합니다. 그래서 몸이 마르고 냉한 체질에 적합한 음식이죠. 반면 열이 많아서 목이 자주 마르고 얼굴이 붉어지는 분에게는 적합하지 않은데, 지속적으로 먹으면 가슴이 답답해지거나 피부에 발진이 생기는 등 부작용이 생길 수 있습니다. 따라서 열이 잘 달아올라 얼굴이 붉어지고 뒷머리가 자주 당기며 아픈 고혈압 환자에게는 꿀이 맞지 않습니다. 그런데 생꿀이나 석청은 서늘한 성질이어서 열을 내려주는 효능을 나타내므로 적당히 먹으면 괜찮을 것 같습니다. 고혈압이 있어도 열이 별로 없고 살이 찌지 않은 분이라면 보통 꿀을 먹어도 별 문제는 없을 것 같습니다.

꿀은 언제 먹는 것이 좋은가요?

몸에 필요하다면 언제 먹어도 좋지만 특히 가을과 겨울에 먹는 것이 좋습니다. 꿀이 몸을 따뜻하게 해서 추위를 이기게 해주므로 평소 추위를 타는 분은 가을부터 먹는 것이 좋지요. 꿀은 또한 몸에 윤기를 넣어주므로 건조한 계절인 늦가을부터 겨울에는 필수적인 약이 됩니다. 폐에 윤기를 주어 폐가 허약하고 건조해서 생기는 기침을 그치게 합니다. 장이 건조해진 변비에도 좋은데, 특히 노인 변비에는 반드시 들어가야 합니다. 건조한 피부에도 좋은 약이 됩니다. 옛날에는 입술이 트고 갈라졌을 때나 피부 손상이 있을 때 꿀이 제일이었죠. 꿀을 먹어도 피부에 윤기를 주고 대변이 잘 나오게 하여 피부가 좋아지게 하지만 피부에 직접 바르는 것도 좋습니다.

그 밖에도 꿀에는 효능이 많지 않나요?

옛날에는 꿀이 만병통치약으로 활용되었죠. 비장·위장을 보강해 기운을 돋우는 효능이 있습니다. 한약재를 꿀로 볶으면 약효를 높여줍니다. 해독 효능도 있는데, 살균·억균 작용이 입증되었고 방부 효과도 있습니다. 그 밖에도 피로해소, 간장보호작용이 있고, 신경안정 효능이 있어 잘 놀라거나 불면, 노이로제, 정서불안 등이 있는 경우 효과가 있습니다. 또한 몸속에 흐르는 기를 조화시키고 오장을 편안하게 하며, 오래 먹으면 눈과 귀를 밝게 하고 얼굴을 젊게 하며, 몸이 가벼워지고 늙지 않게 하는 장수보약입니다. 그래서 공진단과 경옥고 같은 보약을 만드는 데 들어갑니다.

꿀과 함께 먹으면 좋은 음식과 좋지 않은 음식을 알려주세요.

꿀은 감초와 마찬가지로 백약을 조화하는 효능이 있기에 거의 대부분의 음식과 궁합이 잘 맞습니다. 그래서 꿀을 넣고 조리거나 잰 음식이 많은데, 인삼·도라지 등의 한약재나 유자·모과·복숭아·배 등의 과일, 무·연근·생강 등의 뿌리채소 등이 그것이죠. 인삼과 꿀은 잘 중화되고 약효를 높이는데, 인삼은 기와 양을 보하고 꿀은 혈과 음을 보하므로 상호보완이 되는 것입니다.

꿀과 함께 먹으면 좋지 않은 음식으로는 바닷게가 있습니다. 게는 찬 성질로 체질적으로 비장·위장이 허약하고 냉하며 설사를 잘하는 경우에는 적게 먹어야 하는데, 꿀도 몸에 윤기를 주어 설사를 일으킬 수 있으므로 함께 먹으면 큰 설사를 일으킬 수 있기 때문이죠.

마늘과 파도 성질이 꿀과 상반되므로 함께 먹지 말아야 합니다. 꿀은 몸에 윤기를 넣어주는 보약인 반면 마늘과 파는 기를 소통하고 발산하는 성질이 있기 때문이죠. 마늘이나 파를 꿀과 함께 먹으면 설사를 하거나 기가 막히게 한다고 하였는데, 마늘과 파가 따뜻한 성질이고 꿀도 몸에 열이 많아서 자주 얼굴이 붉어지는 사람에게 마땅치 않기 때문입니다. 따라서 마늘과 꿀을 함께 먹을 경우 서로 약효가 떨어지고 열이 더욱 생기는 부작용이 일어날 수 있지요.

꿀을 먹을 때 주의해야 하는 것도 알려주세요.

몸속에 습기와 담이 쌓여 있거나 뱃속이 가득하게 불러 있거나 설사를 잘하는 경우에는 꿀을 피해야 합니다. 아이들은 양기가 많아 열이 있는 편이므로 꿀을 주의해야 합니다. 필요할 때 조금씩 먹이는 것은 괜찮은데, 대여섯 살이 지나면 조금씩 자주 먹어도 별 탈이 없지만, 열이 많은 어린이는 주의해야죠. 꿀맛이 좋기는 하지만 비만한 분들이나 몸이 잘 붓는 분들은 피해야 합니다.

쌀뜨물, 쌀겨

쌀뜨물로 세수하면 세안 효과가 있다고 해서 6개월째 하루 세 번씩 쌀뜨물로 세수하는데 별로 효과를 보지 못한 것 같습니다. 얼굴이 검은 편인데 방법이 틀린 건 아닌지 궁금합니다.

쌀뜨물로 씻는 것은 조선시대 궁녀들이 썼던 방법이죠. 쌀을 씻을 때 두세 번째 해당하는 쌀뜨물로 얼굴과 손을 씻었다고 하는데, 궁중뿐만 아니라 민간에서도 널리 행해진 방법이었습니다. 큰솥에 밥을 짓는 소주방 궁녀들은 밥물이 넘쳐 솥뚜껑이 움직이며 김이 솟아오를 때 열기에 데지 않을 정도의 거리를 유지하면서 얼굴을 갖다 대었기에 피부가 윤기가 흐르고 매끄러웠다고 합니다.

여성 피부노화의 주범인 각질도 아침에 밥을 지으면서 제거했다고 합니다. 아궁이 앞에 앉아 솥 바깥으로 나오는 수증기에서 쌀의 미용 성분을 흡수한 것이죠. 그것은 지금의 스팀 수건과 같은 효과로 묵은 각질을 벗겨낸 것인데, 천연 곡물 팩 효과도 거둘 수 있었습니다.

6개월이나 하루 세 번씩 쌀뜨물로 씻어도 효과를 보지 못한 것은 무엇 때문일까요?

쌀뜨물에 미백 효과는 별로 없기 때문이거나 요즘 쌀이 예전에 비해 많이 도정되어 뜨물에 좋은 성분이 들어 있지 않기 때문이 아닌가 싶습니다. 그렇다면 현미 쌀뜨물로 씻어보는 것이 어떨까 싶군요.

조선 최고 명기로 숱한 남자를 유혹한 '황진이'가 고운 피부를 유지한 비결이 바로 쌀겨였다고 합니다. 궁녀들도 쌀겨 마사지를 즐겨했습니다. 특히 순조 임금 때를 전후해서 궁중의 여인들은 임금의 성은을 입기 위해 품질이 고운 쌀겨를 구하려 노력했다고 전해지는데, 값진 패물을 주고 쌀겨와 바꾸는 것을 조금도 아까워하지 않았다고 합니다. 고운 쌀겨를 큰 나무통에 가득 넣은 뒤 맨 몸으로 통속에 들어가 앉아서 '마른 목욕'을 즐기며 잠을 자기도 했는데, 오랫동안 머물러 있은 뒤에는 다시 쌀겨로 전신 마사지를 하고 볶은 소금을 풀어 넣은 따뜻한 염수로 목욕했다고 합니다. 쌀겨가 그렇게 귀했기에 쌀겨를 구하지 못한 궁녀들이 쌀뜨물을 활용했다는 것이죠.

쌀겨가 피부에 좋은 이유가 뭔가요?

쌀겨는 미강(米糠)이라고 하는데, 현미에서 정백미로 도정하는 과정에서 생기는 껍질의 혼합물입니다. 쌀겨에는 비타민 A와 철분, 인 등 미네랄 성분을 비롯한 영양소가 다양하게 들어 있어 피부에 바르면 이 성분들이 흡수되면서 피부 속의 노폐물을 제거해주고 혈색을 맑게 합니다.

쌀겨에도 볶은 것과 생것이 있는데, 건조한 피부에는 볶은 쌀겨를 사용하는 것이 좋다고 합니다. 볶은 쌀겨에는 기름이 많아서 건조한 피부를 윤기 나게 하기 때문이죠. 팩을 하려면 생쌀겨가 적당한데, 볶은 쌀겨는 까칠해서 팩 효과가 떨어지고 자극이 강해 피부에 부담을 주기 때문이죠.

붕어

14세 남자애와 11세 여자애에게 붕어즙을 먹이는데 괜찮은가요?

붕어는 비장·위장이 허약한 것을 튼튼하게 해주는 효능이 큰데요. 붕어에 이런 효능이 있는 것은 진흙을 먹기 때문이기도 합니다. 특히 소화를 돕고 입맛을 좋게 하며 허기를 없애 배고프지 않게 해줍니다. 그래서 큰 병을 앓은 뒤 회복기에 있는 환자에게 좋습니다. 또한 장기능을 튼튼하게 하여 설사와 이질을 막아주는 약효도 있습니다.

영양학적으로 살펴보면, 소화 흡수가 잘되는 단백질이 풍부하게 들어 있고, 지질 함량이 적은 편인데다 대부분이 불포화지방산으로 되어 있기 때문에 고혈압이나 동맥경화증 등이 있는 분이 먹어도 좋습니다. 칼슘, 철분, 인의 함량이 많아 빈혈이 있는 여성이나 성장기 어린이에게 좋습니다. 비타민 C와 나이아신을 비롯하여 비타민 A·B·E 등이 조금씩 들어 있고, 칼륨·마그네슘·구리·니켈·요오드 등 미네랄도 들어 있습니다.

붕어가 성장기 아이들에게도 좋은 음식이군요. 붕어는 그 밖에도 어떤 경우에 좋은가요?

붕어는 잉어와 함께 궁중에서 기를 보강하는 최고 식품에 속했습니다. 붕어는 임금의 즉위식 연회나 대비의 육순이나 칠순 같은 궁중 연회에 빠지지 않고 나왔습니다. 출산으로 기와 혈이 허약해진 산모에게 좋고, 산후에 기와 혈이 부족해 젖이 잘 나오지 않을 때도 붕어를 고아 먹으면 효과가 있습니다.

붕어가 남자의 정력에도 좋은가요?

붕어는 예부터 강장제로 먹어왔는데, 손발이 차고 추위를 타며 정력이 떨어지는 남성의 보양식으로 좋습니다. 혈과 정액을 생성하는 기본 물질을 충분히 공급되도록 해주기 때문이죠. 특히 오래 병을 앓았거나 체질적으로 비장·위장이 허약해 음식을 잘 먹지 못하고, 몸이 마르고 소화가 잘되지 않으면서 성기능이 약한 분들에게 좋은 정력제가 됩니다. 성기능에 관여하는 미네랄인 아연이 제법 들어 있기도 하죠.

붕어를 먹는 방법도 알려주세요.

비장·위장이 냉한 분들은 초두구, 생강 또는 건강, 후추, 귤껍질을 함께 넣어 끓여 먹으면 좋습니다. 부기가 있을 때는 팥을 넣고 달여 먹으면 됩니다. 산모의 젖이 잘 나오지 않을 때는 돼지족발과 함께 끓여 먹으면 좋습니다.

붕어를 활용한 음식요법도 많습니다. 강귤붕어약국은 붕어에 생강, 귤껍질을 넣고 끓인 것인데 기를 보하고 속을 덥혀주며 땀이 나게 합니다. 몸이 허약하거나 명치 밑이 차갑고 아픈 경우, 입맛이 없고 소화가 안 되는 경우에 씁니다. 붕어두부약탕은 두부를 썰어 솥에 넣고 누렇게 볶은 뒤 붕어를 넣고 물을 부어 끓입니다. 비장·위장을 조화시키고 기를 보하며, 어혈을 없애고 열을 내리며, 소변이 잘 나오게 하여 여성의 냉증에 씁니다. 그 밖에 붕어찹쌀약죽, 구기자붕어약국 등이 있습니다.

붕어를 먹을 때 주의할 사항이 있나요?

붕어는 따뜻한 성질로 몸에 온기를 넣어주므로 열이 많고 손발이 달아오르거나 가슴이 화끈거리고 답답한 분은 피하는 게 좋습니다. 그러니 열이 많은 아이라면 붕어를 오래 먹이거나 많이 먹이지는 말아야겠죠.

고로쇠물

64세인데 당뇨가 있습니다. 고로쇠물이 나오는 철이라 물 대신 고로쇠물을 며칠간 마시고 있는데 계속 먹어도 괜찮은지 알고 싶습니다.

옛날에 경칩 무렵이면 고로쇠나무에서 나오는 수액을 마시는 풍습이 있었습니다. 단풍나무물마시기, 고리수먹기라고도 합니다. 고로쇠나무는 단풍나뭇과에 속하며 골리수(骨利樹)나무, 고리실나무, 고리수나무라고도 합니다.

고로쇠물에 대한 전설이 많이 전해옵니다. 우리나라 풍수지리학의 시조라 할 수 있는 신라 말기의 도선스님이 참선을 끝내고 일어서려는데 무릎이 잘 펴지지 않아 옆에 있던 나뭇가지를 잡아당기며 몸을 지탱하려다 그만 가지를 부러뜨리고 말았답니다. 그런데 나뭇가지가 부러진 곳에서 물방울이 솟아나오는 것을 보고 스님이 그 물을 받아 목을 적셨다고 합니다. 그러자 신기하게도 펴지지 않던 무릎이 쉽게 펴지는 경험을 했다는 것이죠. 이 이야기에서 뼈에 이로운 물이란 뜻의 골리수(骨利水)라는 이름이 붙여졌다고 합니다.

고로쇠물 전설을 보면 약효를 짐작할 수 있겠군요.

사냥꾼의 화살을 맞은 지리산 반달곰이 고로쇠물을 먹고 나았다는 소문을 들은 변강쇠가 뱀사골로 찾아가 그 물을 마시고는 놀라운 정력을 되찾았다는 이야기가 전해집니다. 삼국시대 때 백운산에서 백제군과 전투를 벌이던 신라 병사들이 화살이 꽂힌 나무에서 나오는 물을 마시고 힘을 내서 백제군을 격퇴했다는 전설도 있습니다. 고로쇠물을 마시면 몸에 병이 생기지 않고 여름에 더위를 타지 않으며, 뼈가 아픈데 약이 되고 속병에 아주 좋아 무병장수한다고 하죠. 고로쇠 수액은 민간에서 위장병, 신경통, 고혈압, 산후조리 등에 효능이 있다고 전해집니다.

캐나다에서는 메이플 트리에서 나오는 수액을 졸여서 메이플시럽을 만들어 팬케이크나 와플에 뿌려 먹는데, 메이플트리 역시 단풍나뭇과에 속합니다.

고로쇠물은 언제 나오나요?

우수에서 곡우 때까지 채취가 가능합니다. 2월 중순에서 4월 중순까지죠. 고로쇠 수액 채취는 낮과 밤의 기온 차가 15℃ 정도 되는 우수 전후에 시작해 경칩 무렵에 그 양이 가장 많아지고 곡우 때까지만 할 수 있기 때문입니다.

고로쇠나무가 자라는 해발 500~1,800m의 산간지방에서는 봄기운이 막 찾아올 무렵 낮과 밤의 기온 차가 커집니다. 밤이 되어 기온이 영하 3~5℃로 떨어지면 고로쇠나무의 줄기와 가지에서 물을 퍼 올리는 파이프인 '물관'의 부피가 팽창해서 뿌리가 땅속의 수분을 흡수해 줄기로 보내려는 힘을 받아 줄기 속을 수액으로 가득 채우게 됩니다. 낮이 되어 기온이 영상 10℃ 이상 올라가면 물관에 채워진 수액이 팽창해 밖으로 나오려는 힘을 받게 되죠. 바로 이 특성을 이용한 것이 고로쇠나무 수액 채취법인데, 나무 밑동에 상처를 내면 거기서 수액이 나옵니다.

민간에 알려져 있는 고로쇠물의 효능이 실제로 밝혀졌나요?

고로쇠나무 수액은 색깔이 거의 없고 당분이 2% 들어 있어 약간 달짝지근한 맛이 나는 약알칼리성입니다. 칼슘, 칼륨, 마그네슘, 망간, 철 등 미네랄 성분이 일반 물보다 7~15배 더 함유되어 있죠. 2009년 국립산림과학원이 충북대학교 수의대와 공동으로 연구한 결과, 고로쇠수액이 실제로 인체의 뼈와 면역력 강화에 효과가 탁월하다고 발표했습니다. 골다공증 예방과 치료에 도움이 될 수 있다는 것이죠. 고로쇠수액은 쉽게 포만감을 느끼는 일반 물(클러스터 크기 135Hz)과 달리 물 분자 클러스터 크기가 86Hz로 몸속의 체액 물 분자(80Hz)와 유사하다는 사실도 밝혀냈습니다.

2012년에는 고로쇠 수액이 고혈압과 비만 억제에 효능이 있다는 연구 결과도 발표됐습니다. 국립산림과학원과 충북대학교 수의대팀이 공동으로 수행한 실험 결과 고로쇠 수액은 고혈압 치료약과 비슷한 수준의 혈압 저하 효과가 있고 체중을 33% 정도 감소시키는 것으로 밝혀졌습니다.

당뇨병이 있는데 고로쇠물을 계속 마셔도 괜찮은가요?

고로쇠 수액은 달짝지근하지만 당뇨병이 있어도 적당량 오래 마시는 것은 문제가 없습니다. 민간에서 고로쇠 수액은 아무리 마셔도 배탈이 나지 않으니 많이 마시면 약이 된다고 하는데, 그렇다고 너무 많이 마시면 안 되겠죠. 배부를 정도로 마시거나 심지어 엿을 먹어가면서까지 자꾸 마시는 것은 해가 될 수 있습니다. 어느 음식이든 어느 물이든 한꺼번에 지나치지 않게 먹어야 탈이 없습니다.

막걸리

소주가 좋다는 사람도 있고 막걸리가 좋다는 사람도 있습니다. 어느 술이 좋은가요?

술의 종류가 엄청나게 많은데 소주와 막걸리 중 어느 것이 좋다고 말씀 드리기가 어렵습니다. 소주, 막걸리에도 각기 장단점이 있습니다. 쉽게 마시는 술로 맥주와 과일주도 있으니 개인의 기호에 따라 달라질 수 있잖아요. 건강을 위해 술을 마신다면 어느 술이든 자기 몸에 맞는 걸로 한 잔씩만 마시면 거의 문제가 없고, 보통 하루 석 잔 정도까지는 괜찮을 것 같습니다. 일반적으로 도수가 높고 열성이 강한 소주에 비해 도수가 낮고 곡식으로 담근 막걸리가 몸에 도움이 될 수 있습니다.

막걸리가 우리 몸에 어떻게 좋은지 알려주세요.

막걸리는 순수한 미생물로 자연 발효시킨 자연식품으로 여러 성분이 많이 들어 있으므로 건강에 도움이 많이 됩니다. 먼저 피로해소에 도움을 주는데, 유기산이 들어 있고 아미노산으로 메티오닌과 알라닌이 들어 있으며 비타민 $B_1 \cdot B_2 \cdot B_6$ 등이 들어 있지요. 소화를 잘되게 하고 변비에도 도움을 줍니다. 효모가 많이 함유되어 있어 소화효소의 작용을 돕고, 식이섬유가 많이 들어 있어 대장의 운동을 활발하게 해주므로 변비를 예방하고 개선하는 데 큰 도움이 됩니다. 피부 미용에도 도움이 될 수 있습니다. 혈액순환을 돕고 변비에 좋으면 피부에도 도움이 되기 마련이죠. 아미노산과 비타민은 피부에 도움이 되지만 너무 많이 마시면 오히려 해가 됩니다.

막걸리에도 효능이 많군요. 또 어떤 효능이 있나요?

막걸리는 중성지방과 총콜레스테롤을 감소시키는 효과가 있어 동맥경화를 예방하는 데 도움이 되고, 고혈압을 개선하거나 고혈압을 유발하는 효소의 활성을 억제해 고혈압 예방과 치료에 도움이 된다는 연구도 있습니다. 항산화효능이 있는 것으로도 보고되었습니다. 막걸리에 함유되어 있는 비타민 C가 대표적 항산화제이기 때문인데, 항산화효능은 각종 성인병을 일으키고 노화를 촉진하는 활성산소를 제거하는 효과이죠. 막걸리에 항암 효과도 있다고 합니다. 유산균이 많이 들어 있어 장 속의 염증이나 암을 일으키는 유해세균을 파괴하고 면역력을 강화해 암 예방에 도움이 되며 암세포 성장을 억제하는 효과도 있다고 합니다.

그런데 술은 칼로리가 높아서 막걸리도 많이 마시면 살찌게 된다는 걸 아셔야 합니다. 막걸리 한 사발에 칼로리가 150kcal 정도로 캔맥주와 비슷한데, 소주 1병은 650kcal나 됩니다.

막걸리와 밀가루 빈대떡의 궁합은 어떻습니까?

빈대떡은 주로 북한지방에서 즐겨먹던 음식이죠. 북한지방에서 빈대떡을 만드는 방법은 녹두를 하루쯤 푹 불려 껍질을 말끔히 벗겨낸 다음 맷돌에 갈아 고사리와 도라지를 볶아 넣거나 숙주나물과 배추김치, 돼지고기, 소고기 등을 넉넉히 넣고 부쳤습니다. 그 밖에도 옥수수, 밀, 수수, 메밀, 감자, 완두콩, 파, 마늘, 고춧가루 등을 넣었습니다. 빈대떡의 주재료가 녹두, 돼지고기, 숙주나물 등인데, 모두 차가운 성질입니다. 그러니 빈대떡은 몸에 열이 많은 체질에 어울리며, 뜨거운 성질인 소주를 마실 때 안주로 제격이고 막걸리 안주로도 괜찮습니다.

술에 따라 좋은 안주를 알려주세요.

막걸리는 어느 안주든 괜찮습니다. 쌀로 만든 것이니 쌀과 마찬가지로 김치를 비롯해 어떤 안주와도 조화되기 때문이죠. 특히 홍어와 잘 맞아서 홍탁삼합이 전해오고 있습니다. 홍탁삼합은 홍어에 들어 있는 암모니아의 톡 쏘는 자극을 막걸리의 단백질과 유기산이 중화해주며, 성질이 차가운 홍어와 성질이 따뜻한 막걸리가 궁합이 맞으므로 조상들의 지혜가 담긴 과학적 조합이 되는 겁니다. 또 홍탁삼합은 소화가 잘되는 음식 조합입니다. 돼지고기 외에는 모두 발효식품으로 차가운 성질이 없어져 속이 냉한 사람이 먹어도 소화가 잘됩니다. 게다가 막걸리에는 효모가 많이 들어 있어 소화효소의 작용을 돕고, 식이섬유가 많이 들어 있어 대장 운동을 활발하게 해주므로 변비를 예방하고 개선하는 데 큰 도움이 됩니다.

그 밖에 술안주로는 뭐가 좋을까요?

열성인 소주의 안주로는 서늘한 성질인 오이·연뿌리·미나리 등의 채소와 참외·수박 등의 과일, 돼지고기·오리고기 등이 어울립니다. 차가운 성질인 맥주의 안주로는 닭고기가 괜찮은데, 맥주는 물이 많으니 옥수수튀밥이나 팝콘도 좋습니다. 토마토는 대부분의 술안주로 좋습니다. 맥주가 차가운 성질이기는 하지만 그래도 술은 열을 오르게 하지요. 그러니 열성인 음식은 안주로 맞지 않습니다. 대표적인 것이 부추입니다. 부추는 매운맛에 따뜻한 성질로 양기를 돕고 혈을 활발하게 합니다. 그러니 술을 마시면서 부추를 먹으면 불에다 기름을 붓는 형상이 됩니다. 혈을 동하게 하므로 머리가 아프거나 눈이 충혈되는 등 해로운 증상이 생겨나기 때문에 피하라는 것이죠.

4장 한약재, 건강식품

상황버섯

6세, 8세 딸이 너무 자주 감기에 걸려서 상황버섯을 끓여 가족 모두 하루에 석 잔 정도 마십니다. 상황버섯 달인 물을 계속 복용해도 부작용이 없는지요?

상황버섯은 항암 효과가 크다고 알려져 있는데, 면역기능도 강화해주므로 남녀노소 누구든 체질에만 맞으면 계속 복용해도 됩니다. 상황버섯은 진흙버섯과에 속하는 버섯인데, 초기에는 진흙 덩어리가 뭉쳐진 것처럼 보이다가 다 자란 후에는 나무 그루터기에 혓바닥을 내민 모습이어서 수설(樹舌)이라고도 합니다. 《동의보감》에는 상이(桑栮)라고 나오고, 상목이(桑木耳), 상신(桑臣)이라는 이름도 있습니다. 뽕나무에서 자라는 버섯으로 알려져 있는데, 버드나무나 백양나무 같은 활엽수의 밑동에서도 자라고 가문비나무, 황칠나무, 분비나무, 소나무, 전나무, 박달나무, 자작나무, 개화나무, 범꽃나무, 산벗나무, 은사시나무 등에서 자라는 것도 있습니다.

상황버섯은 항암 효능이 어느 정도인가요?

상황버섯은 국내의 모든 식물 중 항암작용이 가장 뛰어나다고 알려져 있습니다. 그중에서 산뽕나무와 전나무에서 자라는 것이 가장 효능이 좋다고 합니다. 상황버섯은 발암물질을 분해하고 배설을 촉진해 암 치료에 좋을 뿐 아니라 면역력을 강화해서 종양을 저지하는 효과가 큽니다.

상황버섯의 항암효능은 국내외 연구기관의 임상실험에서 이미 입증되었는데, 일본 국립암연구소에서는 종양 저지율 96.7%, 종양 완전 퇴숙 87.5%라는 연구 결과를 발표했습니다. 발암물질의 분해와 배설을 촉진해 암 치료에 좋을 뿐만 아니라 꾸준히 섭취하면 암을 예방할 수 있고, 방사능 치료 후에는 면역세포를 증강해 빠른 회복에 도움이 됩니다. 소화기계통의 암인 위암, 식도암, 십이지장암, 결장암, 직장암, 간암에 좋고 자궁경부암, 전립선암 등에도 효과가 큰 것으로 알려져 있습니다.

상황버섯의 균사체에 함유되어 있는 베타글루칸 성분이 혈관신생을 억제해 암의 성장을 막고 자연살해세포의 증식을 도우며 면역기능을 강화해줍니다. 그래서 미국식품의약국에서는 상황버섯을 세계 10대 항암식품으로 선정했습니다. 항암제와 함께 복용하면 항암제의 부작용을 줄이고 항암제 효과를 더욱 강하게 하는 상승작용을 나타냅니다.

그 밖에 상황버섯의 효능으로는 어떤 것이 있나요?

상황버섯은 항산화작용이 뛰어나 노화 방지와 성인병 예방에 좋고 피부 건강에도 효과가 있습니다. 멜라닌 색소의 생성을 억제하는 효능이 있어 기미·주근깨·잡티 제거와 미용에 도움이 되며, 콜라겐 합성을 도와주므로 주름 예방과 피부 탄력 유지에 효과적입니다.

베타글루칸 성분이 들어 있어 면역세포를 강화해 면역기능을 향상시키고, 간 기능을 강화하므로 숙취해소에도 좋습니다. 또한 구아닐산이 들어 있어 혈관에 쌓여 있는 노폐물과 콜레스테롤을 배출해 혈액순환을 원활하게 해주고 콜레스테롤 수치를 내려주므로 동맥경화와 고혈압 같은 혈관계 질환을 예방하고 치료하는 데 큰 도움을 줍니다.

그 밖에 혈당을 떨어뜨리고 인슐린 분비를 늘려주므로 당뇨병의 예방과 치료에 도움이 되고 혈압 강하, 간 기능 강화, 숙취해소, 이뇨, 해독작용도 있습니다.

상황버섯의 성분으로는 항암 효과를 나타내는 다당류와 면역기능을 증강하는 베타글루칸을 비롯해 단백질, 아미노산, 비타민 B·C, 나이아신, 구아닐산, 비타민 D의 모체인 에르고스테린 그리고 아연, 인, 철분, 칼륨, 칼슘 등 미네랄이 들어 있습니다.

한의학에서는 상황버섯에 어떤 효능이 있는 것으로 보나요?

《동의보감》에는 장풍(腸風), 사혈(瀉血)과 부인의 심통, 복통, 붕중(崩中), 누하적백(漏下赤白) 등을 다스린다고 나와 있습니다. 지혈작용이 있어 대변에 피가 섞여 나오거나 소변으로 출혈되거나 여성의 자궁출혈, 냉대하 등의 치료에 활용하고, 가슴의 통증이나 복통의 치료에 썼죠. 독을 다스리고 풍열을 발산하며 뼈와 근육을 튼튼하게 하는 효능도 있습니다.

상황버섯이 맞지 않는 체질도 있나요?

상황버섯은 대부분의 버섯과 마찬가지로 서늘한 성질이므로 몸이 냉하고 배도 차가우며 추위를 타는 체질인 분들은 주의해야 합니다. 몸에 열이 많은 체질, 즉 소양인이나 열성 태음인에게 맞는 것이죠. 애들이건 노인이건 몸이 냉한 경우에는 주의해야 합니다.

상황버섯의 효능이 좋다고 하지만 한꺼번에 많은 양을 복용할 경우 부작용이 생길 수 있으니 적정량을 복용해야 합니다.

상황버섯의 부작용을 알려주세요.

상황버섯은 잘게 썰어서 오래 끓여 마시면 됩니다. 균사체에 함유되어 있는 베타글루칸이라는 다당체는 끓이면 잘 우러나옵니다. 그런데 매일 조금씩 꾸준히 오래 마시면 효과를 볼 수 있지만, 한꺼번에 많이 복용할 경우 여러 가지 부작용이 나타날 수 있습니다. 상황버섯의 약성이 강하기 때문이죠. 상황버섯을 너무 많이 복용하면 나타나는 부작용으로는 구토, 두통, 어지럼증, 설사 등이 있고 심할 경우 독성 간염에 걸린다는 보고도 있습니다.

영지버섯

늘 영지버섯과 대추를 끓여 마시고 있는데 간이 안 좋은 경우에도 괜찮은 가요?

영지(靈芝)는 열대·아열대 지방에서 잘 자라서 국내에서 좋은 자연산을 구하기는 쉽지 않은데, 요즘은 인공배양되어 나옵니다. 오래 복용하면 몸이 가벼워지고 수명을 연장시킨다고 해서 불로초로 알려져 있지요. 오장의 기를 보하는 등 인삼과 비슷한 보익강장 효능이 있습니다. 달고 쓴맛에 약간 서늘한 성질이며 정기를 보태주어 허약해진 몸을 보하고 귀가 잘 들리지 않는 '이롱(耳聾)'을 치료하며 얼굴색을 좋게 한다고 하였습니다. 정신을 안정시키므로 잠이 오지 않을 때 좋고 기침과 천식을 치료하며, 소화가 되지 않는 경우에도 좋습니다. 뼈와 근육을 단단하게 하며 관절을 이롭게 하는 효능도 있습니다. 영지버섯에는 청적황백흑자(靑赤黃白黑紫)의 여섯 가지 색이 있는데 색에 따라 맛과 보하는 장부가 다릅니다. 특히 적색과 자색 영지가 효능이 뛰어나다고 하지요.

영지버섯은 색에 따라 약효가 어떻게 다른가요?

한의학에서는 오색(五色)이 오장(五臟)과 결부되고 오미(五味)와 연결됩니다. 청지(靑芝)는 신맛으로 간장을 보하고 눈을 밝게 하는 효능이 강하며, 잊어버리지 않게 하고 의지를 강하게 해줍니다. 적지(赤芝)는 쓴맛으로 심장을 보하고 가슴에 맺힌 것을 풀어주며 지혜를 더해주는 효과가 큽니다. 황지(黃芝)는 단맛으로 비장을 보하여 뱃속의 악한 기운을 치료하는 효력이 강하고, 백지(白芝)는 매운맛으로 폐를 보하여 기침, 천식을 치료하는 효과가 큽니다. 흑지(黑芝)는 짠맛으로 신장을 보하여 소변을 잘 나오게 하는 작용이 크고, 자지(紫芝)는 단맛으로 정기를 보하여 귀를 밝게 하고 관절을 이롭게 하며 뼈와 근육을 튼튼하게 하고 안색을 좋게 하는 효과가 있습니다.

영지가 간이 안 좋을 때도 괜찮은지 알려주세요.

동맥경화를 억제하며 혈압과 콜레스테롤 수치를 떨어뜨리고 심장 기능을 강화하므로 고혈압, 심장병, 고지혈증 등에 좋습니다. 그런데 혈압이 높은 경우에 좋지만 혈압이 낮은 경우에도 효과적입니다. 면역기능을 강하게 하므로 기침·천식 등에도 효과가 있는데, 특히 노인의 만성 기관지염과 천식에 좋습니다. 그 밖에 이뇨·진통·진정 효과, 간장 보호 효과가 입증되어 신경쇠약이나 간장병에 좋습니다. 당연히 간이 안 좋은 경우에도 좋지요.

항암 효과도 있습니다. 베타글루칸이라는 다당체가 들어 있어 면역력을 촉진해 암세포를 억제하는 효과를 나타냅니다. 베타글루칸은 암세포를 직접 공격하는 것이 아니라 면역세포를 활성화해 암세포 증식을 억제하지요. 영지에는 라이신, 히스티딘, 시스틴 등 아미노산을 비롯해 비타민 B·C, 철, 칼슘, 아연 등이 들어 있어 몸에 별다른 부작용을 주지 않습니다.

지네

70대 허리협착증 환자인데 지네를 볶아 가루로 캡슐에 넣어 복용해도 되나요?

지네는 '오공(蜈蚣)'이라고 하는데 풍기를 물리치고 경련을 그치게 하며 응어리를 풀어주는 효능이 강하여 중풍, 파상풍, 소아 간질과 경풍, 임파절결핵 등의 치료에 좋습니다. 지네가 구멍을 찾아서 뚫고 들어가는 힘이 강해 오장육부와 경락 어디로든 찾아가는 능력이 매우 강력해서 기와 혈이 맺혀 있는 곳은 모두 소통해주기 때문이죠. 그러니 요추협착증에도 도움이 될 수 있지요. '와사풍' 치료에도 효과가 크고 중풍으로 손발이 마비되고 뻣뻣하거나 경련이 있을 때도 효과가 있는데 뇌혈관이 막힌 뇌경색은 물론이고 뇌혈관이 터진 뇌출혈이 초기를 지나 혈종으로 되었을 때에도 쓸 수 있습니다. 또한 파상풍으로 근육이 경련을 하고 머리와 목이 뻣뻣하며, 등과 허리가 활처럼 휘고 입을 꽉 다물어 벌리지 못해 호흡이 곤란한 경우에도 지네 가루가 좋습니다.

지네가 중풍, 와사풍, 파상풍 치료에 효과가 있군요. 그러면 다른 중병이나 난치병 치료에도 효과가 있겠군요.

지네는 종양을 없애주는 항암 효과가 있어 실제로 암 환자 치료에 활용됩니다. 역시 뚫고 들어가는 힘이 강력하므로 암 덩어리를 깨뜨려주기 때문이죠. 뇌종양, 골종양, 위암, 간암, 식도암, 피부암, 자궁경부암 그리고 말기 암환자의 극심한 통증에 효과가 있습니다. 동물실험에서도 면역기능을 높이고 발암화 과정을 억제하며 '자연 살해세포'의 활성을 증가하는 것으로 나타났습니다. 혈압을 떨어뜨리고 혈전증에도 효과가 있는 것으로 확인되었습니다.

지네는 그 밖에도 어떤 질병 치료에 쓰이나요?

지네는 만성 신장염과 신부전 치료에 효과가 있습니다. 벌독과 유사한 유독성분이 들어 있는데 피부진균과 결핵간균 억제작용이 있으며, 신진대사를 촉진하고 골결핵 등의 치료에 효과가 있습니다. 또한 해독 효과가 뛰어나 독사에 물렸을 때 지네를 가루로 만들어 먹거나 상처에 붙이면 됩니다. 여성이 산후에 유방이 단단하게 붓고 아픈 유선염에는 전갈을 가루 내어 먹으면 됩니다. 지네는 특히 남성의 성기능 장애에 좋습니다.

성기능 장애의 원인이 많을 것 같은데 어떤 경우 지네가 효과가 있나요?

한의학에서 성기능 장애의 원인은 대개 아홉 가지 정도로 분류합니다. 그중 '어혈(瘀血)'이 원인이 된 경우에 효과가 있지요. 어혈이 많은 경우 성기 주변의 경락과 혈관의 소통이 잘되지 못하므로 발기와 사정이 원활하지 못합니다. 만성 질병에 걸려 오래 낫지 않거나 허리와 성기 부근에 타박상을 입었거나 성생활을 오래도록 중단한 때문이죠. 어혈로 인한 경우에는 녹용, 동충하초, 해구신 같은 값비싼 정력제만 써서는 아무런 효과가 없고 더욱 심해지기도 합니다. 이 경우 반드시 어혈을 치료하는 약물, 특히 지네, 전갈, 거머리, 지렁이같이 잘 뚫고 들어가는 벌레약물을 함께 써서 어혈을 풀어줘야 효과를 볼 수 있지요.

어혈로 생긴 성기능 장애에 지네가 효과가 있다는 말씀이군요.

어혈로 인한 성기능 장애가 쉽게 이해되지 않을 텐데, 그런 경우는 음경, 고환, 회음부(會陰部)가 성생활 뒤 뻗치듯이 아프고 편치 못하며 심한 경우 엄청난 통증을 호소합니다. 그런데 그런 증상이 나타나지 않더라도 평소 기름진 음식을 즐겨 먹으면서 운동은 하지 않고 담배를 많이 피워 동맥경화, 고지혈증, 당뇨병 등이 있는 40대 이후 남성 중에는 음경의 혈관이 좁아지고 막혀서 경화, 폐쇄에 따른 혈관성 발기부전이 생기는 경우가 많습니다. 이것이 바로 어혈로 인한 경우이죠.

음경동맥은 지름이 0.3mm로 우리 몸에서 제일 가느다란 동맥인데, 담배를 하루에 한 갑 이상 20년 피운 사람들 상당수가 음경동맥 폐색증이라는 조사 보고도 나와 있습니다. 그런데 노화가 진행되면서 어혈도 저절로 생겨나므로 50대 이후에는 벌레약물을 함께 써야 효과가 있습니다.

지네는 독이 아주 강해서 물리면 상당히 위험하다고 알고 있는데 약으로 써도 탈이 없을까요?

벌레약물들의 약효가 좋기는 하지만 약간씩 독성이 있고 성질이 강렬하므로 수치해서 써야 하고 함부로 복용해서는 안 됩니다. 특히 지네는 벌레약물 가운데 약성이 가장 맹렬하므로 주의해서 사용해야 하는데, 독이 들어 있는 머리와 발을 모두 없애고 노릇노릇해질 때까지 볶아서 씁니다.

그러나 기력이 약한 경우에는 쓸 수 없고, 따뜻한 성질이라 음기가 허약해 열이 오르거나 몸이 건조하고, 갈증이 심하거나 빈혈이 있는 경우 그리고 임신부는 금해야 합니다. 민간요법으로 함부로 지네를 먹는 것은 매우 위험하니 반드시 한의사의 진찰을 받고 써야 합니다.

중국에서는 지네를 음식으로도 먹는다고 하던데요.

중국 음식의 진수를 모은 최고급 요리인 '만한취엔시(滿漢全席)'에 지네요리가 들어 있습니다. 요리에 쓰이는 지네는 반드시 다섯 자 길이로 제한했으며 이를 넘거나 모자란 것은 쓰지 않는다고 합니다. 상에 올릴 때는 붉은 봉투에 넣고 봉한 다음 한 사람 앞에 두 봉지씩 올렸는데, 사람을 해칠 수 있으므로 커다란 도자기 그릇에 담아내었으며 지네를 다룰 줄 아는 사람이 거들었습니다. 지네가 들어 있는 봉투 곁으로 손가락을 이리저리 움직여 지네의 머리와 꼬리를 떼어내고 봉투에 구멍을 뚫어 그곳으로 지네의 살집만 끄집어내는데, 마치 깐 새우와 같은 모양이라고 합니다.

누에

누에환이 어디에 좋은지 정확히 알고 싶습니다.

화학섬유가 많이 나오면서 예전에 우리 옷감을 만들게 했던 누에를 치는 농가가 거의 없어졌지요. 그러다가 중·노년들이 누에를 먹으면 성인병을 예방하고 치료하는 데 좋다는 것이 알려지면서 양잠 농가가 늘어나고 있고 덩달아 뽕나무도 늘고 있지요.

그런데 아무 누에나 모두 한약재로 쓰이는 것이 아니라 균에 감염되어 스스로 뻣뻣하게 굳은 채로 죽어 있는 것을 씁니다. 희고 곧은 모양이기에 '백강잠(白殭蠶)'이라고 하는데, 백강잠은 짜고 매운맛에 중간 성질로 풍기를 물리치고 열을 내려주며 담을 삭여주고 습기를 말려주는 효능이 있습니다. 또 경련을 멎게 하고 응어리를 풀어주며 혈맥과 경락을 잘 통하게 하는 약효가 있어 각종 성인병의 치료와 예방에 좋습니다.

누에가 중풍이나 당뇨병에도 좋은가요?

누에는 중풍으로 반신불수가 된 경우에 효과가 있습니다. 중풍으로 언어장애가 생겼을 때도 중요하게 쓰이며, 입이 한쪽으로 돌아가고 한쪽 눈이 완전히 감기지 않는 와사풍(안면신경마비) 치료에도 필수적이죠. 누에는 손발이 저리고 뻣뻣하거나 떨리는 경우는 물론이고 머리가 무겁고 어지럽기도 하며 두피와 입, 혀의 감각이 이상하거나 귀가 멍하고 눈이 아프며 눈썹 주위가 당기면서 아픈 '두풍(頭風)' 치료에도 쓰입니다.

혈당을 떨어뜨리는 효과가 크므로 당뇨병에도 좋고 갑상선 기능항진증과 신부전증 치료에도 좋습니다. 이 밖에 아이들 병에도 쓰입니다. 열이 나면서 팔다리가 뒤틀리는 열성경련, 즉 경기에 쓰이고, 밤에 잠자지 않고 보채거나 우는 '야제증(夜啼證)'에도 효과가 있습니다.

누에를 먹어서는 안 되는 경우도 있나요?

누에는 혈이 허약하거나 풍과 열의 기운이 없는 경우에는 쓸 수 없으며, 심장의 기가 허약하여 정신이 편안하지 않은 경우에도 주의해야 합니다. 벌레약물은 약효가 강하지만 부작용도 상당합니다. 그러니 함부로 먹어서는 안 되고 반드시 한의사의 진찰을 받아서 복용해야 합니다.

누에에 약효가 많다면 누에 번데기에는 어떤 약효가 있나요?

번데기를 '잠용(蠶蛹)'이라고 하는데, 달고 짜고 매운맛에 중간 성질로 비장·위장을 조화롭게 하고 만성 간염, 지방간, 만성 기관지염 치료에 쓰입니다. 특히 번데기 기름은 당뇨병 치료에 상당한 효과가 있습니다.

번데기는 영양이 풍부해 식용으로도 좋습니다. 열량은 100g당 217kcal나 되고 단백질, 지방, 당질을 비롯해 칼슘, 회분, 인, 철, 비타민 A · B$_1$ · B$_2$ · B$_3$(나이아신) · B$_{12}$ 등이 들어 있습니다. 특히 단백질에는 필수아미노산이 골고루 들어 있고 티로신이라는 중요한 아미노산이 많이 들어 있습니다. 지방산은 70%가 몸에 좋은 불포화지방산인데, 혈액 내 중성지방을 떨어뜨리고 혈액이 엉기는 것을 줄여주는 '오메가 3' 계열인 '리놀렌산' 함량이 25%나 되고 소화 흡수되기 쉬운 올레산과 리놀산 등으로 구성되어 있지요. 콜레스테롤 수치를 떨어뜨리는 효과도 있습니다.

번데기는 아이들이 많이 먹었는데 아이들에게 번데기가 좋은가요?

번데기는 영양이 많은데다 특히 뇌의 혈액순환을 잘되게 해주는 레시틴이 풍부해서 뇌혈관 및 조직에 콜레스테롤과 미네랄 축적을 막아줍니다. 레시틴은 발육기 어린이들의 뇌조직과 신경구성의 필수 성분으로, 어린이에게 레시틴이 부족하게 되면 집중력이 떨어지고 기억력이 감퇴되어 학업에 나쁜 영향을 줄 수 있지요. 그러니 번데기가 아이들에게 훌륭한 간식이 되는 겁니다.

병들어 죽은 누에와 번데기 외에 약으로 쓰이는 누에는 없나요?

누에나방도 한약으로 쓰입니다. 아직 교배하지 않은 수컷을 한약으로 쓰는데 '원잠아(原蠶蛾)'라고 합니다. 신장의 양기를 보하는 효능이 강해서 성기능을 강하게 하고 정액이 새어나가는 것을 막아줍니다. 정력제로 효과가 탁월해 한의서에는 누에나방을 볶아서 환을 만들어 술로 먹으면 능히 여러 여자를 거느릴 수 있다고 했습니다. 실험 연구에서도 누에나방은 남성 발기에 관여하는 산화질소와 남성호르몬을 증가시키는 것으로 나타났습니다. 그러나 누에나방은 열성이 강하므로 음기가 허약하면서 열이 있는 경우에는 피해야 하고, 값도 워낙 비쌉니다.

누에나방 대신 번데기를 먹는 것도 좋습니다. 번데기도 성기능을 강하게 하는 효능이 큰데, 남성 발기촉진 성분의 하나로 알려진 사이클릭 GMP의 합성을 촉진하는 단백질이 발견되었고 남성호르몬 증가, 발기촉진, 정자 수 증가 등의 효과가 크다는 것이 밝혀졌습니다.

누에똥이 당뇨나 혈압에 좋다고 하는데요.

누에는 모든 것이 약효가 있습니다. 누에의 똥도 약으로 쓰이는데 '잠사(蠶沙)'라고 합니다. 달고 매운맛에 따뜻한 성질로 팔다리가 저리거나 중풍으로 손발을 잘 쓰지 못하는 경우와 월경불통, 협심증 등에 활용됩니다. 민간요법으로 활용되어왔고 한약재로는 그리 쓰이지 않는데, 당뇨병이나 고혈압에 도움이 될 수도 있지만 함부로 복용해서는 안 되죠.

느릅나무

손이 차갑고 뻣뻣한데 느릅나무를 먹으니 손과 배가 따뜻해지네요. 장복해도 되는지요? 느릅나무껍질이 위장에 좋다고 하는데 어떤지 궁금합니다.

느릅나무는 서늘한 성질로 염증에 효과적이며 위나 장에 열이 많은 사람에게 좋은 위장약으로 사용되어왔습니다. 《동의보감》에는 "배설을 도와주는 작용이 있어서 대소변이 통하지 못하는 병에 주로 쓰인다. 특히 오줌을 잘 누게 하고 위장의 열을 없애며 부은 것을 가라앉히고 불면증을 낫게 한다"라고 나와 있습니다. 느릅나무는 성질이 매끄럽고 잘 통하게 하며 대장과 방광 근육의 운동을 강화하므로 대변과 소변을 잘 나가게 하고, 열 때문에 얼굴이 벌겋고 아침이면 눈이나 얼굴이 부어오르는 부종을 치료합니다. 또 봄철에 돋아나는 어린순을 끓여 먹으면 불면증이 사라진다고 하는데 열로 잠들지 못하는 경우 효과가 있습니다.

서늘한 성질인 느릅나무를 먹고 손과 배가 따뜻해진다는 것이 이상한데요. 어떻게 손과 배가 따뜻해질 수 있나요?

느릅나무는 몸의 열을 내려주므로 손과 배를 따뜻하게 할 수 없습니다. 다만, 속에 열이 많으면서 손발이 차다면 그럴 수도 있습니다. 몸속에 열기가 꽉 막혀서 양기가 손발로 전달되지 못하면 손발이 차가운데, 가슴과 배는 열이 펄펄 끓지요. 기가 소통되지 못해 혈의 순환도 장애되어 가슴이 답답하면서 손발이 찬 경우도 있고 '진열가한(眞熱假寒)'이라 하여 속에는 열이 있는데 겉에는 찬 경우도 있습니다. 이분은 배도 따뜻해졌다고 하는데 손과 배가 모두 차가운지 어떤지 알 수 없어 왜 그런지 모르겠습니다.

느릅나무열매를 발효시킨 '무이(蕪荑)'는 따뜻한 성질이므로 무이를 복용하면 손과 배가 따뜻해질 수 있습니다.

옛날 약이 귀하던 시절에 느릅나무로 위장병을 치료했다는 얘기를 들었는데, 실제로 위장병에 효과가 있나요?

옛날에 아이들이 배가 아프다고 하면 느릅나무껍질 달인 물을 수시로 마시게 하면서 소화 불량이나 식중독에도 활용했습니다. 줄기껍질과 뿌리껍질을 '유근피(榆根皮)' 또는 '유백피(榆白皮)'라고 하지요. 위염에는 유근피에 죽염가루를 섞어 생강차에 타서 마셨다고 합니다. 위염, 위산과다를 비롯해 장염에 효과적이고 위궤양, 십이지장궤양, 대장궤양 등 소화기계통의 궤양에도 효과가 좋다고 알려져 있습니다.

그런데 유근피는 모든 소화기 질환에 좋은 것이 아니고 위와 장에 열이 있는 경우 열을 내려주면서 낫게 합니다. 속이 냉하면 오히려 해가 되죠.

느릅나무는 또 어떤 질병에 효과가 있나요?

뿌리의 점액질을 피부에 바르거나 먹으면 피부에 탄력을 주고 피부가 매끄러워집니다. 피부의 가려움증이나 두드러기, 부스럼, 여드름, 버짐, 옴, 화상, 아토피 피부염 등에 효과가 있습니다. 최근에는 항산화 효과가 있어 피부노화를 방지해주는 효능이 있다는 것이 밝혀졌습니다.

느릅나무껍질에는 면역력을 높여주는 효능이 있습니다. 그래서 환절기에 감기에 걸리는 것을 예방할 수 있고, 비염이나 축농증, 기침, 천식에도 효과가 있으며 각종 염증성 질환에 효과를 나타내죠. 회충, 요충, 십이지

장충, 촌충 등 뱃속의 기생충을 없애는 효능도 있지요. 또한 항균물질인 카테킨이 들어 있어 식중독을 예방하는 작용을 합니다. 항산화물질이 함유되어 혈중 콜레스테롤 수치 상승을 억제해 심장 질환이나 동맥경화증, 뇌혈관성 질환에도 좋습니다.

느릅나무에 항암 효과가 있지 않나요?

민간에서는 오래전부터 위암에 사용했는데 근래 들어 각종 암, 특히 위암, 자궁암, 유방암, 복수를 동반한 간암 등에 효험이 있다고 밝혀져 항암제로 이용합니다. 한의서에 종기, 종창, 악창과 갖가지 옹종 치료에 쓴다고 하였는데, 열을 내리고 부기를 없애주는 '청열소종(淸熱消腫)' 효능이 있으니 항암작용이 있는 것이죠. 느릅나무는 콜레스테롤 축적에 따른 동맥경화증, 심장 질환, 뇌혈관성 질환, 당뇨병에 일정한 효과가 있는 것으로 나타났습니다. 또한 혈액공급을 원활히 하고 신생혈관을 촉진하며 소염작용이 있어 상처 치유에도 유용합니다. 콜레스테롤 수치를 떨어뜨리는 작용과 해열진통 효과도 있는 것으로 밝혀졌습니다.

느릅나무를 복용할 때 주의해야 할 점을 알려주세요.

느릅나무는 서늘한 성질이므로 비장과 위장의 기가 허약하고 냉한 경우에는 복용에 주의해야 합니다. 몸이 냉하고 배가 차가우며 소화가 잘되지 않고 설사 경향이 있는 사람에게는 맞지 않죠. 느릅나무가 응어리를 잘 풀어주지만 비위가 허약한 경우 응어리가 있어도 쓰면 안 된다고 하였습니다. 임신부는 낙태될 수 있으므로 복용해선 안 됩니다.

느릅나무는 농산물이 귀하던 시절에는 산간 사람들에게 주식처럼 이용되었으며 흉년에 배고픔을 이기게 한 소중한 구황식품 중 하나였죠.《삼국사기》에 나오는 고구려의 평강공주가 바보 온달의 집으로 처음 찾아갔을 때 온달은 굶주림을 참다못해 느릅나무껍질을 벗기려고 산속으로 가고 없었다는 얘기가 있습니다.

느릅나무를 식용으로 하는 방법이 있나요?

느릅나무는 나무줄기 껍질이나 뿌리껍질을 벗겨 물에 담가놓으면 코처럼 끈끈하면서 흐물거리는 액이 생기는데 그것을 먹지요. 조선 명종 때 간행된 《구황촬요(救荒撮要)》에도 흉년에 대비해 백성이 평소에 비축해둘 물건으로 느릅나무껍질이 들어 있습니다. 《조선왕조실록》의 〈선조실록〉에도 임진왜란 당시 군병들이 소나무껍질과 느릅나무껍질을 가루로 만들어 양식 삼아 먹었다는 기록이 있을 정도입니다.

껍질을 벗겨서 말려 가루로 만들어 쌀과 섞어 죽을 끓여 먹기도 하고 율무나 옥수수가루와 섞어 떡이나 국수를 만들어 먹기도 했습니다. 어린잎은 쪄서 나물로 무쳐먹거나 국을 끓여 먹기도 했고, 쌀이나 밀가루를 섞어 튀김을 만들어 먹기도 했습니다. 어린 싹을 찹쌀가루나 밀가루와 섞어 느릅떡을 만들어 먹었는데, 이를 유엽병(榆葉餠)이라고 합니다.

딸은 역류성 식도염, 손녀는 비염인데 느릅나무를 끓여 보리차처럼 마시고 있습니다. 딸은 치료가 되었고 손녀는 병원 가는 횟수가 줄었다고 하는데 계속 먹어도 될까요?

느릅나무는 역류성 식도염이나 비염에도 효과가 있습니다. 그러나 서늘한 성질이므로 비장과 위장의 기가 허약하면서 냉할 때는 복용에 주의해야 합니다. 몸이 냉하고 배가 차가우며 소화가 잘되지 않고 설사 경향이 있는 사람에게는 맞지 않지요.

느릅나무를 보리차처럼 계속 마셔도 소화나 대변, 식욕 등에 문제가 없거나 몸이 냉해지지 않는다면 그대로 마셔도 괜찮은 것으로 볼 수 있습니다. 다만 한 가지만 너무 오래 복용하는 것은 몸의 균형에 문제가 될 수 있으므로 전체적인 상태를 살펴봐야 합니다.

산수유

산수유를 매실청처럼 이용하는데 괜찮은가요? 산수유에 독성이 있다고 해서요.

산수유는 산수유나무의 열매죠. 산수유꽃은 가장 먼저 봄소식을 알려준다고 하여 '봄의 전령사'라는 별명이 붙어 있습니다. 3월 말이면 지리산 계곡마다 산수유가 가득하고 지리산과 의성에서는 산수유꽃 축제도 열리지요. 가을이 되면 산수유나무마다 빨간 열매가 달립니다. 이처럼 산수유꽃은 3월에 노란색으로 피고 열매는 9~10월에 붉은색으로 익기에 산수유나무는 약용과 관상용으로 오래전부터 재배하고 있습니다.

산수유를 매실청처럼 만들어 먹으면 좋습니다. 꿀을 넣고 조리거나 재어 전과(煎果) 혹은 정과(正果)로 만들어 먹어도 좋습니다. 그러나 산수유의 성질과 효능이 있으므로 체질에 따라, 병증에 따라 피해야 하는 경우도 있습니다.

어떤 체질과 상태이면 산수유를 먹을 때 주의해야 하나요?

산수유는 따뜻한 성질이면서 무엇이든 몸에서 빠져나가지 못하게 막아주므로 열이 많으면서 습기가 많고 퉁퉁한 체질에는 맞지 않습니다. 그런 분은 땀을 많이 흘려야 하는데 산수유를 먹었다간 땀이 적게 나서 탈이 생길 수 있죠. 비만하면서 땀이 별로 없는 분도 피해야 하고 성욕이 왕성한 분, 열이 잘 달아오르는 분, 잘 붓는 분도 맞지 않습니다.

또한 감기가 들어 열이 나고 오한이 있으면 피해야 합니다. 소변이 시원하게 나오지 않거나 아주 진하거나 불그스름하거나 소변 볼 때 뻑뻑하거나 화끈거리고 통증이 있는 경우에도 피해야 합니다. 이때는 방광에 열과 습기가 쌓여 있는 상태인데, 심하면 요도염이나 방광염이 됩니다.

산수유에 독성이 있다는데 정말 그런가요?

산수유를 한약재나 식용으로 사용할 때는 씨를 제거하고 과육만 씁니다. 씨에는 렉틴이라는 독성물질이 포함되어 있어 해를 줄 수 있기 때문입니다. 과육은 몸에서 빠져나가지 못하게 막아주는 수렴작용을 하는데 씨는 배설작용을 하므로 서로 맞지 않죠. 산수유의 씨를 빼고 쓰면 문제가 없습니다.

산수유에는 어떤 효능이 있는지 알려주세요.

산수유는 시고 떫은맛으로 수렴, 고삽작용을 합니다. 신장의 음기를 보충하는 효능이 뛰어난 보신제로 신장과 간장을 보강해 근육과 뼈를 튼튼하게 하고 정(精)과 골수(骨髓)를 보충해줍니다. 그래서 허리와 무릎이 시리고 저리고 시큰거리는 경우, 귀에서 소리가 나거나 잘 들리지 않는 경우, 잠잘 때 식은땀을 흘리는 경우 등에 쓰이고 노화 방지 효과도 있습니다. 정액을 보강하고 정이 새어나가거나 소변이 잦은 것을 막아주며 남성의 성기능을 강하게 하는 작용도 합니다. 그러니 '남자에게 좋은데'가 맞기는 한데, 모든 남자에게 좋은 것은 아닙니다. 여성에게도 좋은데, 특히 월경이 너무 많이 나오는 병증 치료에 효과적이죠.

산수유에는 어떤 성분이 들어 있나요?

산수유에는 단백질, 당질, 지질이 들어 있고 비타민 A가 많이 들어 있습니다. 비타민 C와 엽산도 꽤 들어 있고 비타민 $B_1 \cdot B_2 \cdot B_6 \cdot E$, 나이아신 등도 들어 있습니다. 미네랄로는 칼륨 함량이 높고 칼슘, 철분, 인, 마그네슘, 구리, 망간 등도 소량 들어 있습니다. 산수유가 남자에게 좋다고 하지만 섹스 미네랄인 아연은 그리 많이 들어 있지 않은데 산수유에 함유된 아연 함량은 굴, 호박씨, 완두콩, 생강, 마늘은 물론 말벌집·전갈·메뚜기·귀뚜라미 등 벌레약물에 들어 있는 함량과는 비교되지 않을 정도로 적습니다.

그 밖에도 산수유에는 코르닌, 모로니사이드, 로가닌, 타닌, 사포닌 등의 배당체와 포도주산, 사과산, 주석산 등의 유기산이 함유되어 있습니다. 코르닌은 부교감신경을 흥분시키는데, 부교감신경이 흥분되면 맥박 감소, 혈압 감소, 소화 촉진 등 몸이 편안한 상태가 됩니다. 로가닌은 중추신경흥분작용이 약간 있는 것으로 알려져 있습니다.

산수유 효과가 그렇게 좋은데 맞지 않는 분들은 안타까울 것 같아요.

산수유는 육미지황탕을 비롯한 여러 처방에 들어가는 한약입니다. 공진단에도 들어가는데, 산수유 때문에 공진단을 먹지 말아야 하느냐는 분이 있을 겁니다. 공진단에는 사향이 들어 있어 기를 잘 통하게 하므로 별 문제가 되지 않습니다. 한 가지만 복용할 때 생기는 문제도 다른 약과 함께 복용하면 상쇄할 수 있기 때문이죠. 인삼도 체질이나 몸 상태에 맞지 않으면 먹지 말아야 하지만 처방에 넣는다면 괜찮은 경우도 있습니다.

헛개나무열매

헛개나무열매와 나무를 끓여 마시는데, 어디에 좋은가요?

헛개나무열매는 숙취해소에 효과가 좋다고 알려져 있죠. 헛개는 '마신 술이 도로 헛게 된다'고 해서 이런 이름이 붙여졌다는 얘기도 있습니다. 그런데 헛개나무열매에 술을 잘 깨게 하는 효능이 있을까요? 주독의 본체는 열독과 습독입니다. 그러므로 숙취를 해소하려면 땀을 나게 하거나 대소변을 잘 나오게 해서 열과 습기를 내보내야 합니다. 헛개나무열매는 소변과 대변을 잘 나오게 하는 효능이 있으므로 숙취를 풀어주는 효과를 나타냅니다. 그 밖에 구역을 멈추게 하고 열이 달아오르는 증상을 없애며 근육과 관절의 피로를 풀어주는 효능도 있습니다.

헛개나무열매의 효과가 밝혀졌나요?

동물실험에서 헛개나무열매는 숙취해소에 작용하는 기전의 하나인 간에서 약물 해독에 관여하는 효소인 글루타티온 S-전달효소를 활성화하는 것으로 나타나 알코올 해독 효과가 있는 것으로 여겨집니다. 또 혈중 알코올 농도를 낮추는 것으로 나타나 알코올 분해 효과가 있는 것으로 확인되었습니다. 아울러 헛개나무열매는 간 해독기능이 뛰어나서 간 손상을 막고 간 기능 회복에 도움을 주므로 지방간에 좋고 만성 피로를 푸는 데 도움을 주는 것으로 알려져 있습니다.

헛개나무열매에는 포도당과 사과산 등이 함유되어 있고, 후랑구라닌, 호베닌, 암페롭신, 하벤산 등의 성분이 간세포를 보호하고 몸속의 독소와 알코올 배출을 잘되게 합니다. 칼슘이 많이 들어 있어 뼈와 근육에도 좋습니다.

헛개나무는 어떤 나무인가요?

헛개나무는 한문 이름이 지구자(枳椇子)나무입니다. 열매는 지구자, 뿌리는 지구근, 줄기 껍질은 지구목피, 잎은 지구엽인데, 모두 약이나 차로 먹지만 열매가 가장 효과가 좋습니다. 지구자나무는 원산지가 우리나라이고 중부 이남의 표고 50~800m 지대에서 자라는데, 일본, 중국 등에도 자랍니다. 대개 높이가 10~15m, 지름이 30~40cm 정도입니다.

지구자는 열매 생김새가 특이하여 닭의 발가락이나 산호처럼 생겼기에 목산호(木珊瑚)라고도 하고, 맛이 달다고 해서 나무에서 나는 꿀이라는 뜻으로 목밀(木蜜) 그리고 배나 대추같이 단맛이 나는 나무라는 뜻으로 이조수(梨棗樹)라고도 하고, 신선의 정원에서 나는 배나무라는 뜻으로 현포리(玄葡梨)라고 했으며 돌과 같이 희고 단단하다 하여 백석목(白石木)이라고 부르기도 합니다.

헛개나무열매를 복용할 때 주의해야 하는 점을 알려주세요.

헛개나무열매는 서늘한 성질이므로 몸이 냉하여 추위를 타고 손발과 배가 차가우며 대변이 묽은 사람이 복용하면 비장·위장이 냉하게 되어 소화에 장애를 주고 설사하게 되므로 적게 복용해야 합니다. 아무리 몸에 맞고 좋다고 하더라도 많이 복용하면 간독성을 일으킬 수 있으므로 주의해야 합니다. 그리고 열매의 씨앗에 약간 독성이 있으므로 말릴 때 제거해야 하고, 줄기 속껍질의 노란 부분도 독성이 강하므로 먹지 말아야 합니다.

헛개나무열매, 토복령, 오리나무, 창출, 감초를 함께 끓여서 물처럼 마시고 있습니다. 여기서 서로 궁합이 맞지 않는 것이 있나요?

헛개나무열매는 숙취해소 효과가 크고, 오리나무는 간 건강과 숙취해소에 좋은 것으로 나와 있습니다. 토복령은 소변을 잘 나오게 하고, 창출은 땀을 나게 하고 습기를 없애주므로 모두 주독을 풀어주는 데 좋습니다. 특별히 궁합이 맞지 않는 것은 없는 것으로 여겨집니다. 그런데 약재끼리 궁합도 중요하지만 약재와 사람의 궁합이 더 중요합니다. 아무리 효과가 좋다는 약재도 성질이 자기 체질과 몸 상태에 맞지 않으면 해가 되기 때문이죠. 헛개나무열매와 오리나무는 서늘한 성질이므로 몸이 냉한 분이 복용하면 비장·위장이 냉하게 되어 소화에 장애를 줍니다.

홍화씨

홍화씨는 어떻게 복용하면 좋을까요?

홍화는 잇꽃이죠. 잇꽃은 국화과에 속하고 7~8월에 노란빛으로 피었다가 붉어지는데, 붉은빛 염료를 얻는다고 하여 '홍화(紅花)'라고 합니다. 전통 혼례를 치를 때 신부의 양쪽 뺨에 빨간 도장을 찍는 '연지(臙脂)'처럼 붉은색 화장품의 재료가 되지요.

홍화는 따뜻한 성질로 혈을 잘 통하게 하고 어혈을 풀어주는 효능이 있어 타박상을 입은 경우와 어혈로 인한 통증, 여성의 월경이 막혀 나오지 않거나 월경통이 있는 경우를 비롯한 부인병, 중풍 등에 활용됩니다. 콜레스테롤 수치를 떨어뜨리고 혈관을 깨끗하게 하여 고혈압, 동맥경화 등 혈관 질환의 예방과 치료에 좋고, 성기능 장애 치료에도 효과가 있습니다. 남성이나 여성의 성기능이 원활하려면 혈이 잘 통해야 하기 때문입니다.

홍화씨는 어디에 활용되고 어떻게 먹어야 하나요?

홍화씨는 홍화자(紅花子) 또는 홍화인(紅花仁)이라고 하는데, 뼈를 튼튼하게 하는 효능이 커서 요통, 무릎 통증, 관절염 등의 관절과 뼈 질환에 좋고 골다공증에도 도움이 됩니다. 골절이 되었을 때 접착에 필요한 물질의 분비를 촉진하는 효과도 있고, 아이들의 키 성장에도 도움을 줍니다. 혈액순환이 잘되게 하고, 암세포 증식을 막아주는 효과도 있지요. 홍화에는 지방과 단백질 함량이 많고, 칼슘과 인이 들어 있습니다.

홍화씨 기름에는 불포화지방산인 리놀산이 60% 이상 함유되어 있고 올레산이 30% 이상 들어 있어 콜레스테롤 수치를 떨어뜨리고 체내 칼슘 흡수를 도와 뼈에 좋습니다. 기름에는 비타민 E도 들어 있어 자외선으로부터 피부를 보호해줍니다. 달여서 마셔도 되고 말린 뒤 볶아서 가루 내어 먹어도 됩니다. 잇꽃의 씨는 기름을 짜서 각종 요리에 식용유로 활용하지요.

홍화는 어혈, 즉 응어리를 풀어주므로 임신부, 월경량이 많은 여성은 피해야 합니다. 또 홍화를 비롯한 어혈을 풀어주는 약은 설사를 일으킬 수 있으므로 주의해야 합니다.

골다공증으로 홍화씨가루를 복용하는데 담석을 걱정하지 않아도 되나요?

담석증은 콜레스테롤이 많은 기름진 음식을 섭취하거나 담즙 성분에 이상이 생겨 농축될 때 잘 생깁니다. 화를 내거나 신경을 많이 쓰면 간장이나 담낭의 기가 잘 소통되지 않아서 담석이 생기고 체질적으로 비만하면서 열이 많거나 음기가 허약해서 열이 많은 경우 담석이 생깁니다. 결국 열이 많아 담석이 생기는 것이죠.

홍화에는 지방과 단백질이 많이 들어 있고 칼슘과 인이 있지만 콜레스테롤 수치를 떨어뜨리고 혈관을 깨끗하게 하여 고혈압, 동맥경화 등의 예방과 치료에 좋습니다. 홍화씨에는 리놀산이 60% 이상 함유되어 있고, 올레산이 30% 이상 함유되어 있어 콜레스테롤 수치를 떨어뜨리고 체내 칼슘 흡수를 도와 뼈에 좋습니다. 그러니 담석이 생기게 하지는 않지만 따뜻한 성질이라 열이 많은 분은 주의할 필요가 있습니다.

황칠

황칠나뭇가지와 대추를 물에 끓여 먹습니다. 전에는 영지버섯을 넣고 끓여 먹었는데 이것들의 성질을 알고 싶어요. 남편은 뇌경색 증세가 있고 저와 딸들은 대체로 손발이 차갑습니다.

황칠(黃漆)은 진시황이 동방으로 가서 구해오게 했던 불로초 가운데 하나입니다. 황칠나무는 세계에서 유일하게 한반도 남부와 제주도에서만 자라는데, 만병통치나무 혹은 병을 쫓아내는 나무라고 불리고, 산삼나무, 인삼나무라고도 불립니다. 이름만큼 사포닌 성분이 인삼이나 산삼보다 많아서 기력 강화에 좋다고 알려져 있습니다. 옛날에는 왕실에서만 사용되었고 일반 백성은 사용할 수 없는 귀한 한약재였습니다.

황칠나무는 통일신라시대에는 해상왕 장보고의 교역상품 중 최상품으로 취급되었다고 하는데, 실학의 선구자 이수광의 《지봉유설(芝峰類說)》에는 '세상에 이보다 더한 보물이 어디 있겠는가?'라고 기록되어 있고, 성호 이익의 《성호사설(星湖僿說)》에는 진시황이 불로초를 찾기 위해 사신을 보낸 것이 황칠 때문이라고 기록되어 있습니다.

황칠나무는 어떤 나무인가요? 칠이라면 옻나무와 비슷한가요?

황칠과 옻은 '옻칠 천 년, 황칠 만 년'이라는 말이 있을 정도로 전통 천연 도료로 유명합니다. 약효에서도 비슷한 점이 있긴 하지만 황칠나무와 옻나무는 다릅니다. 옻나무는 무환자나무목 옻나뭇과에 속하고, 황칠나무는 산형화목 두릅나뭇과에 속합니다. 황칠나무는 높이가 최대 15m에 달하는 큰키나무로 잎이 오리발처럼 생겼는데, 예부터 채취와 정제법 등이 까다롭고 구하기 어려운 최고급 천연 약재로 사용되어왔습니다. 우리나라 고유의 자원으로 옻나무와 달리 독성이 없습니다.

황칠나무가 뇌경색과 손발이 차가운 데 효능이 있나요?

황칠나무는 《본초강목》에 '금과 같이 빛나고 맛이 쓰고 독이 없으며 화병·주독·나병 치료에 쓴다'고 나오는데, 이름을 풍하리(楓荷梨)라고 합니다. 풍하리는 풍습(風濕)을 물리치고 혈맥을 통하게 하는 효능이 있어 풍습으로 인한 비통(痹痛), 편탄(偏癱, 반신마비), 편두통, 월경부조 등을 치료한다고 하였습니다. 황칠나무는 단맛에 따뜻한 성질로 활혈맥(活血脈), 즉 혈맥을 잘 통하게 하는 효능이 있습니다. 그러므로 혈액순환을 잘되게 하여 어혈을 없애주고 월경불순, 심혈관 질환, 고혈압, 동맥경화, 콜레스테롤이 높은 고지혈증 등에 효과가 있습니다. 팔다리 근육이 마비되고 저리거나 관절에 통증이 있거나 중풍에 따른 팔다리 마비 등에 활용되어왔습니다. 물론 뇌경색에도 도움이 되고 손발이 차가운 경우에도 좋습니다.

황칠나무는 외국에도 알려져 있나요?

황칠나무는 학명이 덴드로파낙스 모비페라(Dendropanax Morbifera)입니다. 그리스어인 덴드로파낙스(Dendropanax)는 '덴드로(Dendro)'는 나무, '파낙스(panax)'는 판(Pan, 모두)과 악소스(Axos, 의약)가 결합된 복합어로 '만병통치약'이란 뜻이므로 이름 자체가 '만병통치의 나무인삼'이라는 의미이죠. 그리고 모비페라(Morbifera)는 라틴어로 Morbi는 '병', Ferus는 '옮기는'이란 뜻이므로 '병을 가져가는 만병통치나무'라는 의미가 있습니다. 같은 두릅나뭇과에 속하는 인삼의 학명은 파낙스 진생(Panax ginseng), 가시오가피의 학명은 아칸토파낙스(Acanthopanax)로 역시 만병통치약을 뜻하는 파낙스(panax)가 사용되었죠.

황칠나무의 약효가 실험적으로 밝혀졌나요?

동물 실험에서 황칠은 혈액지질을 저하시키고 몸에 좋은 고밀도 콜레스테롤을 증가시켰습니다. 또 혈액순환, 혈류개선에 도움을 주며 관상동맥 질환과 고혈압에 좋고, 당뇨병을 유도한 흰쥐의 혈당을 상당히 떨어뜨리고 인슐린 분비를 촉진했다고 합니다. 골다공증과 관절염, 치주 질환에도 효과가 있다고 하는데, 뼈 표면에 칼슘을 붙여주는 접착제 역할을 하여 손상된 뼈의 재생이 황칠을 투여하지 않은 실험군에 비하여 3배 이상 빨랐다고 합니다. 즉 황칠을 복용하면서 칼슘이 다량 함유된 음식을 곁들이면 치아와 뼈의 재생에 도움이 된다는 겁니다.

황칠의 약효는 그 밖에 어떤 것이 밝혀져 있나요?

알코올로 인한 간손상을 억제하며 간에 유해한 성분을 줄여 간 보호에 도움을 주므로 숙취해소와 피로해소에 도움이 됩니다. 이는 황칠수액에 들어 있는 다당체 물질 때문이라는 연구 결과가 나와 있습니다. 또한 위장 보호 효과, 항산화작용이 있고 면역세포와 신경세포의 활성을 촉진하는 작용이 있으며, 살균·항균 작용이 강하여 식중독 원인균에도 항균력이 높은 것으로 밝혀졌습니다. 항염증·항암 작용도 있는데, 황칠은 암세포를 스스로 죽도록 유도하는 세포사멸(apoptosis)작용이 있습니다.

피부미백과 피부노화 개선 효능이 있고 면역력 강화, 집중력 향상 등의 작용도 있다고 합니다. 특히 정신을 맑게 하고 신경을 안정시켜 심신을 편안하게 해주는 '안식향'이라는 독특한 향이 있는데 스트레스, 우울증, 불면증, 치매 등에 도움이 될 것 같습니다.

황칠나무와 대추, 영지버섯을 함께 달여 마시는 것은 어떤가요?

황칠은 어혈을 풀어주므로 임신 중에는 복용할 수 없고, 따뜻한 성질이므로 열이 있는 분은 주의해야죠. 대추는 따뜻한 성질이지만 단맛이 강하므로 비만한 경우는 맞지 않고, 영지버섯은 약간 서늘한 성질이므로 손발이 차가운 경우에는 맞지 않습니다.

계피

계피가루에 꿀을 타서 먹으면 건강에 좋다고 해서 먹으려고 하는데 먹기가 불편하네요. 계피가루가 어디에 어떻게 좋은지 궁금합니다.

계피(桂皮)는 차로도 많이 마시고 수정과의 주된 재료라는 것은 잘 아시죠. 계피는 매운맛에 따뜻한 성질로 비장·위장을 따뜻하게 하고 통증을 멎게 하는 효능이 있어 뱃속에 찬 기운이 쌓여 생긴 복통과 구토, 딸꾹질 등의 치료에 쓰입니다. 또 혈액순환을 활발하게 하고 맥을 소통하며 어혈을 풀어주는 효능이 있어 넘어지고 부딪쳐서 생긴 어혈통과 산후복통 치료에 좋습니다. 바람과 찬 기운을 물리쳐주므로 허리와 무릎, 손발이 시리거나 저리고 아플 때도 효과가 있습니다.

계피는 2009년 암 억제와 면역증진에 효과가 있는 것으로 밝혀졌습니다. 국내 연구팀의 동물실험에서 계피추출물이 종양 형성의 중요 인자로 알려진 물질 Cox-2와 HIF-1α의 발현 및 활성을 억제하는 것으로 나타났는데, 계피추출물을 투여하면 20일 이내에 암 덩어리가 눈으로 확인될 정도로 현저히 줄어들었다고 합니다. 그리고 계피추출물 투여 시 항암 면역에 주요한 역할을 하는 CD8 T세포에서 항암 활성이 증가됐다고 합니다.

계피가루에 꿀을 타서 먹기가 불편하다는데 왜 그런가요?

계피가 매운맛이 강하고 따뜻한 성질이 강해서 그렇지 않나 싶은데, 연하게 해서 적은 양으로 드시면 될 것 같습니다. 계피가 체질에 맞지 않는 경우 부작용이 생겨 불편할 수도 있는데, 열이 많은 체질에 맞지 않습니다. 특히 몸이 마르면서 열이 달아오르는 경우, 폐결핵 같은 경우 가장 해롭습니다. 열이 많은 분이 계피를 복용하면 어지럼증이나 눈이 뻑뻑해지는 증상이 생길 수 있고 기침이 생길 수 있으며, 심하면 목 안이 마르고 맥박수가 증가하며 소변량이 줄고 피부에 반점이 생기는 등의 부작용이 나타날 수 있습니다. 임신부는 반드시 피해야 하고 아이들에게도 좋지 않습니다. 출혈이 있거나 고혈압이 있거나 당뇨병이 있는 분은 주의할 필요가 있습니다.

계피와 꿀은 궁합이 좋은가요?

꿀은 감초와 마찬가지로 백약을 조화하는 효능이 있으므로 거의 대부분의 음식과 궁합이 잘 맞습니다. 그런데 마늘과 파는 성질이 꿀과 상반되므로 궁합이 좋지 않죠. 꿀은 몸에 윤기를 넣어주는 보약인 반면 마늘과 파는 기를 소통하고 발산하는 성질이 있기 때문입니다. 게다가 마늘과 파는 따뜻한 성질이고 꿀도 몸에 열이 많은 사람에게 마땅치 않기 때문이죠. 계피도 찬 기운을 발산해 내보내는 성질이 있어 꿀의 성질과 상반되므로 좋은 궁합이 아닙니다.

꿀은 몸속에 습기와 담이 쌓여 있거나 뱃속이 가득하게 불러 있거나 설사를 잘하는 분들은 피해야 합니다. 꿀맛이 좋기는 하지만 비만한 분들이나 몸이 잘 붓는 분들은 피해야 하는 것이죠.

속이 냉한 편이고 트림이 잦으며 무른 변을 볼 때가 많은데 계피와 생강이 좋은지 궁금합니다. 날씨가 추울 때는 우유도 못 마시고 찬 과일을 먹기만 하면 설사가 납니다. 치료 방법을 알려주세요.

이런 경우 추위를 많이 타고 손발이 차가우며 배도 차가울 겁니다. 그래서 소화가 잘되지 않으며 트림이나 방귀가 자주 나고 대변이 묽거나 설사를 잘하죠. 속이 따뜻해야 소화가 잘되고 대변이 정상 형태로 나오게 됩니다. 물론 속에 열이 너무 많으면 소화가 너무 잘되어 자꾸 배가 고프고 대변이 굳어져 변비가 되지요. 이처럼 몸이 냉한 분은 양기가 허약한 양허체질, 특히 신장의 양기와 비장의 양기가 허약한 비신양허증일 것 같습니다. 양기가 약해지면 면역기능과 항병력도 떨어지므로 찬 기운을 받으면 쉽게 감기에 걸리게 됩니다.

이 경우 계피와 생강은 어떤가요?

계피는 매운맛에 따뜻한 성질로 비장·위장을 따뜻하게 하고 통증을 멎게 하는 효능이 있어 뱃속에 찬 기운이 쌓여 생긴 복통과 구토, 딸꾹질 등의 치료에 쓰입니다. 혈액순환을 활발하게 하고 맥을 소통하며 어혈을 풀어주는 효능도 있습니다. 바람과 찬 기운을 물리쳐주므로 허리와 무릎, 손발이 시리거나 저리고 아픈 경우에도 효과가 있습니다. 생강도 따뜻한 성질로 소화를 돕고 식욕을 돋우며 비장·위장이 냉하여 생긴 복통과 구토를 치료합니다. 소화액 분비를 자극하고 위장의 연동운동을 촉진하는 성분이 들어 있는데, 비장·위장을 따뜻하게 하여 상부로 치받아 올라오는 기운을 억누르므로 구토를 억제하는 것이죠. 양허증에는 계피와 생강이 도움이 됩니다. 그러나 몸에 다른 문제가 있다면 함부로 드시면 안 되고, 특히 장복하는 것은 위험할 수도 있지요.

이 경우 도움이 되는 약초나 음식을 알려주세요.

신장의 양기를 보충해 몸에 따뜻한 기운을 넣어주며 비장·위장을 따뜻하게 보강해줘야 합니다. 인삼차나 생강차를 마시거나 마늘을 오래 먹는 것이 좋으며, 찹쌀을 먹거나 쑥을 달여 마시는 것도 좋습니다. 닭고기·개고기·염소고기도 도움이 되며 미꾸라지·명태·조기·복숭아 등이 좋은데, 따뜻한 성질로 위장을 데워주고 소화를 도와줄 수 있기 때문입니다. 한 약재로는 오가피, 두충 등이 좋습니다. 원인에 따라 몸에 쌓인 찬 습기를 몰아내기 위해 땀을 내는 치료법을 쓰는 경우도 있습니다.

냉장된 음식을 주의해야 하지만 메밀, 보리, 팥, 녹두, 고사리, 미나리, 알로에, 우엉, 버섯, 상추, 미역, 다시마, 오이, 참외, 딸기, 감, 우유, 오징어, 게, 돼지고기, 맥주 등 성질이 차가운 음식도 피해야 합니다.

모과

천식으로 35년 정도 고생하고 있습니다. 1년 전까지는 잘 익은 모과를 설탕으로 숙성해 차로 마시곤 했는데 당뇨가 심해져 모과에 사과식초를 부어 숙성 중입니다. 모과식초 발효액을 따뜻한 물에 타서 마셔도 괜찮을지 궁금합니다.

모과는 향기가 진하여 마음을 가라앉혀주므로 예부터 선비들이 좋아해 문갑 위에 놓아두었고, 요즘은 차 안에 두는 분들이 많죠. 모과는 시고 떫고 못생겼지만 향기와 약효가 좋기 때문에 한약재로도 쓰입니다. 폐를 도와 가래를 삭여주고 기침을 멎게 하므로 감기는 물론이고 만성 기관지염에도 효과가 있으며, 체력이 약하여 쉽게 피로하고 감기에 잘 걸리는 분들의 예방과 치료에도 좋습니다. 천식이 있는 분이 감기에 걸리면 천식 발작이 나타나거나 악화되므로 감기 예방에 좋은 모과가 체질에 맞는다면 도움이 됩니다. 모과는 끈적끈적한 점액 같은 것이 많을수록 좋습니다. 얇게 썰어 햇볕에 말렸다가 차로 마시면 됩니다.

모과를 설탕으로 숙성시키다가 당뇨가 심해져 사과식초로 숙성 중이라고 하셨는데, 사과식초로 숙성시키면 당뇨에 문제가 없나요?

당연히 설탕보다는 사과식초로 숙성시켜서 드시는 것이 좋습니다. 그런데 모과는 신맛이 강하므로 당뇨병이 있든 없든 변비가 있거나 소변이 적게 나오거나 소변색이 붉은 경우에는 피해야 합니다. 그리고 비만하거나 몸이 잘 부어도 피해야 합니다. 신맛이 몸에서 무엇이든 빠져나가는 것을 막아주기 때문이죠.

또한 모과는 음식에 체하여 뱃속이 꽉 막혀 있거나 위산이 많은 경우 주의해야 합니다. 모과가 위장에 좋은 경우도 있지만 위산이 부족할 수도 있습니다. 모과를 많이 먹으면 신맛에 이와 뼈가 손상을 입을 수 있으므로 주의해야 합니다.

모과에는 어떤 영양성분이 들어 있나요?

모과의 신맛은 사과산, 구연산, 주석산 등의 각종 유기산으로 신진대사를 도와주고 소화 효소의 분비를 촉진하는 효과가 있습니다. 당분, 비타민C, 플라보노이드, 사포닌, 타닌 등이 함유되어 있고, 칼슘과 칼륨, 철분 등의 미네랄도 들어 있습니다.

모과는 신경통이 있는 분들이 드신다고 하는데요.

모과는 신맛이 강한데, 한의학에서 신맛은 간장과 연계되며 간장이 근육을 주관합니다. 따라서 모과는 습기를 물리치고 근육을 활기차게 하는 효능이 있으므로 팔다리 근육에 경련이나 쥐가 나고 저리거나 관절통, 신경통이 있는 것을 치료할 수 있죠. 넓적다리나 무릎이 시큰거리고 아프거나 다리가 붓고 아플 때도 좋으며, 습기로 허리와 무릎에 힘이 없는 경우에도 좋습니다.

그 밖에도 모과는 비장·위장을 편안하게 하는 효능이 있어 구토가 그치지 않거나 설사가 그치지 않을 때 낫게 하고 이질이 심할 때도 좋습니다. 특히 식중독으로 배가 뒤틀리듯이 아프고 토하며 설사가 나오고 심할 경우 다리에 경련이 나타나기도 하는 병을 '곽란' 흔히 '토사곽란'이라고 하는데, 모과를 달여 먹으면 효과가 있습니다. 술을 많이 마셔서 숙취가 생긴 경우에도 좋습니다.

겨우살이

겨우살이가 관절에 물이 찬 데 좋다는데 누구나 먹어도 되는지 궁금합니다. 또 암에 좋다고 해서 한 번씩 끓여먹는데 괜찮은지요?

겨우살이는 겨우살잇과에 속하는 기생식물로 늙은 뽕나무에 기생하여 그 영양을 빨아먹으며 자라죠. 주로 활엽수 나뭇가지 끝에 매달려 멀리서 보면 까치둥지 모양으로 매달려 있는데, 그것이 줄기와 가지입니다. 겨우살이는 상기생(桑寄生, 뽕나무겨우살이)과 곡기생(槲寄生, 겨우살이)으로 구분하며, 우리나라에 자생하는 겨우살이는 대부분 곡기생으로 참나무, 팽나무, 물오리나무, 밤나무, 자작나무 등에 기생합니다. 두 약물의 효능은 유사하죠. 참나무겨우살이는 선조들이 초자연적 힘이 있는 것으로 믿어왔습니다. 동서양을 막론하고 옛사람들은 겨우살이를 귀신을 쫓고 온갖 병을 고치며, 아이를 낳게 하고 벼락과 화재를 피할 수 있을 뿐 아니라 장생불사의 능력이 있는 신성한 식물로 여겨왔습니다. 특히 유럽 사람들은 참나무겨우살이를 불사신의 상징으로 믿었고, 하늘이 내린 신성한 풀이라고 하여 절대적인 경외의 대상으로 여겼습니다.

겨우살이에는 어떤 효능이 있나요?

뽕나무겨우살이, 즉 상기생은 《동의보감》에 상상기생(桑上寄生)으로 나옵니다. 상기생은 풍기와 습기를 없애주고 간과 신장을 보충하며, 근육과 뼈를 튼튼하게 하고 경락을 통하게 하며 피부를 충실하게 하는 효능이 있습니다. 그래서 허리와 무릎 등의 관절이 시큰거리고 저리거나 통증이 있는 경우 좋은데, 관절에 물이 찬 데도 좋습니다. 고혈압에도 좋고 젖을 잘 나오게 하며 임신부의 태를 편안하게 하는 안태(安胎) 효능도 있습니다. 상기생에는 플라보노이드, 사포닌 성분이 들어 있지요.

암에 좋다고 해서 끓여 마신다고 하는데, 겨우살이에 항암 효과가 있나요?

겨우살이는 방광암, 자궁경부암, 폐암, 임파육종, 횡문근육종, 골육종 등의 옹종(癰腫) 치료에도 활용합니다. 서양에서는 1920년대 독일 의학자 루돌프 스테이너가 개발해 유럽지역을 중심으로 항암요법에 활용하며, 주사제 형태로 개발되어 단독으로 종양 임상 치료에 사용하거나 방사선 요법 및 항암제와 병용합니다. 국내 연구에서도 항산화 효과, DNA 손상방어, 항돌연변이, 면역증강, 신경세포보호, 혈압강하 및 혈청지질 개선효능 등이 규명되었습니다. 항암 연구에서도 암세포 증식 억제, 종양전이 억제, 암세포 사멸유도 및 신생혈관 억제 활성 등이 규명되었으며 간암, 피부암, 폐암, 뇌종양 등에 유효하다는 보고가 있습니다.

겨우살이를 복용할 때 주의해야 할 점을 알려주세요.

겨우살이는 독성이 없고 성질이 차갑지도 따뜻하지도 않은 중간이므로 누구나 먹어도 큰 문제는 없습니다. 하지만 쓴맛이라 기가 약한 분, 풍기와 습기가 별로 없는 야윈 분은 주의해야 합니다. 무엇보다 몸 상태에 맞아야 하고 맞더라도 1회 복용량이나 복용기간을 적절하게 해야 합니다. 약이면서 음식으로 먹는 것은 어지간히 먹어도 큰 탈이 없지만 약으로만 쓰이는 것은 주의해야 합니다.

오미자

평소 오미자 열매를 끓여서 음료처럼 매일 마시는데 오미자의 효능을 알고 싶습니다.

오미자는 신장을 보익하는 효능이 커서 보약처방에 들어갑니다. 훌륭한 강장, 강정제이죠. 그래서 몸이 나른하고 정신이 피로한 경우 좋습니다. 육체노동자들에게 오미자를 투여한 시험에서 노동으로 오는 피로를 막거나 빨리 풀리게 하는 효과가 있는 것이 밝혀졌습니다. 심장의 기를 조절하고 중추신경의 기능을 바로잡아주는 효과가 있는데, 정신노동을 하는 사람에게 먹였을 때 정신활동이 좋아지고 기억력이 증가되었습니다. 더위에 지쳐서 기운이 없고 입이 마르며 땀이 줄줄 흐를 때 마시는 차로도 좋습니다.

예부터 여름에 오미자차를 마셔왔나요?

여름철 청량음료로 안성맞춤이므로 예부터 음력 오뉴월에는 오미자차를 마셨습니다. 오미자차를 마시면 오장의 기를 보익하고 갈증이 멎으며 생기가 나기 때문이죠. 오미자가 왜 갈증을 멎게 하고 땀을 막아줄까요? 오미자(五味子)는 다섯 가지 맛이 모두 들어 있다고 해서 붙여진 이름인데, 실은 신맛 위주입니다. 신맛은 갈증을 멎게 해줄 뿐만 아니라 몸에서 무엇이든 빠져나가는 것을 막아주고 거두어주는 작용을 나타냅니다. 그러므로 오미자는 땀을 거두어들이는 효능이 있어 땀을 그치게 하는데, 특히 양기가 허약해 저절로 땀을 흘리는 '자한(自汗)' 치료에 쓰입니다. 이처럼 오미자가 여름에 효과적이므로 한방에서 여름철의 대표적 보약처방인 생맥산(生脈散)에 들어갑니다.

생맥산은 어떤 약물로 구성된 보약인가요?

생맥산에는 오미자와 인삼, 맥문동이 들어갑니다. 생맥은 맥이 살아난다는 뜻인데, 맥이 뛰려면 기(氣)가 충분해야 하지요. 우리 몸에서 기는 폐가 주관하고 맥은 심장이 주관합니다. 생맥산은 맥이 활발해지도록 폐와 심장의 기를 왕성하게 하는 약물로 구성되어 있으므로 기운이 나고 몸에서 진액(津液), 즉 물기가 생겨나게 하는 약입니다. 여름에 더위를 먹어 몸이 나른하고 기운이 가라앉으며, 말을 하기 귀찮아하고 입이 마르며, 맥이 약한 등의 증상이 나타날 때 생맥산이 좋습니다. 재료들을 가루로 만들어 물에 타서 수시로 음료수처럼 마시면 기운이 샘솟듯 회복될 겁니다.

오미자가 질병 치료에는 쓰이지 않나요?

오미자는 당뇨병에 효과가 있으므로 갈증이 심한 분이 오미자를 달여 마시면 갈증이 멎고 혈당도 내려갑니다. 폐를 보익하는 효능이 있어 폐와 신장의 기가 부족해서 생기는 기침, 만성 기관지염, 천식에 좋습니다. 또한 간 질환의 예방과 치료에 좋은데, GOT, GPT 수치를 떨어뜨리며 간염이나 지방간을 비롯한 각종 간 질환에 효과적입니다. 주독을 풀어주는 효과도 있어 술 마신 뒤에도 좋습니다. 항균작용도 있는데 대장균, 이질균, 폐렴균, 포도상구균, 녹농균, 티푸스균 등에 대한 억제작용이 있는 것이 밝혀졌습니다.

오미자 달인 물을 8년 동안 마셔도 괜찮나요?

한약재가 맞지 않으면 그리 오래 가지 않아 탈이 나게 마련입니다. 연한 차로 마셨더라도 오래되면 탈이 날 텐데, 8년이나 마셔왔으니 몸에 맞는다고 봐야 할 것 같습니다.

오미자를 복용할 때 주의해야 하는 경우도 있습니다. 오미자는 따뜻한 성질이므로 열로 인한 기침, 천식이나 찬 바람을 맞아서 생긴 감기의 초기에는 피해야 합니다. 피부병이나 염증성 질환 초기에도 피해야 하는데 오미자가 몸에서 땀을 비롯해 무엇이든 빠져나가는 것을 막아주므로 열과 같은 나쁜 기운이 빠져나가지 못하기 때문이죠. 몸이 무겁고 잘 부으면서 땀이 잘 나지 않고 소변을 적게 보는 경우에도 적합하지 않습니다. 그러니 체중이 많이 나가는 분에게는 맞지 않고, 특히 열성체질에 맞지 않습니다.

오미자가 특별히 잘 맞는 체질이 있나요?

사상체질론에 따르면 태음인 체질에 맞는 것으로 나와 있습니다. 태음인은 체격이 큰 편으로 골격이 굵고 근육이 두꺼우며 허리와 복부가 발달되어 사상체질 중 가장 비만형이죠. 식성이 좋아 살이 잘 찌는 체질이니 운동이 부족하면 비만해져 고혈압, 당뇨병, 동맥경화, 중풍 등 성인병에 걸리기 쉽지요. 심장과 폐의 기능, 즉 순환기와 호흡기 계통이 약하므로 심근경색, 기관지염, 폐렴, 천식이 오기 쉽습니다. 땀구멍이 성글어 평소에도 땀을 잘 흘리는데, 땀이 잘 나오면 건강한 상태로 볼 수 있으며, 피부가 단단하고 땀이 나오지 않으면 병을 의심해봐야 합니다. 그러니 통통한 분이 땀이 많이 난다고 무조건 오미자로 막는 것은 좋지 않습니다. 호흡기가 약한 경우, 그것도 오미자가 따뜻한 성질이므로 열이 없는 경우라야 합니다.

오미자를 차로 마시려면 그냥 물에 넣고 끓이면 되나요?

오미자를 뜨거운 물에 넣어 달이지 말고 냉수에 10시간 이상 담가서 우러난 물을 끓이는 것이 좋습니다. 그래야 떫고 신맛이 없어지지요. 오미자를 술로 담가 마셔도 좋은데, 몸이 피로하면서 기침·천식이 있을 때 효과가 좋습니다. 양기가 허약해 땀을 많이 흘릴 때는 황기와 계피를 추가하면 효과를 높일 수 있습니다.

오미자와 마늘을 함께 먹는 것은 어떤가요?

오미자는 신맛이 위주인데 신맛은 갈증을 멎게 해줄 뿐만 아니라 몸에서 무엇이든 빠져나가는 것을 막아주고 거두어주는 작용을 합니다. 그래서 오미자는 땀을 그치게 하죠. 그런데 마늘은 매운맛으로 기를 소통하게 하고 발산하는 성질이 있습니다. 정반대 성질이죠. 그러니 오미자와 마늘은 궁합이 맞지 않아 함께 먹지 말아야 합니다. 더욱이 마늘이 열성이고 오미자도 따뜻한 성질이므로 열이 있는 편인 분에게는 탈을 일으키기 쉽지요.

옻

옻이 위장에 좋다는 사람, 간에 해가 된다는 사람이 있는데 저는 옻을 타지 않아서 기회만 되면 먹어요. 그런데 옻의 약효와 활용법 등을 제대로 알고 싶어요.

옻순은 4월 말에서 5월 초에만 먹을 수 있지요. 옻이 올라 고생한 분들도 많을 텐데, 산에 갔다가 우연히 옻나무에 접촉되거나 옻닭을 먹어서 옻독이 올라 피부가 부풀어 오르고 심하게 가려워지기도 하지요. 그렇지만 옻은 약효가 훌륭해서 옻을 이용한 민간요법도 많이 전해오지요.

옻에 약효가 많다면 언제부터 약으로 활용했나요?

옻은 중앙아시아 고원지대인 티베트와 히말라야 지방이 원산지로 한국·

중국·일본·베트남 등 아시아 지역에서 재배되어왔는데, 약 4,000년 전부터 약으로 활용되었습니다. 우리나라에는 함경북도를 제외한 전 지역에 분포되었으나 현재는 대부분 원주지역에서 생산됩니다.

2,000여 년 전의 한방 약물서적인 《신농본초경》에 따르면 옻이 근육이 상하고 관절이 부러진 것을 이어주고 뇌수를 강하게 하며 팔다리가 저린 병증을 치료한다고 하였습니다. 또한 오래 먹으면 몸을 가볍게 하고 늙는 것을 견디게 한다고 했으니 노화 억제약이 된다고 하였죠. 《향약집성방》과 《동의보감》에도 효능이 나옵니다. 옻을 약으로 쓸 때는 말린 '건칠(乾漆)'을 사용합니다.

옻은 어떤 성질이고 무슨 약효가 있나요?

옻은 매운맛에 따뜻한 성질이며, 아래로 내려가는 성질입니다. 어혈을 깨뜨리고 덩어리를 풀어주며 여성의 월경이 막혀서 나오지 않는 것을 치료합니다. 어혈은 피가 흐르는 것이 지체되어 시원하게 흐르지 못하거나 피의 상태에 변질이 생긴 것을 말하죠. 부딪쳐서 피멍이 들어 생기거나 몸속에서 출혈된 것이 덩어리로 굳어지기도 하는데, 옻은 특히 오래도록 응결되어 단단해진 어혈을 풀어주므로 깨뜨린다고 하죠. 그만큼 어혈을 풀어주는 효과가 아주 강력하다는 겁니다. 옻은 적취(積聚), 즉 몸속에 생기는 덩어리를 풀어주는 효능도 있습니다. 적취는 요즘의 악성 혹은 양성 종양에 해당하므로 옻이 항암제인 셈이죠.

옻에 항암 효과가 있다는 얘기군요?

한의학에서 암은 주로 정기가 허약해진 상태에서 정신적 자극을 과도하게 받거나 외부로부터 나쁜 기운을 받아 내부의 기 소통이 원활치 않아서 담, 어혈, 수기가 서로 맺히고 얽혀서 생겨나는 것으로 봅니다. 어혈과 적취를 풀어주는 효능이 있는 한약재는 항암 효과가 있는데, 옻의 항암 효과도 이미 밝혀졌습니다. 옻나무에 함유된 우루시올과 29가지 플라보노이드 성분이 항암 효과를 나타냅니다.

우루시올과 플라보노이드의 항암작용이 밝혀졌나요?

우루시올은 암세포에 대한 강력한 세포 독성물질로 작용합니다. 1997년 한국과학기술연구원 생명공학연구소에서 국내산 참옻 수액의 우루시올 성분으로 실험한 결과 암세포를 죽이는 탁월한 항암 활성이 나타났죠. 산림청 임목육종연구소에서도 옻 수액의 우루시올을 분석해 항암 효과가 뛰어난 MU2 성분을 추출하였는데, 옻나무를 열처리해 얻은 화칠(火漆)에서 추출한 MU2는 항암 효과가 탁월할 뿐 아니라 옻의 알레르기 현상과 무관한 안전한 복합물질이라고 합니다. MU2는 기존의 항암제인 테트라플라틴보다 동물의 혈액암세포, 인체 폐암 및 위암세포 생장을 억제하는 효과가 훨씬 우수하다고 발표했습니다. 암세포를 정상세포로 바꿔주고 종양 절개수술 후 나타날 수 있는 암세포의 급속한 증식도 막아준다고 하는데, MU2에는 항산화기능과 숙취해소기능도 있다고 합니다.

옻나무에 들어 있는 우루시올 성분의 항암 효과가 대단하군요.

강원도 원주산 옻 수액에는 우루시올 성분이 거의 50%나 되는 것으로 분석되었을 만큼 그 자체로 항암제나 다름없습니다. 우루시올은 곰쓸개 등에서도 추출되는데, 인체 노화를 억제하고 각종 질병을 유발하는 활성산소를 제거하는 능력이 토코페롤보다 2배나 높은 것으로 알려져 있습니다.

플라보노이드는 혈관의 신생을 억제해 암세포를 굶겨 죽이고 전이를 막으며 암세포의 기관분화 특이유전자를 전환하여 정상기관 세포로 분화가 유도되게 하는 작용이 있습니다. 암세포의 유전적 변형을 차단해 정상적

세포 분열을 유도함으로써 악성 암세포를 제거한다는 것이죠.

그 밖에 옻나무의 효능으로는 어떤 것이 있나요?

《동의보감》에 나오는 기생충을 없애주는 약 가운데 건칠(乾漆)이 있습니다. 그 지독한 암을 없애는 효과가 있으니 기생충 정도야 쉽게 없애주는데, 기생충을 없애는 한약재에는 대부분 항암 효과가 있습니다. 건칠을 부스러뜨려 연기가 나지 않을 때까지 볶은 다음 가루를 내어 봉밀에 반죽해서 벽오동씨 크기로 알약을 만들어 한 번에 15알씩 따뜻한 물로 먹으면 됩니다. 혹은 가루를 내어 한 번에 4g씩 따뜻한 물에 타서 먹어도 회궐(蛔厥)로 생긴 심통, 즉 가슴앓이가 낫는다고 하였죠.

추위를 많이 타고 윗배 쪽이 매우 차서 옻나무 끓인 물로 조청을 만들어 먹는데 괜찮은지 궁금합니다.

옻은 추위를 많이 타거나 수족냉증이 있을 때 좋은 약입니다. 따뜻한 성질이므로 몸을 따뜻하게 하고 혈액순환이 잘되게 하여 손발까지 따뜻하게 하는 것이죠. 어혈은 몸이 냉하면 잘 생겨나는데, 옻은 몸이 냉한 분의 혈액순환을 촉진하고 기운을 잘 통하게 하여 어혈을 풀어줍니다. 물론 몸이 냉한 여성의 월경불순, 생리통에도 효과가 크고, 몸이 냉한 남성의 정력에도 도움이 됩니다. 위장병에도 효과를 볼 수 있는데, 위염, 위궤양 등의 원인이 되는 헬리코박터균을 제거하는 작용을 합니다. 옻을 달인 물로 조청을 만들어 먹어도 좋습니다.

옻은 추운 겨울에 추위를 막기 위해 먹는 것이 좋겠는데, 여름에 옻닭을 많이 먹는 이유는 무엇인가요?

여름에는 몸속 양기가 피부 표면으로 발산되므로 오히려 뱃속이 더욱 차갑게 됩니다. 그래서 찬 바람을 쐬거나 찬 음식을 자주 먹으면 배탈이 나고, 복통에 설사를 하기 쉬우며 여름감기에도 걸리기 쉽죠. 그러니 열을 치료하는 것이 아니라 속이 냉한 것을 치료하기 위해 옻닭이라든가 삼계탕, 보신탕 등 열성음식을 먹는 것입니다. 그래야 양기가 보충되고 소화도 잘되죠. 그러나 몸에 열이 많은 체질은 옻을 비롯한 열성음식을 먹어서는 안 됩니다.

옻에 기운을 보충하는 효과도 있나요?

옻에 기력을 보충하는 효능도 있습니다. 옛날에 어느 노인이 몸이 극도로 쇠약해져 걸음걸이가 가재 같을 정도였는데, 어찌하다가 옻을 달여서 20여 일 동안 먹었습니다. 그랬더니 굽었던 허리가 펴지고 흰머리는 옻칠을 한 듯 검게 변했으며 얼굴에는 윤기가 돌아 마치 30대 젊은이처럼 변했습니다. 그래서 다시 젊은 여인과 결혼해 아이를 둘이나 낳았다는 얘기가 전해옵니다. 그렇지만 한의서에는 기력이 약하면서 어혈이 없는 사람은 옻을 피하라고 하였고, 혈이 막힌 것이 없는 사람이 옻을 먹으면 혈이 크게 상하고 위장의 기를 손상하므로 위장이 허약한 사람은 주의하라고 하였습니다.

옻을 닭에 넣어 옻닭으로 먹는 이유는 뭔가요?

옻은 양기가 부족한 분들에게 보약이 될 수도 있지만 약성이 강력한데다 아래로 내려가는 성질이고 독성도 있으므로 기가 몹시 처지고 위장이 허약한 분에게는 해가 될 수 있지요. 그래서 예부터 옻을 닭고기에 넣어 칠계(漆鷄)로 먹어온 것으로 생각됩니다. 닭고기는 비장·위장이 허약해 입맛이 없고 설사나 이질이 날 때 좋은데, 특히 누런 암탉은 누런색이 비장의 색이고 암컷이 땅을 상징해 비장에 속하므로 비장·위장을 보강하는 작용이 크기 때문입니다.

옻을 이용한 민간요법도 많을 것 같은데, 어떤 방법이 있나요?

어혈로 허리가 아프거나 외상이나 타박상으로 근육이나 골격에 상처를 입어 멍이 든 채 풀리지 않을 때 옻을 먹으면 어혈이 제거되고 근육과 골격이 힘을 얻게 됩니다. 추운 곳에서 오래 생활하거나 갑작스러운 환경 변화로 찬 곳에 오래 머물러 팔다리에 통증이 오는 경우에도 옻을 달여 먹으면 통증이 가라앉고 마비가 풀어집니다. 그 밖에도 만성 위염에 닭의 내장을 제거하고 옻나무껍질을 가득 채워 넣고 삶아서 물과 고기를 먹었습니다.

옻닭이 맞지 않는 분도 많다고 하는데요?

옻과 닭고기가 모두 따뜻한 성질이어서 몸이 찬 체질에 적합하므로 손발과 배가 차고 추위를 타는 분이 먹으면 효과를 보지만, 몸에 열이 많은 체질은 피해야 합니다. 옻은 몸에 열이 많아서 더운 것을 싫어하고 음식을 먹으면서 땀을 많이 흘리는 체질에는 맞지 않습니다. 사상체질 가운데 태양인, 열성 태음인, 소양인에게는 맞지 않고 소음인 체질에 적합합니다.

산에서 옻나무를 만진 뒤 온몸에 옻이 올랐는데 치료법을 알려주세요.

옻나무에 접촉되거나 옻닭을 먹어서 옻독이 올라 피부가 부풀어 오르고 심하게 가려워져 애를 먹는 분들이 더러 있습니다. 옻나무의 수지 속에 '우루시올'이라는 페놀성 물질이 함유되어 있기 때문인데, 그것이 피부에 닿으면 옻이 올라서 피부가 부풀어 오르고 가려운 증상이 나타납니다. 심한 경우 목이 부어서 호흡 곤란이 되기도 하지요.

옻독이 오른 경우 해독하는 방법으로는 밤나무잎이 탁월한 효과를 나타냅니다. 평소 옻이 잘 오르는 분은 밤나무잎 달인 물을 꾸준히 복용하면 옻이 올라 고생하는 일에서 벗어나게 되지요. 옻이 오르면 밤나무잎 끓인 물을 마시면서 환부를 씻어주거나 목욕을 하면 효과가 있는데, 밤나무잎을 자루에 담아 열탕에 오래 담가두어 우러난 물에 목욕해도 좋고, 밤나무 생잎을 그대로 짓찧어 즙을 발라도 낫습니다.

두충나무

두충나무 복용방법과 효능, 부작용을 설명해주세요.

두충나무는 껍질을 벗겨 말려서 한약재로 씁니다. 따뜻한 성질로 신장과 간장의 기를 강하게 하는 효능이 있지요. 뼈는 신장이 주관하고 근육은 간장이 주관하므로 두충은 근육과 뼈를 튼튼하게 하여 허리와 무릎이 허약하고 아픈 것을 치료합니다. 요통을 치료하는 처방에는 거의 들어가는 약재로, 신허요통 특히 성생활 과다로 인한 요통에 좋습니다. 관절통, 신경통 등에도 효과가 있고 골다공증에도 도움이 됩니다.

그 밖에 두충에는 어떤 효능이 있나요?

양기 부족을 보충하는 보양 효과가 크므로 정력 강화에 좋습니다. 성기능 장애와 소변을 찔끔찔끔 흘리거나 자주 보는 경우, 정액이 저절로 새어 나오는 병증 등에 효과가 있지요. 한의서에는 두충을 오래 먹으면 몸이 가벼워지면서 늙지 않는다고 나오는데, 평소 기력이 없거나 체력이 약한 분에게 좋은 보약입니다. 차로도 마시는데, 특히 여성에게 좋습니다. 임신부의 태를 튼튼하게 하므로 태아가 빈번하게 요동해 배가 아프고 아래로 뻗쳐 내려오는 느낌이 있으며 심하면 출혈이 되기도 하는 '태동, 태루'에 쓰였습니다. 그러니 유산을 예방하고 치료하는 약이 되는 것이죠. 습관성 유산인 '활태(滑胎)'의 예방과 치료에도 좋습니다. 또 여성이 인공유산 뒤 허리에 힘이 없고 굴신이 힘들며 아플 때도 좋습니다.

두충의 약효가 실험적으로 확인된 것도 있나요?

두충에는 혈압 강하 효과가 있다는 것이 밝혀졌고, 다이글루코사이드와 피노레지롤이라는 성분이 들어 있어 콜레스테롤을 제거해 혈관을 확장하고 혈액순환이 좋아지게 해서 동맥경화를 비롯한 혈관 질환 개선에 도움이 됩니다. 또 아디포넥틴이라는 성분이 풍부하게 함유되어 있는데, 아디포넥틴은 몸속의 지방을 분해하고 배출하는 효능이 있어 몸에 지방이 쌓이지 않게 하므로 비만 예방과 치료에 도움이 됩니다. 한편, 두충껍질을 약으로 쓸 때는 소금물이나 술에 담갔다가 실이 끊어질 때까지 불에 볶아서 사용합니다.

두충의 부작용과 맞지 않는 경우도 알려주세요.

두충은 따뜻한 성질이므로 몸속에 열이 많고 건조한 경우에는 맞지 않습니다. 음기가 허약하여 열이 달아오르는 경우, 즉 몸이 마르고 정기가 허약하여 허열이 오르는 경우, 감기에 걸려 있는 경우에는 피해야 합니다.

보리수열매

보리수열매에 대해 알려주세요.

보리수나무는 석가모니가 도를 깨달았다고 하는 나무로 알려져 있고, 슈베르트의 가곡에 등장하는 나무로도 알려져 있지요. 그런데 우리나라에 있는 보리수나무는 보리가 익을 무렵에 꽃이 피거나 열매가 익는다고 하여 보리수나무라는 이름이 붙었다고 합니다. 우리나라 전국의 높지 않은 산과 들에 자라는 낙엽목인데, 3~4m까지 줄기를 굵게 키우며 자랍니다. 꽃은 5월부터 6월까지 피는데 작은 나팔 같은 꽃송이들이 일제히 피면 나무가 온통 꽃인 듯 보이고, 우윳빛 흰꽃으로 피어 점차 연노란 빛으로 변해가고 꽃향기가 그윽합니다. 열매는 절간이나 정원에 심는 뜰보리수나무는 6~7월에 익고, 야산에 흔한 보리수나무는 9월에 익으며 남쪽 바닷가에서 자라는 보리장나무는 4~5월에 익습니다.

보리수열매의 효능을 알려주세요.

열매는 빨갛게 익는데 타원형이라 산수유라는 한약재와 모양이 비슷합니다. 열매의 맛은 시고 달고 떫으며 성질은 평하고 독이 없으며 속에 보리알 모양의 씨가 들어 있습니다. 옛날에 시골에서는 열매를 보리똥이라고 하며 따먹었는데, 술을 담그거나 잼, 과자를 만드는 데 쓰였습니다. 옛날부터 기침, 가래, 천식을 치료하는 효과가 알려져 있고, 떫은맛은 거두어들이는 성질이 있어 설사를 멎게 하며 피나는 것을 멎게 합니다. 오장을 보익하고 번열(煩熱)과 소갈을 없애주며 알코올중독을 풀어줍니다. 꽃에는 꿀이 많아 벌들이 많이 모여들죠. 열매와 잎·줄기·뿌리를 모두 약으로 쓰는데, 꽃에는 정유성분이 있고 은은한 향기가 있어서 차로 달여 마시거나 향료를 만듭니다.

보리수열매는 칼로리가 100g당 92kcal이고 단백질과 당질도 많습니다. 베타카로틴을 비롯하여 비타민 A · B_1 · B_2 · B_6 · E, 나이아신, 엽산 등이 들어 있습니다. 미네랄로는 아연, 인, 칼륨, 칼슘 등이 있습니다.

꾸지뽕나무

꾸지뽕나무와 뽕나무는 어떻게 다른가요? 위장이 냉한 체질에 먹어도 될까요?

꾸지뽕나무는 뽕나무가 아닌데 굳이 뽕나무를 하겠다고 우겨서 '꾸지뽕나무'가 되었다는 이야기도 있는데, 경남·전남·제주 등 남부지방의 돌 많고 메마른 땅에서 흔히 무리 지어 자랍니다. 뽕나무와 꾸지뽕나무는 같은 뽕나뭇과지만 겉으로는 비슷한 점이 별로 없고 생김새가 다릅니다. 뽕잎은 비교적 얇고 넓적하지만 꾸지뽕잎은 두껍고 질기며 끝부분이 뾰족합니다. 뽕잎은 싱거운 맛이라 벌레가 잘 먹지만 꾸지뽕잎은 쓴맛이라 벌레가 먹지 않는다고 합니다. 뽕나무는 가시가 없지만 꾸지뽕나무는 나무줄기에 가시가 돋아 있습니다. 그런데 제주도에는 가시가 있는 꾸지뽕나무 외에 가시가 전혀 없는 민가시 꾸지뽕나무도 자란다고 합니다.

뽕나무와 꾸지뽕나무의 열매도 차이가 있나요?

뽕나무는 오디가 6월에 익지만 꾸지뽕나무는 8~9월에 열매가 익으며 모양과 크기도 다릅니다. 뽕나무의 오디는 누에 크기 정도의 검은색이나 꾸지뽕나무는 오디보다 훨씬 큰 호두 크기의 붉은색이어서 확실히 구분됩니다. 꾸지뽕의 맛은 달면서 시큼합니다. 꾸지뽕 열매의 성질은 따뜻하다거나 차갑다는 얘기가 있는데, 여러 가지 사항을 종합해보면 약간 따뜻하거나 중간 정도는 될 것으로 보입니다. 그러니 위장이 냉한 체질이라면 차가운 성질인 오디보다는 꾸지뽕 열매를 먹는 것이 좋을 것으로 생각됩니다.

꾸지뽕은 여성의 질병에 좋은 약으로 쓰여왔는데, 부인의 붕중혈결(崩中血結: 생리기간이 아닌데 대량 출혈 혹은 지속적인 출혈이 있으면서 응고된 혈액, 즉 핏덩어리가 보이는 증상)을 다스리고 월경을 통하게 하며 자궁암, 자궁근

종에 효과가 있습니다. 어혈을 풀고 신장 결석을 없애며 근골을 튼튼하게 하여 신경통, 관절염에 좋고 혈액을 맑게 합니다. 오래 먹으면 정력을 강하게 하고 머리카락을 검게 하며 귀에서 소리가 나는 이명증에도 좋은데, 신장의 정기를 강하게 하는 효능이 있기 때문이죠.

꾸지뽕나무에는 어떤 성분이 들어 있나요?

꾸지뽕나무에는 가바, 모린, 루틴, 모르틴 등의 플라보노이드가 들어 있어 활성산소를 억제하는 항산화작용을 비롯해 항염증·항균·항암 작용이 있고, 혈압과 혈당을 떨어뜨리고 뇌세포 대사 촉진, 콜레스테롤 흡수 억제, 혈액순환 개선 등의 작용을 나타냅니다. 그러니 암, 고혈압, 당뇨병, 동맥경화, 치매 등 성인병 예방과 치료에 도움이 될 것 같습니다. 그 밖에 아스파라긴산, 글루탐산, 리보플라빈, 비타민 B_1·B_2·C, 식이섬유, 미네랄 등도 들어 있습니다.

꾸지뽕나무의 잎이나 줄기도 약으로 쓰나요?

꾸지뽕나무의 잎과 줄기, 껍질 모두 약으로 사용됩니다. 잎이 감나무 잎과 비슷하고 두꺼우며 솜털이 있고, 뽕잎을 떼어내면 하얗고 진한 액체가 나오며 병충해를 받지 않는다고 합니다. 꾸지뽕잎은 뽕잎 대용으로 누에를 칠 수도 있는데, 꾸지뽕잎을 먹인 누에가 만든 실은 몹시 질기고 품질이 뛰어나 최고급 거문고의 줄은 반드시 꾸지뽕나무로 기른 누에에서 뽑은 명주실을 쓴다고 합니다. 옛날 우리나라 장군들이 사용한 활에는 반드시 꾸지뽕잎을 먹인 명주실을 썼다고 합니다. 활의 재료인 뽕나무가 부족하면 꾸지뽕나무를 대용재로 사용하였으므로 황해도에서는 아예 활뽕나무라고 불렀습니다. 목재의 재질이 아주 단단하여 지팡이를 만들면 오래 쓸 수 있다고 합니다. 민간에서는 꾸지뽕나무의 기름을 내어 사용해왔는데,

줄기를 물로 달이면 유효성분이 10분의 1만 추출되기 때문이라고 합니다.

솔잎

몸이 너무 덥고 고혈압이 있으며 엉덩이, 눈에 종기가 자주 발생하는데 어떤 대책이 있나요? 솔잎을 끓여 먹는데 몸의 열을 내릴 수 있을까요?

몸이 너무 덥고 엉덩이, 눈에 종기가 자주 발생한다고 하셨는데, 종기가 생긴 주위에 열이 많이 생기죠. 그런데 열이 많은 분에게 종기가 잘 생기게 마련이니 종기가 자주 생기지 않게 하려면 몸에 열이 많아지지 않도록 해야겠죠.

자주 땀을 내서 열을 발산해야 하고 열이 있는 음식을 피해야 합니다. 마늘, 고추, 부추, 생강이라든가 찹쌀, 복숭아, 닭고기, 개고기, 조기 등을 먹지 말아야죠. 반면 성질이 차가운 보리, 팥, 녹두, 메밀, 우엉, 미나리, 상추, 수박, 참외, 오이, 가지, 김, 미역, 다시마 등이 좋습니다. 물론 과식하는 것도 몸에 열을 생기게 하므로 적게 먹어야죠.

솔잎을 끓여 먹는다고 하셨는데 이렇게 하면 몸의 열을 내릴 수 있을까요?

솔잎은 단곡불기약, 즉 곡식 대신 먹을 수 있는 음식이기도 한데, 뱃속을 든든하게 지켜주고 배고프지 않게 하니 곡기를 끊기에 적당하다고 나옵니다. 아울러 솔잎은 신선이 먹은 선식으로 전해옵니다. 소나무는 사시사철 푸르며 십장생의 하나이기에 건강과 장수를 의미하지요.

솔잎은 오장을 안정시키고 허기를 느끼지 않게 하며 오래 살게 하는 효능이 있습니다. 신경을 안정시키는 효능이 있고, 고혈압 등 성인병 예방에 좋으니 당연히 노화 방지 효과도 볼 수 있지요. 나쁜 기운을 물리치므로 유행성 뇌막염과 유행성 감기를 예방하고 치료하는 효능도 있고, 상처를 잘 아물게 하며 종기나 부스럼에도 좋습니다. 머리카락을 검게 하거나 새로 나게 하는 효능도 있지요.

솔잎은 따뜻한 성질입니다. 가벼운 열을 없애는 작용도 하지만 몸이 덥고 종기가 자주 생기는 분에게는 도움이 되지 않습니다.

칡

몸이 차가운 사람은 칡즙을 먹으면 안 되나요?

칡은 여름부터 가을에 걸쳐 등꽃 같은 적갈색 꽃을 피우는데, 덩굴이 힘차게 뻗어가서 강인한 생명력의 상징이지요. 너무 흔하지만 뿌리는 물론이고 잎, 꽃 모두 식용, 약용으로 쓰입니다. 옛날에는 칡이 보릿고개를 넘는 중요한 구황식품이었죠. 칡뿌리를 말려서 찧거나 칡을 절구에 찧어서 즙을 짜낸 다음 가라앉혀 물로 여러 번 우려내고 말려서 칡가루로 만드는데, 가루로 떡을 빚어 먹기도 하고 국수를 뽑아 먹기도 했습니다. 칡뿌리는 갈아서 생즙으로 먹거나 말린 것을 달여서 차로 마셨습니다. 죽을 끓여 먹기도 했는데, 갈근죽은 중국 송나라 때 유래된 것으로 오랜 세월에 걸쳐 중국의 남방 민족 사이에서 식용되어왔습니다. 중국 원나라 때 음식명의 홀사혜가 지은 《음선정요(飮膳正要)》에는 칡가루로 국수를 만들어 먹으면 중풍, 언어 장애, 손발 마비를 치료한다고 나와 있습니다.

칡뿌리에 그런 효과를 나타내는 유용한 성분이 들어 있나요?

실제로 칡에는 경련을 진정시키는 '다이드제인' 성분이 있어 팔, 다리, 어깨, 목 등이 뻐근해질 때 칡뿌리를 달여서 마시거나 칡차를 마시면 효과를 볼 수 있죠. 칡뿌리에는 영양성분이 많이 들어 있는데, 주성분은 전분으로 10~14%가 포함되어 있고, 당질이 4~5% 들어 있어 단맛도 있지요. 섬유질, 단백질, 지방, 칼슘, 철분, 인, 비타민 등도 들어 있습니다.

칡뿌리는 주로 어떤 질병 치료에 많이 쓰이나요?

칡은 발한해열제로 나쁜 기운이 몸에 들어와 표면에 머물러 있는 것을 땀을 내게 하여 몰아내서 낫게 하는 약입니다. 그래서 감기에 많이 활용되는데, 처음 감기가 들어 목과 등이 뻣뻣하고 땀이 나지 않으며 바람을 싫어하는 경우에 적합합니다. 즉 초기 감기에 적합하죠. 또한 머리가 아프면서 허리와 척추도 아프고 전신의 뼈마디가 두루 아플 때도 씁니다.

찬 기운이 몸에 들어와 생긴 감기에 땀을 내는 약은 거의 따뜻한 성질이며 매운맛입니다. 그런데 칡은 서늘한 성질이며 단맛으로 열성병을 풀어주고 계절병, 유행성 질병에 좋습니다. 특히 열이 있으면서 입이 마르는 경우 가장 효과적인데, 땀으로 발산해 열을 내려주고 가슴이 답답한 것을 풀어주며 갈증을 멎게 하는 효능이 있습니다.

칡뿌리가 성인병 예방과 치료에도 도움이 되나요?

칡은 당뇨병, 고혈압, 중풍, 심근경색증 등의 치료에 쓰입니다. 원래 이런 병이 있는 분들이 국수를 좋아하는 편인데, 밀가루국수를 먹을 것이 아니라 칡국수나 칡냉면·메밀국수를 먹어야 하죠. 당뇨병으로 갈증이 심한 경우 칡을 먹으면 멎는데, 실제로 환자에게 쓰는 처방에 들어갑니다. 그 밖에 칡은 피부병에도 효과가 있고, 열로 반진이 생겼거나 생기려고 할 때 먹으면 됩니다. 또 코피가 나서 종일토록 그치지 않고 가슴이 답답하거나 심장의 열 때문에 피를 토하는 것이 그치지 않을 경우 칡을 갈아서 즙을 마시면 효과가 좋습니다.

칡뿌리가 설사에 좋다는 얘기도 있던데, 그러면 변비에는 나쁜가요?

원래 뿌리채소는 거의 대변을 잘 나오게 합니다. 뿌리채소에는 섬유질이 많이 들어 있는데, 칡뿌리도 마찬가지죠. 당연히 칡뿌리는 대변을 잘 나오게 합니다. 그런데 설사를 치료한다는 것은 열로 인한 설사인 경우에 그렇습니다. 장에 열이 쌓이면 대변이 딱딱해질 수밖에 없지요. 위와 장에 열이 많은 대표적인 병이 소갈, 즉 당뇨병인데 주로 변비가 생기죠. 칡뿌리는 풍기나 습기가 열과 함께 장과 위에 쌓여 대변에 피가 섞여 나오는 경우에도 씁니다.

칡뿌리는 술을 잘 깨게 하는 약이 되지 않나요?

칡뿌리는 숙취해소에 가장 많이 사용되어온 한약입니다. 술에 잔뜩 취해 정신을 차리지 못하는 경우 갈근즙을 마시면 깨어나지요.《동의보감》에 만 잔을 마셔도 취하지 않게 해준다는 '만배불취단'이나 술을 마셔도 신선처럼 취하지 않게 해준다는 '신선불취단'을 비롯해 술 마시기 전후에 먹으면 좋은 처방이 많이 나오는데, 그 처방들의 주된 약물이 바로 칡뿌리입니다. 주독을 풀어주는 효능이 강하여 술로 인한 질병 치료에 거의 쓰입니다. 술을 오래도록 많이 마셔서 생기는 당뇨병을 주갈(酒渴)이라고 하는데, 칡이 약이 됩니다.

칡은 어떤 체질에 어울리나요?

사상체질 가운데 살이 쪄서 배가 나오고 몸집이 비대한 체질이 '태음인'인데 고혈압, 중풍, 당뇨병 같은 성인병이 가장 잘 발생할 수 있는 체질입니다. 칡은 태음인 약으로 분류되어 있는데, 태음인은 간 기능이 강하고 폐기능이 약하죠. 칡은 태음인의 발한을 돕고 왕성한 간열(肝熱)을 식히면서 폐의 부족한 진액을 끌어올리는 효과가 탁월합니다. 태음인은 땀이 잘 나와야 건강한데, 피부가 단단하고 땀이 나오지 않으면 병을 의심해봐야 합니다. 이때 칡을 먹으면 땀이 잘 나오게 되지요.

칡뿌리가 어떤 분들에게 도움이 되고 어떤 경우에 주의해야 하나요?

몸집이 통통하면서 열이 많은 분들이 너무 긴장된 생활을 하거나 과로하거나 스트레스를 많이 받을 경우 뒷목 쪽으로 열이 뻗쳐오르고 목과 어깨가 뻐근하며 머리가 아프고 눈이 충혈되며 얼굴이 붉어집니다. 혈압도 오르는데 고혈압인 분은 중풍으로 쓰러질 수도 있지요. 이때 칡을 먹으면 열과 혈압을 내리고 근육의 긴장을 풀어줍니다. 관상동맥을 확장해 협심증, 심근경색증, 뇌혈관 질환 등을 예방할 수 있지요. 또한 팔, 다리, 어깨, 목 등이 뻐근해질 때 달여 마시면 좋습니다.

칡은 차가운 성질이므로 몸이 냉한 분, 비장·위장이 냉한 분은 조심해야 합니다. 몸 표면의 기가 허약해 땀을 너무 많이 흘리는 사람은 피해야 하지요. 칡을 많이 먹으면 위장의 기를 상하게 하므로 적당히 먹어야 하는데, 특히 비위가 허약해 소화기능이 약한 분은 피해야 합니다.

오가피

오가피 활용법을 알고 싶어요. 열매를 물에 끓여 먹나요?

오가피는 잎이 다섯 가닥으로 되어 별 모양같이 생겨 그런 이름이 붙었습니다. 오가피는 중국이 원산이지만 우리나라 곳곳의 산에 많이 자라는데, 뿌리껍질을 벗겨서 햇볕에 말려 약으로 사용했습니다. 따뜻한 성질로서 맵고 쓴맛인데 관절통, 신경통은 물론이고 피로를 풀어주고 허약한 경우 탕약이나 환약, 특히 술을 빚어 먹었습니다.

오가피 열매도 좋습니다. 2012년 농촌진흥청에서는 오가피 열매에서 분리한 '아칸토세실리제닌' 성분에 탁월한 항염증 효과가 있다는 사실을 밝혀냈지요.

오가피의 효능을 자세히 알려주세요.

오가피는 근육과 뼈를 튼튼하게 하며 바람과 찬 기운, 습기를 몰아내므로 허리와 척추, 무릎이 아프고 힘이 떨어진 경우 씁니다. 특히 풍기와 습기를 없애주는 효능이 강하여 풍과 습기로 팔다리 관절이 저리고 아프거나 사지가 뻣뻣해지고 떨리는 것을 치료합니다. 즉, 급만성 관절염, 근육 경련, 근육통 등에 효과적이죠. 오가피와 모과, 소나무 마디를 섞어 가루로 만들어 술에 타서 마시거나 오가피주를 담가서 마시면 됩니다. 특히 노인들이 야외 활동을 다녀온 후 갑자기 걷지 못하는 경우가 있는데, 찬 기운과 습기 때문에 혈맥이 맺혀 걷지 못하는 것으로 오가피가 특효이며, 술에 씻거나 술로 볶아서 쓰면 더욱 좋습니다. 허리가 아플 때 오가피와 두충을 같은 양으로 배합해 환으로 만들어 따뜻한 술로 복용합니다.

오가피를 먹으면 잘 걷지 못하던 사람도 걷게 하는 효능이 있나요?

잘 걷지 못하는 것은 뼈와 근육이 약해졌기 때문인데 뼈는 신장이 주관하고 근육은 간장이 주관합니다. 오가피는 간장과 신장을 보하며 뼈와 근육을 튼튼하게 하는 효능이 있으므로 허리와 무릎이 허약하고 다리에 힘이 없는 경우 도움이 되지요.

아기의 성장 발육이 느린 것을 '오지증(五遲證)'이라고 하는데 일어서는 것, 걸음 걷는 것, 말하는 것, 치아가 나는 것, 머리카락 나는 것이 느린 것입니다. 그 가운데 3세가 되어도 걷지 못하는 '행지증(行遲症)'에 오가피가 효과적입니다. 노인이나 아이들이 다리에 힘이 없어 오래 걷지 못하는 경우에도 좋고, 다리가 붓고 아픈 경우에도 좋습니다.

오가피가 피로해소에 좋다고 하셨죠.

오가피는 오장육부 가운데 간장과 신장 경락에 들어가 작용하는데, 간장은 피로를 감당하는 곳이고 신장은 원기를 총괄하는 곳입니다. 그래서 오가피가 피로를 풀어주는 효과가 있는 것이죠. 실험적으로도 인체의 저항력을 높여주고 각 기관의 생리기능을 증가시켜 체력과 뇌 활동을 증강하는 효과가 있으며, 면역기능을 강하게 하고 더위와 추위에 견디는 힘을 크게 합니다. 아울러 신경을 안정해주므로 정신적 피로에도 효과적이며, 근육을 튼튼하게 하므로 근육활동으로 쌓인 피로해소에도 좋습니다.

오가피를 먹으면 오래 산다고 하는데 오가피에 노화 억제 효과가 있나요?

《동의보감》에 따르면 오가피를 오래 먹으면 몸을 가볍게 하고 노화를 방지하는 효능이 있다고 했습니다. 특히 술을 담가 마시면 불로장생의 명약으로 눈과 귀를 밝게 하고 치아를 다시 나게 하며, 머리카락을 검게 하고 안색을 윤택하게 한다고 하였죠. 노화의 주된 원인이 신장의 기가 허약해진 것인데, 오가피가 신장의 기를 보충해주기 때문이죠. 물론 체질에 맞아야 하며 오래 복용해야 효과를 볼 수 있습니다.

오가피가 정력에도 도움이 되나요?

오가피는 신장의 기와 정을 보충해주므로 남성의 성기능을 강화합니다. 성기 주위에 땀이 나서 늘 축축하고 심하면 가렵기도 한 '낭습증' 치료에 좋고, 양기가 허약해져 소변을 찔끔거릴 때도 좋습니다.

오가피의 효능이 인삼에 비할 수 있다는 얘기도 있는데, 정말 그런가요?

인삼도 오갈피나무과에 속하기에 비슷한 부분이 꽤 있습니다. 성기능 강화 효과는 둘 다 좋은데, 인삼이 우세합니다. 정신을 맑게 해주고 지력을 강화하는 효능도 인삼이 우세하고, 눈과 귀를 밝게 하는 효능은 비슷할 것 같습니다. 그러나 인삼은 폐, 비장 경락에 들어가 원기를 보강하는 효과가 탁월한 대표적 '보기(補氣)' 약물이죠. 반면 오가피는 간장, 신장에 들어가 뼈와 근육을 튼튼하게 하는 효능이 뛰어나며 어혈을 풀어주는 효능도 있어 혈맥을 잘 통하게 합니다.

오가피주는 술의 힘을 빌려 약기운을 끌고 가기에 효력을 더욱 증가시킬 수 있습니다. 또한 어혈을 몰아내는 효과도 있으므로 어혈이 점점 생기는 노년기에 오가피주가 도움이 될 수 있지요.

오가피가 맞는 체질과 맞지 않는 체질을 알려주세요.

사상체질론에서는 오가피가 '태양인'의 약이라고 합니다. 태양인은 열이 많은 체질로 서늘하고 담백한 음식이 어울리는데, 오가피는 따뜻한 성질이니 이상하지요? 그러나 태양인은 가슴 윗부분이 발달해 있고 목덜미가 굵고 실하며 머리가 큰 반면 허리 아랫부분이 약한 편이라 엉덩이도 작고 다리가 위축되어 서 있는 자세가 안정감이 없습니다. 하체가 약하므로 오래 걷거나 서 있는 데 힘이 드는 체질이기에 오가피가 적합한 약재가 되는 겁니다.

오가피는 음기가 허약해 열이 달아오르거나 입이 마르고 쓴 사람은 피해야 합니다. 열이 있으면서 소변이 시원하게 나오지 않거나 열이 나면서 통증이 있어도 적합하지 않죠.

삽주뿌리

산에 있는 삽주뿌리가 위장병에 좋다는 이야기만 들었는데 효능을 자세히 알고 싶습니다.

삽주뿌리는 한약명으로 '창출(蒼朮)', '백출(白朮)'입니다. 창출이 삽주이고 백출이 흰삽주이죠. 창출은 따뜻한 성질에 쓰고 매운맛으로 비장을 건실하게 하고 위장을 튼튼하게 하며, 땀이 나게 하고 습기를 물리치는 효능이 있습니다. 뱃속을 따뜻하게 하고 체기를 물리쳐서 소화가 잘되게 하고 입맛을 좋게 하며, 구토와 설사를 멎게 하고 관절이나 근육의 통증에도 좋습니다. 특히 비만을 방지하는 작용이 큰데, 지방세포를 억제하고 비만 흰쥐의 체중을 줄이는 효과가 보고되었습니다. 찬 기운과 습기를 받아 감기에 걸려 머리가 아프고 뼈마디가 쑤시고 아플 때도 씁니다.

백출은 비위를 따뜻하게 하고 보하며 습기를 없애는 효능이 있습니다. 비장·위장의 기가 허약하고 습기가 있는 경우 소화가 잘되지 않고 헛배가 부르며, 입맛이 없고 배에 가스가 차거나 설사가 나며, 온몸이 무겁고 팔다리에 힘이 없으며, 가래가 많고 속이 메슥거리면서 어지럼증이 생기는데, 이것을 백출이 해결해줍니다. 그러니 위십이지장의 염증이나 궤양 등에 활용됩니다. 또한 안태(安胎), 즉 태를 편안하게 하는 효능이 있어 임신 중 자연유산을 방지하는 효과가 있고 발이 붓거나 하혈하는 경우에도 좋으므로 임신 중 쓰는 한약처방에는 거의 들어갑니다.

창출과 백출의 큰 차이는 뭔가요?

창출은 땀이 나게 하는 작용이 백출보다 세고 백출은 땀을 멈추게 하는 작용이 있습니다. 몸속의 물기를 없애는 작용은 창출이 더 강하고, 위장을 튼튼하게 하는 효과는 백출이 더 낫습니다. 창출의 매운맛은 발산하는 성질이 있어 몸 안팎의 습한 기운을 제거하는 효능이 강하죠. 외부에 습기가 많으면 전신이 쑤시고 무거우며 당기는 관절통, 요통, 신경통 등이 나타납니다. 내부에 습기가 많으면 소화가 잘되지 않고 복부가 더부룩하며 쓰리고 몸이 붓거나 대변이 묽고 설사가 나는데, 창출은 이러한 '습증(濕證)'에 효과적이죠. 그러니 비만하면서 잘 붓거나 비만해서 체중을 줄이려고 할 때는 창출이, 위와 장의 기능이 허약한 데에는 백출이 더 좋습니다. 창출은 불로장생의 선약으로 일명 '산정(山精)'이라고 합니다.

삽주뿌리를 먹어서 장수했다는 얘기도 많이 있나요?

한, 당, 송, 원나라와 고려 후기 이후 방서들을 참고하여 세종대왕 때 편찬된 《향약집성방》에는 수많은 질병과 그에 대한 처방, 약물이 기록되어 있습니다. 특히 이름 그대로 향약, 즉 우리나라에서 나는 약재들을 모두 모아놓은 책이죠. 《향약집성방》의 〈신선방(神仙方)〉에는 삽주뿌리를 먹고 불로장생하는 방법이 여러 가지 있습니다. 삽주뿌리를 가루 내어 먹거나 오래 달여 고약을 만들어 꾸준히 먹으면 몸이 가벼워지고 온갖 병이 사라져 장수하게 된다고 하였죠.

옛날에는 민간에서도 삽주뿌리를 먹었겠군요.

예부터 한약재로 많이 쓰였는데, 선조들은 기근 때 삽주뿌리를 가루로 만들어 구황식품으로 활용했습니다. 삽주는 국화과에 속하므로 어린잎이 향긋하고 맛이 좋아 나물로 무치거나 국, 쌈 등으로 먹었는데, 약간 쓴맛이 있어 입맛을 돋웁니다. 민간에서는 삽주뿌리가 위장 질환에 효험이 있으며 오랫동안 음용하면 무병장수한다는 이야기가 전해오지요. 또한 여름철에 이사할 경우 삽주를 태워 습기를 없애는 풍습도 있습니다. 삽주뿌리를 먹고 몸이 좋아졌다는 전설 같은 얘기도 많습니다.

창출과 백출을 쓸 때 주의해야 하는 것도 알려주세요.

삽주뿌리는 성질이 따뜻하면서 습기를 없애는 효능이 있어 비장에 습기가 많은 경우 적합하고 위장이 건조할 때는 해롭습니다. 비장은 습기를 싫어하지만 위장은 건조한 것을 싫어하거든요. 삽주뿌리를 오랫동안 복용하면 인체의 음액(陰液), 즉 진액을 부족하게 할 수 있어 주의해야 합니다. 음기가 허약해 혈이 부족한 사람에게는 맞지 않죠. 당연히 몸이 마른 사람은 주의해야 합니다. 음기가 부족해 허열이 있거나 식은땀이 나는 경우, 기가 허약해 땀이 많은 경우에도 피해야 합니다. 입과 입술이 건조하거나 변비가 있어도 주의해야죠.

감초

양파, 대추, 생강, 감초를 달여 음료로 마시는데 감초의 효능을 알려주세요. 감초를 차로 장기 복용해도 괜찮은가요?

감초(甘草)가 어떤 한약재인지 아셔야 하는데, 맛이 달기 때문에 감초라 부르게 되었다고 합니다. '약방에 감초'라는 말이 있듯이 한방에서 처방에 대부분 들어간다는 것은 다들 아시죠. 전체 처방 중 60%에 들어 있는 것으로 조사되었는데, 실제로 처방을 낼 때는 거의 감초를 넣습니다. 처방은 여러 가지 한약으로 구성되어 있는데, 감초가 그것을 잘 조화해주는 역할을 하기 때문이죠.

그뿐 아니라 다른 한약재의 성분이 잘 추출되게 하고 새로운 화합물을 형성하게 하며 약물 간 상호작용에 관여한다는 것이 밝혀졌지요. 감초는 단맛이 강해서 쓴맛을 완화하고 약성을 부드럽게 해주므로 많이 사용됩니다. 식품첨가물, 기능성 식품으로도 이용되지요.

감초는 우리나라에서 생산되나요?

우리나라는 기후와 토양이 맞지 않아 감초가 생산되지 못했으므로 중국을 비롯해 러시아, 중앙아시아의 여러 국가에서 생산된 감초를 해마다 3,000톤 이상 수입했습니다. 1970년대부터 감초 재배를 시도하였고, 2002년부터 국내 대학, 도농기술원, 특화작목시험장 등 여러 기관의 공동참여와 노력 끝에 2009년 경북 북부지방 약용작물 주산지에서 국산 감초가 수확되었습니다. 국민 건강을 지키려면 국산 한약재가 많이 생산되도록 해야 합니다.

감초가 중국이나 한국 외에 서양에서도 약재로 사용되나요?

감초는 영어로 '리코리스(Liquorice)'라고 하는데, '달콤한 뿌리'라는 뜻입니다. 감초는 한방에서 사용하는 약재로 아는 분들이 많겠지만 서양에서도 오래전부터 약재로 사용했습니다. 고대 그리스에서는 감초를 사탕이라고 말해야 할지 고민했다는 기록이 있을 정도인데, 실제로 감초에는 설탕 당도의 50배가 넘는 당 성분이 들어 있습니다. 그래서 고대에 설탕이 부족하면 감초를 대신 사용하기도 했다고 합니다.

감초는 한약재들을 조화해주는 것 외에 어떤 효능이 있나요?

감초에는 해독작용이 있습니다. 중독성 물질을 제거하는 해독 효과가 뛰어나 모든 약의 독성이 없어지게 하고, 약물에 중독되었거나 식중독에 걸렸을 때 독을 풀어주는 효과가 있습니다. 그래서 각종 약물에 중독되었을 때 한방에서 가장 흔히 쓰는 해독제가 바로 검은콩과 감초를 함께 달인 감두탕(甘豆湯)입니다.

그 밖에 감초는 통증과 경련을 완화하고 염증을 가라앉히는 진통, 진경, 소염 효과가 있습니다. 그래서 근육이 긴장하면서 발생하는 근육통이나 신경통을 완화하며, 감기로 목이 붓거나 편도와 인후에 염증이 생겨 붓고 아픈 편도선염, 인후통을 완화하는 효과가 있습니다. 또 신경을 안정시키는 효능이 있고, 가슴이 뛸 때도 효과가 있지요. 콜레스테롤 수치를 떨어뜨리므로 동맥경화 같은 혈관 질환 개선에 도움을 줍니다.

감초를 차로 달여 마신다고 하는데 위장에는 문제가 없나요?

감초에는 비장·위장을 돕는 효능이 있어 위를 보호하는데, 위벽을 보호하고 위산 분비를 방지하는 효과가 있어 소화가 잘되게 하고 식욕을 증진합니다. 감초가 진통·진경 작용을 해서 복통이나 복부의 경련, 위경련에도 효과가 있습니다. 비장·위장을 치료할 때는 감초를 구워서 쓰고, 신경통이나 편도선염 등의 치료에는 생으로 씁니다. 감초는 간장의 긴장을 해소해 간장이 제 기능을 발휘하도록 도와주는 효과도 있지요.

감초를 차로 장기 복용해도 괜찮은가요?

감초는 다른 약들을 조화해주는 효능으로 처방에 들어가지만 특별한 경우가 아니면 단독으로 쓰이지 않습니다. 감초처럼 단맛이 강한 약재를 한 가지만 달여서 매일 마시는 것은 좋지 않습니다. 양파, 대추, 생강, 감초를 함께 달이더라도 감초는 조금만 넣어야 합니다.

한약처방 구성 이론을 군신좌사(君臣佐使)라고 하는데, 군약(君藥)이 주된 작용을 하는 약이고 신약(臣藥)은 군약을 도와 치료하는 약이며, 좌약(佐藥)은 군약을 협조하거나 군약의 강한 약성이나 독성을 누그러뜨리는 약이고 사약(使藥)은 다른 약들을 조화하거나 질병 부위에 잘 도달되도록 인도하는 약입니다. 감초는 거의 대부분의 처방에서 사약으로 쓰이죠. 감초에도 부작용이 있을 수 있으므로 주의해야 합니다.

감초에는 어떤 부작용이 있나요?

감초는 단맛이 강하므로 뱃속이 더부룩하게 되는 중만(中滿), 창만(脹滿)이 나타날 수 있습니다. 몸에 습기가 많은 경우, 즉 몸이 비만한 경우에는 주의해야 하고 구토하거나 몸이 부을 때도 주의해야 합니다. 감초 용량이 많으면 고혈압이나 부종이 생길 수 있지요. 임신 중이나 간 질환, 신장 기능에 문제가 있을 때도 주의해야 합니다.

연밥, 연꽃, 연잎, 연근

백련차, 연근차, 연밥, 연꽃차를 주로 먹는데 백련과 관련된 학술적 효능과 실생활에 유용한 효과를 알려주세요.

연꽃의 잎·뿌리·열매 등이 모두 약효가 좋은 한약재로 쓰이고, 특히 열매는 양식 대신 먹을 수 있죠. 열매를 연밥, 연실(蓮實), 연자(蓮子) 등으로 부르는데 생명력이 매우 강합니다. 천 년 이상 땅에 묻혀 있던 씨앗도 발아가 가능하죠. 그래서 '연밥을 많이 먹으면 자손을 많이 낳는다'는 얘기가 전해옵니다. 실제로 연밥은 신장의 기(氣)를 굳건하게 하고 정(精)이 빠져나가는 것을 막아주어 정액을 흘리거나 소변을 자주 보거나 조루증이 있는 것을 치료하며, 정력을 강하게 하고 자식을 잘 낳게 합니다. 연자도 복분자, 오미자, 구기자 등과 마찬가지로 '자(子)'자로 끝나는 한약재로 다음 세대를 이어갈 생명력을 간직하였기에 생식력을 강화해줍니다. 그래서 연자는 예부터 강장식품이자 정력제로 알려져 있습니다.

연밥은 어떤 성질이고 어떤 경우에 좋은가요?

연밥의 성질은 열하지도 차갑지도 않은 중간이며 맛은 달면서도 떫습니다. 단맛은 비장의 기를 도와주고 떫은맛은 장에서 새어나가지 못하게 굳건히 지켜줍니다. 또 비장·위장을 지키는 열매라고 할 정도로 비장·위장을 보하고 장을 깔깔하게 막아주는 효능이 큽니다. 그러므로 비장이 허약해 설사하거나 이질이 그치지 않는 것을 멎게 합니다.

연밥은 늘 설사 기운이 있는 사람, 소화 불량으로 기운이 없는 노인이나 아이들이 먹으면 좋습니다. 특히 식욕이 없고 조금만 식사해도 위에서 먹은 것이 내려가지 않으며 대변도 신통치 않아 식욕이 떨어지고 소화 장애가 있으면서 대변이 진흙처럼 질척하거나 물처럼 멀겋게 나올 경우에 좋습니다.

그 밖에도 연밥에는 어떤 효능이 있나요?

연밥에는 심장을 맑게 하여 마음을 안정시키는 효능이 있습니다. 마음을 가라앉히는 약효가 뛰어나서 마음과 정신을 편안하게 해주는 것이죠. 그러니 가슴이 두근거리고 답답하며 밤에 잠을 잘 이루지 못하고 불안한 경우, 스트레스·신경과민·신경쇠약·우울증·신경성 심장병 등으로 잘 흥분하고 잠을 잘 못 자며 자더라도 꿈을 많이 꾸는 경우에 좋습니다. 신경을 과도하게 쓰는 수험생, 직장인, 갱년기 여성, 허약한 노인 등에게 좋은 약이 되는 음식이죠. 또한 질병을 앓은 뒤 열이 완전히 내리지 않고 남아 있어 심장의 음기가 부족하고 가슴이 답답하거나 두근거리고 입이 마르며 잠이 오지 않는 경우에도 좋습니다.

연밥이 생명력이 강하다면 노화를 방지하는 효능도 있겠군요.

옛사람들은 연자를 먹으면 늙은이가 어린이가 되고 불로장생한다고 하였는데, 기력을 왕성하게 하고 허약한 몸을 보강하며 눈과 귀를 밝게 합니다. 그러니 연밥은 정기를 북돋워 모든 질병을 물리치며, 오래 복용하면 몸이 가벼워지고 수명이 연장되는 효과를 볼 수 있지요. 연밥은 오장육부의 기가 허약해진 것을 보충해주고 12경맥의 기를 크게 보해주는데 특히 심(心), 비(脾), 신(腎) 경락에 들어가 심장, 비장·위장, 신장의 정기 부족을 보충합니다. 음기와 양기의 균형이 맞지 않는 것을 조화해주는 효능도 있지요. 머리카락을 검게 하고 뼈와 근육을 튼튼하게 하며 여성들의 피부 미용에도 좋습니다.

연밥에 대한 연구 결과가 밝혀진 것이 있나요?

연밥이 치매 예방과 치료에 뛰어난 효과를 보였다고 합니다. 국립생물자원과 야생생물 유전자원센터와 강원대학교 연구팀은 알츠하이머에 걸린 쥐가 연밥을 먹고 눈에 띄게 증세가 호전됐다고 밝혔습니다. 알츠하이머에 걸린 쥐에게 연밥 추출물을 먹였더니 용기에 담긴 물속에서 빠져나갈 길을 찾지 못하고 헤매던 쥐가 탈출구를 찾는 시간이 크게 단축되었다는 것이죠. 치매 상태의 쥐가 물 밖으로 빠져나가는 데 평균 2분 10초 걸렸지만 연밥을 지속적으로 투여한 쥐는 1분 40초로 30초가 빨랐다고 합니다. 연밥에 신경전달물질인 아세틸콜린을 생성해 기억력 감퇴를 억제하는 효과가 있지요.

연밥은 음식 재료로도 많이 쓰였나요?

청나라 황실의 '만한취엔시'를 비롯한 최고급 요리에 반드시 들어가는 식재료였습니다. 중국의 유명한 소설인 《홍루몽(紅樓夢)》에 연자갱(蓮子羹)이 나오는데, 연꽃씨를 삶아 으깬 뒤 설탕을 넣어가며 참기름을 붓고 약한 불에 익힌 음식으로 자양강장제이자 장수음식이죠. 연자죽도 있는데, 비장·위장을 튼튼하게 하여 설사를 멎게 하고 위와 장 기능이 허약한 분에게 좋으며, 오랫동안 병을 앓아 소화가 잘 안 되고 식욕도 없을 때도 효과적입니다. 연자를 넣어서 밥을 지어도 좋습니다. 조선시대 궁중에서 먹은 '구선왕도고(九仙王道糕)'와 청나라 황궁에서 먹은 '청궁팔진고(淸宮八珍糕)'라는 기능성 떡에도 연밥이 주재료로 들어갔습니다. 또 연밥으로 차를 끓여 마셨죠.

연밥이 아무리 약효가 좋아도 주의해야 하는 경우도 있지 않나요?

연자는 배가 부르고 더부룩하거나 대변이 단단하고 변비가 있는 분은 피해야 합니다. 연밥은 대개 가을에 채취하는데, 심은 성질이 차고 맛이 쓰기 때문에 특별한 경우 외에는 제거하고 씁니다.

연꽃과 연잎, 연근의 효과를 알려주세요.

연꽃은 마음을 진정시키며 몸을 가볍게 하는 효능이 있어 차로 달여 마시기도 합니다. 찻잔에 끓인 물을 붓고 꽃잎을 몇 개 띄우면 향이 은은한 연꽃차가 되는데, 연꽃차는 화가 나고 안정이 안 될 때 마시면 진정 효과를 얻을 수 있습니다. 연꽃의 잎은 '하엽(荷葉)'이라고 하는데, 쓰고 떫은맛에 차갑지도 따뜻하지도 않은 중간 성질로 더위를 풀어주고 열을 내려주며, 습기를 물리치고 머리와 눈에 쌓인 풍과 열을 없애줍니다. 그래서 연잎차를 마시면 머리가 맑아지고 눈이 밝아지며 어지럼증이 낫게 됩니다. 또한 어혈을 풀어주는 효과가 있으므로 혈액순환에도 도움이 되고 출혈을 멎게 하므로 코피, 요혈, 자궁출혈 등의 각종 출혈증 치료에 좋습니다. 민간에서는 외상을 입었을 때 연잎을 찧어 상처 부위에 발랐는데, 지혈 효과가 큽니다. 흰 연꽃잎을 종기가 난 데 붙이면 빨리 낫는다고 합니다.

연잎에는 해독작용이 있고 연잎을 넣은 음식은 쉽게 상하지 않는다는 얘기가 있던데요?

연잎에 항균·항산화 효과가 있으므로 천연 방부제 역할을 해서 음식이 잘 부패되지 않지요. 해독작용이 있어 바닷게나 버섯의 중독을 해소하는 데도 쓰였습니다. 주독을 풀어주어 숙취를 해소하고 니코틴을 해독하는 등 노폐물과 독성물질을 배출하는 작용이 있습니다. 항산화작용이 있어 성인병과 노화를 억제하는 효과도 있습니다.

연잎은 성인병 예방과 다이어트에도 좋습니다. 장운동을 활발하게 하여 변비를 해소하고 체지방을 분해하며 포화지방을 흡착해 배출시키고 콜레스테롤을 제거하는 작용이 있기 때문이죠. 최근에는 후천성면역결핍증 (AIDS) 바이러스인 HIV의 활동을 돕는 효소인 프로테아제 생성을 40%가량 억제하는 효과가 있다는 것이 밝혀졌습니다.

연잎에는 어떤 성분이 들어 있나요?

칼슘 함량이 녹차보다 20배 이상 많이 들어 있지요. 녹차보다 떫은맛을 내는 타닌이 훨씬 적게 들어 있고 카페인 성분도 매우 적게 들어 있습니다. 연잎에는 깻잎 두 배나 되는 철분이 들어 있어 예부터 어지럼증이 있는 사람이나 철분 요구량이 많은 임신부는 연잎을 차로 달여서 수시로 복용했습니다. 플라보노이드 성분이 들어 있어 혈압을 내리고 당뇨병에도 좋습니다.

연잎을 넣어 만든 요리도 많다고 하는데 어떤 것이 있나요?

연잎 삶은 물로 죽을 쑤거나 연잎가루를 쌀과 섞어 죽을 쒀도 좋습니다. 어린 연잎은 살짝 데쳐서 쌈을 싸 먹었고, 연잎에 찹쌀과 누룩을 넣어 연엽주(蓮葉酒)를 만들어 마셨습니다. 연잎밥, 연잎차도 있고 연잎을 말려서 가루 내어 연냉면, 연떡국, 연국수, 연수제비, 연부침개도 만들어 먹었죠. 그러나 연잎은 나쁜 기운을 흩어버리고 소모하므로 기운이 허약한 분은 주의해야 합니다.

연뿌리는 음식으로 먹지만 한약재이기도 하지 않나요?

연근은 차가운 성질로 열을 내리고 피를 서늘하게 하며 출혈을 막아주는 효능이 있으므로 열병으로 가슴이 답답하고 입이 마르거나, 피를 토하거나 코피가 나는 것을 치료합니다. 코피가 심하게 나는 어린이에게 연근 생즙을 먹이면 잘 낫습니다. 눈에서 열이 나고 핏발이 서는 경우에도 가라앉혀줍니다. 지혈 효과도 뛰어나 여성의 갑작스러운 자궁출혈이나 대변출혈, 소변출혈 등에 좋습니다. 그리고 방광염과 요도염 등 요로감염증 초기에 연근이 효과가 있습니다. 연근은 어혈을 풀어주는 효능도 있습니다. 어혈, 즉 나쁜 피, 죽은피를 풀어주므로 피를 맑게 하지요.

연뿌리가 성인병에도 효과가 있나요?

연근은 혈압을 낮추어줍니다. 찬 성질로 열을 내리고 피를 서늘하게 하며 어혈을 풀어주므로 열이 달아오르고 어혈이 있는 분의 혈압을 내리는 효과를 나타내는 것이죠. 당뇨병에도 좋습니다. 열독을 없애주므로 바닷게의 독, 주독, 니코틴 등을 해독해줍니다. 또 연근은 오장과 혈을 보충하고 새살을 잘 돋게 하는데요. 《향약집성방》에 "기력을 돕고 정신활동을 도와주어 오래 먹으면 몸이 거뜬해지고 배고픔을 모르며 오래 살게 한다"라고 나옵니다. 연근을 먹으면 마음이 즐겁게 되고 화내는 것을 가라앉게 한다고 하였습니다. 그러니 화를 잘 내는 고혈압 환자들에게 도움이 되겠죠. 연근은 또한 대변과 소변을 잘 나오게 하는 효능도 있습니다.

연근에는 몸에 좋은 어떤 성분이 많이 들어 있나요?

연근은 먹거리가 부족하던 시절 양식 역할을 했습니다. 연근을 먹으면 배고프지 않고 피로가 풀린 것은 주성분이 당질인 녹말이고 단백질 함량도 다소 많으며 아미노산도 들어 있기 때문이죠. 게다가 비타민 C가 풍부해 레몬보다 조금 적은 정도인데, 특히 녹말로 보호되어 있어 가열해도 쉽게 파괴되지 않습니다. 연 줄기를 자르면 가늘고 길게 꼬리를 무는 찐득거리는 실 같은 점액질에 '뮤틴' 성분이 있는데, 단백질의 소화를 촉진하고 위벽을 보호하는 작용이 있습니다. 그래서 삼겹살 등 지방이 많은 고기에 연근가루를 넣어 먹으면 소화가 잘되고 지방을 녹이지요. 또 '플라노보이드'가 많이 들어 있어 항산화작용이 강하므로 항균, 항암, 면역력 증강, 노화 억제 효과도 있습니다.

연근을 먹을 때 주의해야 하는 것도 알려주세요.

연근은 차가운 성질이므로 몸이 냉하고 배가 차가우며 소화가 잘되지 않고 대변이 묽은 사람은 주의해야 합니다. 연근을 익히면 찬 성질이 덜해지지만 그래도 속이 냉한 분은 적게 먹는 것이 좋습니다. 연근은 열이 많은 체질인 분들이 소주나 양주 같은 열성 술을 마신 경우 숙취해소에 좋습니다. 또한 어혈을 풀어주므로 임신부는 피해야 하고, 찬 바람을 맞아 감기가 생긴 경우에도 주의해야 합니다.

하수오

20대부터 새치가 생겨 지금은 46세인데 머리가 염색하지 않으면 다닐 수 없을 정도로 많이 희었습니다. 하수오를 꾸준히 먹으면 다시 검은 머리카락

이 나올 수 있다는데 정말인가요?

'하수오(何首烏)'는 예부터 자양강장, 강정 약으로 이름 높은 약초로 인삼, 구기자와 함께 3대 정력초라고 알려져 있습니다. 곡식 대신 먹는 단곡불기 약이기도 하죠.《동의보감》을 비롯한 한의서에는 혈과 기를 돕고 수염과 머리카락을 검게 하며, 안색을 부드럽게 하고 오래 복용하면 근골이 튼튼해지고 정수가 늘어 나이를 먹어도 늙지 않는다고 하였습니다.

전설 같은 얘기도 전해옵니다. 옛날에 어떤 사람이 몹시 허약하고 병이 잦아 58세가 되도록 결혼도 못하고 산속에서 선가(仙家)의 도술을 공부하던 중 꿈에서 본 덩굴식물의 뿌리를 갈아 매일 아침 공복에 술과 함께 먹었더니 점점 강건해져 1년 후 병이 다 나았고 백발이던 머리가 까맣게 되어 윤기가 났으며 늙었던 용모가 광채를 발하게 되었습니다. 그래서 혼인하여 아들을 얻어 '연수(延秀)'라고 이름을 지었는데, 부자 모두 160세가 넘도록 살았다고 합니다.

허약한 백발노인을 머리가 검은 강건한 사람으로 변하게 하고 장수하게 한 덩굴식물이 바로 '하수오'였군요.

손자 이름이 수오(首烏)인데 역시 그 약초를 먹고 100세가 되어서도 머리가 칠흑같이 검었고 130세가 넘게 살았다고 합니다. 수오의 성이 하씨였기에 약초 이름이 하수오라고 불리게 된 것이죠. '어찌 하', '머리 수', '까마귀 오'자이니 '어찌 머리가 검으시오?'의 뜻입니다. 낮에는 암수가 따로 떨어져 있다가 밤이 되면 서로 엉클어진다고 하여 '야교(夜交)'라는 별명도 있습니다. 또 덩굴이 합치게 되므로 '교등(交藤)'이라 불리기도 하는데, 음양이 교합하는 형상인 것이죠. 그 밖에 밤에 교합한다고 하여 '야합(夜合)'이라는 이름도 있고 지정(地精)이란 이름도 있지요. 실제로 하수오는 암수 딴 그루식물은 아니랍니다.

우리나라에서도 하수오가 자라나요?

하수오는 산이나 들의 양지바른 풀밭이나 바닷가의 비탈진 곳 등에서 드물게 자랍니다. 성질은 약간 따뜻하고 맛은 약간 쓰면서도 달고 떫은데, 밤맛, 고구마맛, 배추뿌리맛이 섞여 있습니다. 흰색 백하수오와 붉은색 적하수오 두 종류가 있는데, 우리말로는 백하수오를 큰조롱 또는 은조롱, 적하수오를 붉은조롱이라고 합니다.

하수오는 대개 5~10년쯤 자라다가 죽지만 간혹 수십 년이나 수백 년 자란 것이 발견되는데, 약초꾼들이 산삼보다도 더 귀하게 여긴다고 합니다. 늦은 가을 또는 이른 봄에 캡니다. 적하수오는 고구마와 잎, 줄기, 덩이뿌리까지 사촌지간이라 할 정도로 닮았기에 약초꾼들 사이에서 '산으로 고구마 캐러 가자'고 하면 적하수오를 캐러 가자는 말이랍니다. 우리나라에 야생하는 것은 대개 백하수오입니다. 적하수오는 중국에서 많이 심어 가꾸고 우리나라에서는 주로 제주도와 남부지방에서 드물게 발견됩니다.

하수오가 머리카락을 검게 하고 동안이 되게 하며 성기능을 왕성하게 하고 자식을 낳게 하는 약효를 나타내는 이유는 뭔가요?

하수오가 주로 신장에 작용하기 때문입니다. 한의학에서 신장은 몸의 근본으로 콩팥뿐만 아니라 비뇨생식기 전부와 각종 호르몬을 통틀어 말하는 개념입니다. 신장의 정기가 생장, 발육, 생식, 노화의 모든 과정에 결정적으로 작용하므로 하수오를 오래 먹으면 몸을 가볍게 하며 수명을 늘려주고 노화를 방지하는 효과가 있지요. 특히 중화하는 품성이 있어 신장의 음기를 보충하면서 막히게 하거나 차갑게 하지 않고, 성기능을 강하게 하면서 건조하게 하거나 열이 나게 하지 않으므로 오래된 질병에 몸을 보충해주는 성약이 됩니다.

그 밖에도 하수오에는 어떤 효능이 있나요?

하수오는 약간 따뜻한 성질로 혈을 배양하고 풍기를 물리치며 뼈와 근육을 튼튼하게 하는 효능이 있습니다. 혈이 허약하여 어지럼증이 있는 경우 보혈하고, 혈색이 없고 거친 피부에 윤기를 더합니다. 허리와 무릎에 힘이 없고 아프거나 근골이 시리고 아픈 것을 치료하며, 골다공증에 좋고 산후에 허리나 무릎이 시큰거리고 아플 때도 좋습니다. 대변이 잘 나오게 하는 효능도 있습니다. 정신적 스트레스가 심하거나 소심하면서도 예민하며 신경질적인 사람에게 효험이 있어 마음을 편안히 해주고 불면증이 있는 사람에게도 좋습니다.

하수오를 복용할 때 주의할 점을 알려주세요.

하수오는 대변이 묽거나 설사를 잘하거나 습담이 많은 편인 비만한 분에게는 좋지 않습니다. 찬 바람으로 인한 감기 초기에는 피해야 하고 비늘이 없는 생선이나 파, 마늘, 무 등과 함께 먹는 것을 피해야 합니다. 하수오는 몸을 데워주는 약이므로 열이 많거나 자주 달아오르는 사람, 식욕이 너무 좋거나 체중이 많이 나가는 사람은 피하는 것이 좋습니다. 하수오가 여성 갱년기 장애에 좋다는 얘기도 있는데, 얼굴과 피부로 열이 달아올라 붉어지고 땀이 많이 나는 경우 하수오를 복용하면 열을 더욱 오르게 할 수 있습니다. 특히 몸에 열이 많은 체질은 열이 심하게 오를 수 있지요.

하수오를 어떻게 먹는 것이 좋은가요? 보관이 편리한 환으로 구입했는데 괜찮은가요? 또 마늘환과 함께 먹어도 되나요?

달여서 먹거나 쪄서 햇볕에 말려 환약이나 가루로 만들어 먹거나 생으로 먹어도 됩니다. 환으로 된 것을 구입했다면 다른 약재들이 첨가되었는지 확인해서 몸에 맞으면 먹어야죠. 마늘은 열성이 강하므로 머리카락에는 좋지 않을 것 같습니다.

당귀

며느리가 임신 5주차로 소음인인데 당귀를 먹여도 되는지 궁금합니다.

당귀(當歸)는 혈을 보충해주는 대표적 보혈약입니다. 등산을 다니는 분들은 산에서 당귀의 향기를 맡으셨을 겁니다. 주로 깊은 산골짜기나 고원, 습지대에서 많이 자랍니다. 당귀는 승검초의 뿌리로 옛날 중국에서 전쟁터에 나가는 남편의 품에 넣어주었다는 약재입니다. 피를 많이 흘리고 죽을 지경에 이르렀을 때 먹으면 다시 기력이 회복되어 돌아올 수 있다고 믿었기 때문이죠. 또 남편을 전쟁터로 떠나보낸 부인들이 기다리면서 승검초 뿌리를 캐어 먹는 풍습이 있었다고 합니다. 승검초 뿌리를 먹으면 몸이 건강해지고 피부도 고와질 뿐만 아니라 낭군이 죽지 않고 반드시 살아서 돌아올 수 있다고 믿었기 때문이죠. 그래서 '마땅히 돌아온다'는 뜻으로 '마땅할 당'자에 '돌아올 귀'자를 써서 '당귀(當歸)'라는 이름을 붙였다는 것이죠.

당귀라는 이름이 지어진 것은 그냥 전설 같은 얘기일 뿐인가요, 아니면 실제로 맞는 이야기인가요?

둘 다 일리가 있습니다. 당귀는 부인들에게 성약(聖藥)이라 할 만한 약재로, 자궁을 튼튼하게 하고 월경을 순조롭게 하며 물질대사, 내분비기능을 활발하게 할 뿐만 아니라 혈액순환을 좋게 하므로 몸과 피부가 좋아지는 겁니다. 전쟁터에서 크게 상처를 입어 피를 많이 흘렸을 경우 보혈제인 당귀를 먹으면 목숨을 살릴 수 있죠. 한약처방 중 '사물탕(四物湯)'이라는 대표적 보혈 처방이 있는데, 당귀를 비롯해 숙지황·백작약·천궁 네 가지 한약재로 구성되어 있습니다.

당귀는 어떤 병증에 활용되나요?

당귀는 혈이 부족해서 생기는 모든 질환의 치료에 반드시 쓰입니다. 혈이 부족한 '혈허증(血虛證)'은 머리가 어지럽고 눈앞이 아찔해지곤 하며 귀에서 소리가 나고 가슴이 두근두근 뛰며 잠이 잘 오지 않고 얼굴에 혈색이 적어 창백하고 월경 장애 등의 증상이 나타납니다.

당귀는 월경을 조화롭게 하고 혈의 순환 장애로 인한 통증을 멎게 하며 건조한 것을 윤택하게 하고 장을 미끄럽게 하는 효능이 있습니다. 그래서 월경불순, 생리통, 혈허로 인한 두통과 어지럼증, 저림증, 변비 등에 두루 쓰입니다. 체질이 허약하거나 임신이 잘 안 되는 경우, 심장이 약한 사람에게도 좋습니다. 특히 당귀는 여성에게 필요한 약재라고 할 수 있는데, 남성은 기를 위주로 하지만 여성은 혈을 위주로 하기 때문이죠.

당귀의 약효가 실험 연구로 입증되었나요?

당귀는 적혈구 생성을 촉진해 피를 만드는 조혈작용, 혈소판 응집을 막아 혈액 응고를 방지하고 혈전(血栓), 즉 피떡을 녹이는 작용, 활성산소를 억제하는 항산화작용, 관상동맥의 순환 혈액량을 증가시키고 자궁 수축과 이완을 조절하는 작용 등이 입증되었죠. 성분으로는 당분과 아미노산을 비롯해 아연, 구리, 망간, 철, 셀레늄 등의 미네랄이 있습니다. 또한, 엽산이 들어 있어 심혈관 질환의 위험인자인 호모시스테인을 낮추는 작용이 있고, 비타민 E가 들어 있어 항산화작용을 비롯해 관상동맥 질환을 예방하고 혈액순환을 개선하며 피부 병변을 치료하고 성호르몬 생산에 관여합니다.

당귀는 여성에게 필요한 약재인데, 임신 중에 복용해도 좋은가요?

임신 중에도 혈이 부족할 때는 당연히 당귀를 써야 합니다. 실제로 임신 중 산모가 허약해서 쓰는 보약처방이나 유산을 방지하기 위해 쓰는 안태약에는 대부분 당귀가 들어갑니다. 하지만 아무 당귀나 써서는 안 됩니다.

산지에 따라 차이가 있지만 기본적으로 당귀는 몸 쪽과 꼬리 쪽을 나누어 사용합니다. 몸 쪽인 당귀신(當歸身)에는 보혈작용이 있고, 꼬리 쪽인 '당귀미(當歸尾)'에는 어혈을 풀어주는 효능이 있습니다. 그래서 당귀미는 넘어지고 부딪쳐 생긴 타박어혈상과 월경이 막혀 나오지 않는 경폐증(經閉症)에 쓰입니다.

그러니 임신 중에는 당귀의 어떤 부분을 써야 할까요? 마땅히 당귀의 몸 쪽인 당귀신을 써야 하는데, 임신 중 꼬리 쪽인 당귀미를 복용했다가는 태가 떨어지는 불상사가 생길 수 있습니다. 그냥 당귀를 쓰는 것도 문제가 될 수 있는데, 보통 당귀에는 당귀신과 당귀미가 섞여 있죠. 사실 당귀는 한약재이므로 한의사 처방을 받아 복용해야지 그냥 집에서 복용해서는 안 됩니다.

당귀를 복용할 때 주의해야 하는 경우를 알려주세요.

당귀는 설사가 날 때는 피해야 하고 비장·위장이 허약하여 대변이 묽고 설사하거나 음식을 싫어하고 입맛이 없는 경우, 소화가 안 되는 경우에도 주의해야 합니다. 뱃속에 습기가 막혀 있어 배가 더부룩할 때도 마찬가지입니다.

당귀, 황기를 같이 끓여 먹고 싶은데 매일 먹어도 되나요? 당귀, 황기를 같이 끓여 먹으면 치매가 예방되나요?

황기는 단너삼이라고 하는데, 기를 보강하는 보기약의 대표입니다. 몸

표면의 기를 굳건하게 지키는 효능이 있어 찬 기운이 들어오지 못하게 방어할 뿐만 아니라 땀이 빠져나가는 것을 막아줍니다. 그래서 삼계탕에 넣기도 하는데, 저절로 땀이 나는 자한(自汗)이나 잘잘 때 나는 도한(盜汗) 등의 치료에 주된 약이죠.

보기약의 대표가 황기라고 하니 많은 분이 인삼이 대표이지 않느냐고 하실 겁니다. 기를 보강하는 힘은 인삼이 더 강하죠. 그러나 양기를 끌어올리는 힘은 황기가 훨씬 뛰어납니다. 그래서 기운이 아래로 가라앉아 자꾸만 눕고 싶은 경우, 눈꺼풀이 아래로 처지는 안검하수와 위하수를 비롯한 내장 하수의 경우, 여성의 자궁이 빠져나오는 음탈(陰脫), 항문이 빠져나오는 탈항(脫肛) 등의 치료에는 반드시 황기를 대량으로 써야만 나을 수 있지요. 새살을 잘 돋아나게 하는 효능도 있어 큰 상처가 생긴 뒤나 수술 뒤에 상처가 잘 회복되게 합니다.

당귀와 황기를 함께 달이면 어떤 효능이 있나요?

혈을 보강하는 당귀와 기를 보강하는 황기를 함께 복용하면 기와 혈 모두 보강되어 힘을 제대로 쓸 수 있게 되겠죠. 한약처방 중 당귀보혈탕(當歸補血湯)이 있는데 황기 18.75g, 당귀 7.5g으로 구성되었습니다. 과로하거나 몸이 허약해져 기가 약하고, 혈이 부족해 머리가 아프고 어지러우며 가슴이 답답하고, 입이 마르고 얼굴이 붉어지며 가슴이 뛰고 잘 놀라며 불안한 등의 증상이 있거나 여성이 생리 때나 산후에 열이 나면서 머리가 아프거나 종기나 상처가 생겨서 오래 아물지 않는 경우에 쓰입니다.

소음인이 당귀와 황기를 함께 달여 매일 마셔도 좋을까요?

소음인이라면 당귀, 황기를 달여 마시는 것이 괜찮습니다. 그러나 소음인이라도 몸 상태에 따라 당귀, 황기가 맞지 않는 경우도 있으니 무조건 마시는 것은 좋지 않지요. 당귀, 향기를 달여 마시면 치매 예방에 조금은 도움이 될 수 있겠지만 큰 도움은 되지 않습니다. 한의학에서 치매의 병인은 여러 가지이므로 단순히 기와 혈을 보강하는 것만으로는 큰 효과를 기대하기 어렵기 때문이죠.

한의사의 상세한 진찰에 따라 처방을 받지 않고 임의로 한약차를 달여 드시는 것은 상당히 위험한 일입니다.

인삼, 홍삼

60세인 어머니가 더운 곳에서 일하셔서 홍삼을 달여 드리려고 하는데 괜찮은가요?

인삼이나 홍삼을 먹으면 기운이 나면서 몸이 따뜻해지는 것을 느낄 수 있을 겁니다. 기운을 나게 하고 양기, 즉 열을 넣어주는 효능이 있기 때문이죠. 그래서 겨울에 추위를 물리치게 하는데 좋다는 것은 상식이죠.

그렇지만 예부터 여름철 음식과 보약에도 인삼이 들어간 것이 많습니다. 인삼이 더운 여름철에 먹어도 좋은 이유는 더위를 이길 수 있게 해주기 때문입니다. 더위로 원기를 상했을 때 기운을 차리게 할 뿐만 아니라 '중서(中暑)', 즉 더위에 맞은 병, 요즘의 일사병 치료에도 효과적입니다. 더위에 지친 몸의 기력 증강과 피로해소에 탁월하기 때문입니다. 실제로 인삼은 만성 피로와 병후 허약에도 좋습니다.

따뜻한 성질인 인삼이 더위를 이기게 해주는 것은 무엇 때문인가요?

인삼은 원기를 크게 보충하고 기를 돕는 효능이 탁월하므로 추위와 더위 모두 이기게 하죠. 우리 몸을 구성하고 생명활동을 유지하게 하는 근본이 되는 '기(氣)'가 허약하면 추위와 더위에 모두 약하기 마련입니다. 기가 약하니 더위를 받으면 그것을 몸 전체로 고르게 감당해내지 못하고 열이 심장과 뇌에 몰려서 탈이 나기 때문이죠. 인삼은 '기'를 확실하게 도와주므로 열 스트레스를 받아도 감당해내게 하고 열이 맺힌 것도 풀어주는 겁니다.

인삼이 더위를 물리치게 하는 효과가 있지만 체질에 관계없이 누구나 효과를 볼 수 있는 것은 아니지 않나요?

열이 많은 체질이 열 자극을 많이 받은 경우 인삼을 복용했다가는 열이 더욱 심해져 탈이 날 수 있습니다. 정말 열이 많은 분은 평소에도 인삼을 복용하면 열이 많아져 문제가 생길 수 있으니 주의해야 합니다. 몸이 냉한 체질이거나 냉하지도 열하지도 않은 중간 체질인 경우에도 인삼이나 홍삼 한 가지만 오래 복용하는 것은 문제가 될 수 있습니다. 사람은 기와 혈 그리고 음과 양이 균형과 조화를 이루어야 정상인데, 인삼 한 가지만 복용하면 기와 양만 강해지기 때문이죠.

인삼이나 홍삼이 맞지 않는 경우를 자세히 알려주세요.

인삼은 몸이 항상 뜨겁고 기가 왕성해 맥박이 지나치게 힘차거나 찬물을 즐겨 마시며 소변량이 적고 대변이 굳은 분에게는 맞지 않습니다. 알레르기 체질·아토피 체질에는 맞지 않고, 고혈압이 있어도 열이 올라 혈압이 오를 수 있으므로 주의해야 합니다.

인삼이 체질에 맞더라도 감기에 걸린 초기에 열이 있는 경우라든가 뺨이 붉고 미열이 오르면서 마른기침을 하는 경우에는 피해야 합니다. 몸속에 습기가 많이 쌓여 있거나 식체하여 헛배가 불러도 쓰지 않습니다. 습기가 많이 쌓여 있으면 몸이 무겁고 잘 붓거나 온몸이 쑤시고 아픕니다. 비 오는 날이면 온몸이 찌뿌듯하며 두드려 맞은 듯 아픈 분들이죠. 인삼을 잘

못 쓰거나 너무 많이 쓰면 가슴과 배가 꽉 막힌 듯 답답하고 차오르는 증상이 나타납니다.

인삼이 소화를 잘되게 해주는 것으로 알고 있는데, 그렇지 않은가요?

열이 있는 편인 분들의 소화 장애에는 인삼이 도움을 주기보다는 탈이 많아지게 합니다. 열이 없는 분도 속이 꽉 막혀 있거나 변비가 있으면 도움이 되기보다 해가 될 수 있습니다. 인삼이 양기를 넣어줄 뿐만 아니라 기를 끌어올리기 때문입니다. 소화가 되려면 먹은 음식이 위장에서 소장으로 그리고 대장으로 내려가야 하죠. 그런데 인삼은 반대로 올라가게 하므로 소화에 도움이 안 되고 오히려 소화가 잘되지 않는 경우 더 답답하게 됩니다. 실제로 음식에 체했거나 조금만 먹어도 헛배가 부를 때는 인삼을 쓰면 더욱 심해집니다.

열이 있으면 인삼을 절대로 쓸 수 없나요?

열이 있지만 인삼이나 홍삼을 쓸 수 있는 경우도 있습니다. 몸에 나쁜 기운이 많아서 열이 생긴 것이 아니라 몸이 허약해서 열이 생긴 경우인데, 그중에도 음기가 허약해 생긴 열에는 쓰면 안 되고 양기가 허약해 생긴 열에만 쓸 수 있습니다. 열이 있기는 하지만 음기도 허약하고 양기도 함께 허약하면 인삼을 써야 할 수 있습니다. 물론 그런 때도 인삼이나 홍삼 한 가지만 쓰는 것이 아니라 다른 한약재와 함께 써야 문제가 없습니다.

부모님이 아이들에게 편식하지 말고 골고루 먹으라는 얘기를 많이 하실 텐데, 한약은 더욱 그렇게 해야 합니다. 한약 중에서 약효가 가장 강하고 좋은 인삼, 홍삼을 한 가지만 계속 복용하는 것은 분명 문제가 있죠.

인삼을 복용하려면 어떻게 하는 것이 좋은가요?

인삼은·다른 약재와 함께 넣어 처방으로 복용하는 것이 좋습니다. 인삼이 체질에 꼭 맞더라도 오래 드시려면 용량을 적게 해서 차로 마시는 것이 좋은데, 이때도 다른 약재와 함께 달여 마시는 것이 좋습니다.

조선 왕실에서도 약차 중 삼귤차(蔘橘茶), 삼령차(蔘苓茶) 등을 많이 마셨죠. 삼귤차는 인삼과 귤피가 들어간 것으로 기를 소통하게 하면서 가래로 생기는 병을 치료하는 데 도움이 됩니다. 인삼 한 가지만 쓰면 기를 끌어올려 가슴이 답답해질 수 있지만 귤피를 함께 써서 막히고 체하지 않게 하는 것이죠. 귤피 한 가지만 오래 쓰면 진기를 상하게 할 수 있는데 인삼과 함께 쓰면 문제가 없습니다. 삼령차는 인삼과 복령을 배합했는데, 어지럼증이나 비장·위장이 허약해 입맛이 떨어진 경우 사용되었습니다.

4세 된 손녀가 더위를 많이 타고 땀이 많은데 맨날 감기를 달고 삽니다. 홍삼제제를 먹이면 감기에 덜 걸릴까요?

사람은 기와 혈 그리고 양과 음이 균형과 조화를 이루어야 질병이 없는 건강한 상태를 유지할 수 있는데, 인삼 한 가지만 계속 복용하면 기와 양만 강해져 균형과 조화가 깨집니다. 특히 어린이, 청소년 그리고 노인이 인삼이나 홍삼을 한 가지만 복용하는 것을 가장 주의해야 합니다.

아이는 성인에 비해 양기가 많은 편이라서 열도 많은 편이죠. 그러니 아이에게 인삼을 써야 하는 경우는 그리 많지 않고, 특히 더위를 많이 타고 편도선이 잘 붓거나 코피를 잘 흘리는 아이에게는 금해야 합니다. 함부로 먹이다가 코피, 피부 발진, 습진, 잠잘 때 머리에 식은 땀, 편도선이 심하게 붓고 아픈 증상 등이 생기기도 합니다. 중·고등학생들, 수험생들에게 머리가 좋아지라고 홍삼을 먹이는데, 오히려 머리에 열을 올려 머리가 맑아지지 않아 공부에 방해가 되거나 두통에 시달릴 수 있고 성기능을 항진하므로 좋지 못합니다. 여드름이 많이 나서 병원에 온 고등학생이 있었는데, 얼굴이 벌겋게 열이 달아오르며 찬물을 자주 마시고 유독 머리와 얼굴에서 땀이 많이 흘렀습니다. 한 달 이상 홍삼제품을 복용해서 여드름이 심해진 것이죠.

노인의 경우 인삼 한 가지만 복용하면 왜 문제가 생길 수 있나요? 80세 어머니가 혈압이 있는데 홍삼을 드셔도 되나요?

노인은 기와 혈이 허약한 상태이므로 인삼 한 가지를 오래 드실 경우 기가 강해져 상대적으로 혈이 허약해지므로 급격히 몸이 나빠질 수 있습니다. 그러니 80세 되신 분이라면 혈압이 높지 않더라도 인삼이나 홍삼 한 가지만 드시는 것은 주의해야 합니다.

여성의 경우 혈을 위주로 하고 혈이 부족해지기 쉽기 때문에 인삼 한 가지만 계속 먹으면 기가 보강되면서 상대적으로 혈이 약해지므로 좋지 않습니다.

인삼이 몸에 맞지 않으면 어떤 부작용이 나타날 수 있나요?

과민 반응, 흥분 반응, 출혈 반응입니다. 과민 반응은 안면 홍조, 피부 가려움증, 복통, 설사, 두통, 어지럼증 등입니다. 흥분 반응은 정신 흥분, 말이 많아짐, 성욕항진, 경도의 불안, 가슴 두근거림, 혈압 상승, 목 안이 아픈 증상 등이죠. 출혈 반응은 코피, 토혈, 변혈 등입니다.

열이 조금 있는데 장기 복용할 경우 부작용이 나타나지만 열이 정말 많은 분은 한 번만 먹어도 부작용이 생길 수 있지요. 열이 많은 분은 인삼을 조금만 먹어도 열이 너무 생겨서 온몸이 뜨거워지고 가슴속에 열이 맺혀 답답해지며, 심장이 많이 뛰고 입이 마르며 눈이 충혈되고 얼굴이나 전신의 피부에 불긋불긋한 발진이 돋기도 합니다. 또 코피가 나거나 가슴과 배가 꽉 막힌 듯이 답답하고 차오르는 상태가 됩니다.

평소 이것저것 건강식품을 챙겨먹는 편인데 제 체질이 태음인이라고 알고 있어요. 그런데 몸이 안 좋아서 한의원에 갔더니 인삼은 물론 홍삼도 먹지 말라고 하던데 제 체질은 홍삼도 먹으면 안 되나요? 추위도 타지만 더위는 더 많이 타며 통통한 편입니다.

태음인은 심장과 폐의 기능, 즉 순환기와 호흡기 계통이 약하므로 심장이 잘 뛰고 울렁거리며 기관지염, 폐렴, 천식이나 고혈압, 중풍 등에 걸리기 쉬운 체질입니다. 습진, 두드러기, 알레르기 등의 피부 질환과 대장염, 치질, 변비 등의 대장 질환에도 잘 걸립니다. 사상체질론에서는 태음인에게 해로운 음식이 생강, 마늘, 후추, 인삼, 꿀, 닭고기, 개고기 등이라고 합니다.

그런데 추위도 타고 더위는 더 많이 탄다고 하니 정말 열이 많은 편인지 확실치 않군요. 통통한 분 중에도 몸이 냉하고 추위를 타는 분들이 있습니다. 그러니 통통한 분은 무조건 태음인이고 태음인은 모두 열이 많은 편이라 인삼이 맞지 않는다고 여기는 것은 문제가 있습니다. 태음인은 땀이 잘 나와야 건강한데, 통통한 편이면서 땀을 흘리지 않는데 인삼을 복용한다면 정말 탈이 나기 쉽습니다.

울금

만 65세 남성으로 매일 울금 진액을 복용하는데 울금의 효능과 장기 복용해도 괜찮은지 알고 싶습니다.

울금(鬱金)은 심황의 뿌리줄기입니다. 오키나와의 건강 장수식품 중 '심황(深黃)'이 있는데, 심황의 본 이름이 울금이죠. '깊을 심'자에 '누를 황'자이니 진한 노란색인데, 치료제와 양념, 향신료, 염색제 등으로 이용되어왔습니다. 일본 사람들이 즐겨 먹는 단무지 착색제로 쓰일 뿐만 아니라 건강식품으로 애용되어 '신이 내린 축복받은 음식'으로 소중히 여긴다고 합니다. 아시아 남부가 원산으로 중국 남부와 인도, 오키나와를 비롯해 동남아의 열대·아열대지방에서 재배되며, 우리나라 남부지역에서도 재배됩니다.

심황을 카레 원료로 아는 분도 있을 텐데, 카레 원료로 쓰이는 것은 강황(薑黃)입니다. 울금과 강황은 모두 생강과에 속하는 한약재로 생김새와 치료작용이 비슷하지만 분명 차이가 있습니다. 한약재 전문서적인 《본초비요》에는 "시중 상인들이 흔히 강황을 울금이라고 하는데 이것은 잘못된 것이다"라는 말이 있습니다.

울금과 강황은 어떤 차이가 있나요?

울금은 약초 색깔이 회색에 가깝고 강황은 노란색입니다. 그러니 카레에 들어가는 것은 강황이죠. 물론 울금도 술과 섞으면 누렇게 금처럼 된다고 하여 붙여진 이름이라고 합니다. 강황은 따뜻한 성질이고 울금은 차가운 성질입니다. 그리고 주성분인 커큐민 함량이 울금은 3.6% 이상이고 강황은 0.3% 정도밖에 되지 않습니다.

울금에는 어떤 효능이 있으며 어떤 성분이 들어 있나요?

울금은 기를 소통하고 울체된 것을 풀어주며 통증을 멎게 하며 어혈을 풀어줍니다. 흉부와 복부, 옆구리 통증, 관절 통증에 효과가 있고 토혈, 코피, 혈뇨, 황달 등을 치료합니다. 담석증에도 쓰이죠. 대표적 성분인 커큐민을 비롯하여 투메론·메치돌·캄파·미네올 등의 정유 성분, 구리·철·칼륨·마그네슘·인·망간·아연 등의 미네랄 그리고 비타민 B_6와 식이섬유 등이 들어 있습니다. 커큐민은 간장의 효소를 활성화하는 등 간 건강에 도움을 주는데, 임상 시험에서 만성 B형 간염환자의 60%에서 염증이 줄었다고 합니다. 최근 연구에 따르면 커큐민이 뇌 건강에 도움을 주고 노인성 치매인 알츠하이머병을 예방하는 효과가 있다고 발표되었는데, 인도의 알츠하이머 환자가 미국의 4분의 1에 불과한 이유가 바로 카레를 즐겨먹기 때문이라는 것이죠. 커큐민은 항암 효과도 큽니다.

울금이나 카레를 먹으면 치매를 예방하고 항암 효과를 얻을 수 있군요.

인도에서는 식도계 암 발병률이 매우 낮다는 통계자료가 있습니다. 커큐민은 식도암을 비롯해 췌장암, 대장암 등에도 활성을 보인다고 알려져 있는데, 강력한 항산화물질로 거의 대부분의 암세포주, 거의 모든 종양 촉진인자를 차단하는 효과가 있습니다. 암의 전이를 억제하고 암세포에 영양을 공급하는 혈관신생을 억제하는 것으로 밝혀졌습니다. 그 밖에도 커큐민은 항염증작용, 체중감소 효과, 노화를 억제하는 효과도 있지요.

그런데 카레를 오래 먹는 것은 문제가 없지만 약성이 강한 한약재인 울금을 과립제로 해서 오래 먹는 것은 바람직하지 않습니다. 한의사의 진찰을 받아 필요하다면 일정 기간 복용하거나 울금이 들어간 한약처방을 받아서 복용하는 것이 좋겠습니다.

열이 많은 체질로 울금을 계속 복용하는데, 울금, 음양곽, 대추 세 가지를 끓여서 음용하면 몸에 어떤 변화가 생기는지 궁금합니다.

왜 세 가지 한약재를 달여 마시는지 모르겠습니다. 한약재는 정확한 진찰 없이 함부로 복용해서는 안 되죠. 열이 많다고 하셨는데 울금은 차가운 성질이고 음양곽과 대추는 따뜻한 성질입니다. 음양곽은 따뜻한 성질로 신장의 양기를 도와주며 근육과 뼈를 튼튼하게 하고 풍기와 습기를 물리치는 효능이 있습니다. 음양곽은 원래 삼지구엽초(三枝九葉草) 혹은 선령비(仙靈脾)라는 이름이 있었습니다. 중국 쓰촨성 지방에서 음양이란 동물이 하루에 능히 30여 회 교접하는데 그 정력의 출처가 이 풀을 뜯어먹기 때문인 것을 알고 시험한 결과 사람에게도 현저한 약효가 있다고 하여 이름이 음양곽(淫羊藿)으로 바뀌었다고 합니다. 음양곽은 성기능을 강화하는 효능이 탁월한 약이므로 함부로 복용하면 문제가 생길 수도 있지요.

강황

강황, 토마토, 양파가루를 섞어 물에 타서 먹어도 되나요? 강황가루가 몸에 아주 좋다고 하는데 아무에게나 잘 맞는지, 많이 먹어도 괜찮은지 궁금합니다.

강황(薑黃)은 생강과에 속하는 식물로 인도를 중심으로 한 아열대 지역이 원산지입니다. 주로 인도를 비롯한 동남아시아 지역에서 향신료, 착색료로 사용되고 우리가 먹는 카레의 원료이기도 합니다. 뿌리줄기를 쓰는데 열성이고 노란색이며 맵고 쓴맛이 납니다. 강황은 한약재로 사용되는데, 어혈을 풀어주고 기를 소통하는 효능이 있어 응어리를 없애고 혈종을 풀어주며, 타박상으로 생긴 어혈을 없애고 여성의 생리를 통하게 합니다. 경락을 통하게 하고 통증을 가라앉히는 효능이 있어 복통, 가슴과 옆구리의 통증, 팔이나 등의 통증 그리고 참기 어려운 치통이나 산후 복통에도 활용됩니다. 열성이므로 몸의 냉기를 없애주고 기운이 막혀 답답할 때도 좋습니다.

카레를 먹으면 치매 예방에 도움이 된다는 얘기가 있는데, 강황의 효능 때문인가요?

강황은 알츠하이머 치매에 효과가 있습니다. 카레를 주식으로 먹는 인도인에게 알츠하이머 치매는 미국인의 4분의 1 정도에 지나지 않는다고 하는데, 실제로 인도는 세계에서 치매 발생률이 가장 낮은 국가로 알려져 있습니다.

강황에 들어 있는 성분은 정유와 커큐민입니다. 커큐민은 폴리페놀의 하나로 강력한 항산화작용을 발휘하는데, 커큐민을 치매 쥐에게 복용시켰더니 치매를 일으키는 물질이 분해되는 것으로 나타났습니다. 싱가포르에서는 60세 이상 노인을 대상으로 치매 검사를 실시한 결과 카레를 즐겨먹는 사람이 상대적으로 기억력이 높았다고 합니다. 강황의 향 성분(aromatic-tumerone)도 뇌신경 세포의 치유를 촉진하는 것으로 밝혀졌는데, 향 성분을 쥐의 뇌 줄기세포에 투입한 결과 어느 정도 효과를 나타냈다고 합니다. 줄기세포는 뇌출혈과 알츠하이머 같은 질환과 연관돼 있지요.

강황에 항암 효과도 있나요?

항상 카레를 먹는 인도 사람들의 위암 발생률이 다른 아시아 국가에 비해 매우 낮은 편이라고 합니다. 미국의 한 연구에 따르면 강황에 들어 있는 커큐민이 유방암 전이를 막아주고 피부암인 흑색종 세포를 죽이는 것으로 나타났습니다. 또 돌연변이로 인한 암 발생도 줄입니다. 미국 암 학회는 "커큐민이 암세포가 생겨 퍼지는 단계에서 그 통로를 차단하는 역할을 한다"라고 발표했는데, 커큐민을 암에 걸린 동물에게 꾸준히 투입하니 암세포가 죽고 종양 크기가 점점 줄었다고 합니다. 전립선암에도 효과가 좋지요.

강황은 콜레스테롤 수치와 중성지방을 낮추어 고지혈증을 예방하며, 혈소판 응집을 억제하고 혈액을 맑게 하여 심혈관 질환을 예방하는 효과를 나타냅니다. '커큐민' 성분은 심장마비 예방에 도움이 되는데, 로이터 통신에 보도된 2012년 연구 결과에 따르면 관상동맥 수술을 받은 환자 121명을 대상으로 조사했더니 커큐민 알약을 먹은 환자에 비해 먹지 않은 환자가 더 자주 심장마비 증세를 보였다는 것이죠. 커큐민이 산화방지제와 소염제 역할을 하므로 수술환자의 심장마비 가능성을 65% 정도 낮출 수 있을 것으로 예측했습니다.

그 밖에도 강황에는 어떤 효능이 있나요?

소염작용을 나타내 각종 염증을 낮게 합니다. 강황의 커큐민 성분이 관절염으로 인한 관절통을 완화하는 데 효과적이라는 연구 결과가 많은데, 기존의 이브프로펜 같은 진통제보다 더 효과가 있어 관절염 환자의 진통제로도 좋다고 합니다. 또 각종 세균을 억제하는 효능도 있습니다.

당뇨의 발병 시기를 늦출 수 있다는 연구도 있는데, 당뇨병 초기증세를 보이던 사람이 커큐민 알약을 복용해서 발병을 지연시켰다는 것이죠. 연구에 참여한 사람들에게 커큐민 알약과 위장약을 9개월간 복용시키면서 지켜본 결과 커큐민 알약을 복용한 실험 대상자 중에는 당뇨병을 앓는 사람이 한 명도 없는 것으로 나타났다고 하는데, 소염제 성분과 산화방지제 성분이 주원인이라고 했습니다. 그리고 강황은 이담작용을 나타내 담즙 분비를 많게 하여 소화작용을 돕고, 속 쓰림과 배탈 예방에도 효과적이라고 합니다. 연구에 따르면 역시 소염제 성분 때문이라고 하는데, 열성이므로 속이 냉한 사람이 먹으면 소화를 도와줍니다.

강황을 먹을 때 주의할 점을 알려주세요.

강황이든 다른 한약이든 무조건 몸에 좋은 것은 아니죠. 열성이 강하므로 열이 많은 체질로 더위를 많이 타는 분이라면 적게 먹어야죠. 기운이 약하거나 빈혈이 심하거나 출혈 경향이 있는 분은 피해야 하고 임신 중인 여성도 피해야 합니다. 성질이 강하고 응어리를 풀어주므로 유산 위험이 크기 때문이죠. 강황을 복용하는 적당량은 보통 3~8g으로 사람에 따라 다르므로 음식이 아닌 약으로 복용하려면 반드시 한의사의 지도를 받아야 하는데, 체질에 맞지 않거나 용량이 과도하면 가려움증·두드러기·어지럼증 등 부작용이 생길 수 있습니다. 강황, 토마토, 양파가루를 섞어 물에 타서 마셔도 배합에는 별 무리가 없지만 체질에 맞아야 합니다.

천마

50대 여성으로 뇌경색이라서 많이 힘든데 천마에 대해서 자세히 알고 싶습니다.

먼저 천마와 마는 전혀 다른 한약재입니다. 둘 다 '마'자가 들어 있어 비슷한 것으로 혼동하는 분들도 많은데, 마는 순수 우리말 이름이고 한약명으로는 산약(山藥), 서여(薯蕷)입니다. 천마(天麻)는 한약 이름으로 우리 이름은 수자해좆입니다. 마는 마과에 속하는 덩굴식물이고 천마는 식물뿌리에 기생하는 난초과 기생식물로 뿌리를 천마라 하고 줄기는 적전(赤箭) 또는 정풍초(定風草)라고 합니다. 물론 천마와 마는 효능도 완전히 다릅니다.

뇌경색이 있는 분이 질문하신 것을 보면 천마가 뇌 질환에 좋은 약재인 것 같은데, 정말 그런가요?

천마는 뇌 질환 치료에 신약(神藥)이라고 불릴 정도로 약효가 뛰어난 것으로 알려져 있는데 평성, 즉 중간 성질로 평간식풍(平肝熄風)·정경지경(定驚止痙)·통락(通絡) 등의 효능이 있습니다. 그래서 예부터 두통, 어지럼증,

중풍, 반신불수, 저림증, 고혈압 등의 치료에 많이 활용되었습니다. 천마는 여러해살이 기생식물로 참나무 종류의 썩은 그루터기에 나는 버섯과 함께 붙어사는데, 뿌리는 감자나 고구마처럼 뿌리덩어리입니다. '하늘이 내려준 신비로운 물질'이라고 불리기도 하는데, 하늘에서 떨어져 마목(麻木)을 치료했다는 어원으로 이런 이름이 붙여지게 되었다고 합니다. 마목은 저리고 뻣뻣한 증상을 나타내는 병증이죠.

천마가 고혈압 치료에도 활용되어왔군요.

한의학에 고혈압이라는 용어는 없지만 고혈압으로 나타나는 상태를 '풍(風)'이 오르는 것으로 인식합니다. 천마의 효능에서 평간식풍이란 몸속에서 생겨난 내풍(內風)을 진정시키는 치법이죠. 풍은 오장 중 간이 연관되므로 내풍은 주로 간장의 양기가 상승되어 생기는 것으로 보아 간의 기를 가라앉힌다는 의미로 평간 혹은 진간(鎭肝)이 붙은 것입니다. 내풍은 머리로 압력이 올라오는 상태이므로 두통, 어지럼증, 떨림, 마비, 고열, 팔다리 뒤틀림, 경기, 간질 등의 증상을 나타냅니다.

실제로 천마는 혈압과 콜레스테롤 수치를 떨어뜨리고 혈액순환을 잘되게 하여 고혈압, 고지혈증, 심혈관 질환, 동맥경화 등의 혈관계 질환 치료에 효과가 있습니다. 또한 뇌혈류량을 증가시키므로 뇌경색, 뇌출혈 등의 중풍과 치매를 비롯한 각종 뇌 질환의 예방과 치료에 좋으며 기억력, 집중력 향상에도 도움이 됩니다. 소아의 경기, 즉 경풍, 파상풍, 간질, 경련발작, 손발 마비 등의 치료에도 활용됩니다. 이처럼 천마는 진정(鎭靜), 진통(鎭痛), 항경련, 항염증, 항산화력 증가, 면역력 증강 등의 약효가 있는 것으로 밝혀졌습니다.

천마에는 어떤 성분이 함유되어 있나요?

천마에는 에르고티오닌, 가스트로딘, 바닐리알코올 등이 함유되어 있습니다. 에르고티오닌은 버섯균류 또는 극소수 미생물에서만 생합성되는 것으로 알려진 항산화물질로, 영지버섯류에 비해 함유량이 수십 배 이상 많습니다. 가스트로딘도 항산화물질로 혈관에 쌓인 유해산소를 제거해 기억력 감퇴를 막고 뇌신경을 보호하므로 빈혈, 산소결핍증, 고혈압, 동맥경화, 뇌졸중, 치매 등에 효과가 있습니다. 바닐리알코올은 간질, 심장발작, 폐암 등에 효과가 있는 물질입니다. 단백질 함량이 높고 불포화지방산과 함께 칼슘, 마그네슘, 칼륨 등의 미네랄도 들어 있습니다.

천마를 복용할 때 주의해야 할 점을 알려주세요.

기와 혈이 허약하거나 입과 혀가 마르며 목에 염증이 있거나 변비가 심한 경우에는 주의해야 합니다. 천마를 많이 복용하면 얼굴이 붉어지거나 속이 메슥거리는 증상이 나타날 수 있습니다. 한약재이니만큼 함부로 복용하는 것은 부작용이 생길 우려가 많다는 것을 아셔야 합니다.

알로에

63세 남자로 키 171cm에 몸무게가 56kg입니다. 위염과 역류성 식도염이 있고 협심증약을 먹고 있습니다. 늘 피곤하고 기력이 없어서 알로에를 껍질째 달인 물을 마시는데 묽은 대변이 나옵니다.

알로에는 대변을 쾌통하는 효능이 있는데, 차가운 성질이라 위와 장에 열이 쌓여 생긴 변비에 씁니다. 알로에라는 이름은 아라비아어로 맛이 쓰다는 뜻에서 붙여졌는데, 매우 쓴맛이 납니다. 쓴맛은 기를 흩어버려 배설작용을 나타냅니다. 또한 뱃속에 응어리가 쌓여 상부로 치밀어 오르는 경우나 대변이 오래도록 나오지 않고 차 있어서 열이 쌓여 생기는 두통과 어지럼증에도 좋습니다. 동물 실험에서 위액의 분비를 촉진하고 장의 연동운동을 촉진하며 점액 분비를 늘려 배변을 원활하게 하는 것으로 나타났습니다. 알로에 달인 물을 마시고 대변이 묽어졌다면 뱃속에 열이 별로 없는 체질이기 때문이 아닌가 싶습니다.

이분에게 알로에가 맞지 않을 가능성이 많겠군요.

알로에는 성질이 대한(大寒), 즉 매우 차갑습니다. 약재 가운데 가장 차가운 것에 속하죠. 그러니 알로에는 몸속에 열이 많으면서 기가 강한 사람에게 적합합니다. 반면 몸이 허약하고 기운이 처지며 음식 생각이 나지 않아 적게 먹는 사람에게는 오히려 해가 될 수 있습니다. 몸이 차고 속이 냉한 분이 변비가 있다고 알로에를 먹었다가는 설사가 줄줄 나고 기운이 빠지게 되지요. 몸이 냉하지는 않지만 열이 그리 많지 않은 사람도 알로에를 많이 먹으면 극렬한 복통과 설사를 일으킬 수 있습니다.

알로에는 비장·위장이 허약하거나 냉하며 몸이 수척하거나 대변이 묽고 설사를 잘하는 사람에게는 적합하지 않습니다. 또 임신부가 먹으면 유산할 수 있으므로 피해야 합니다. 이분은 몸도 약간 마른 편에 늘 피곤하고 기력이 없다고 했는데 알로에는 기를 아래로 가라앉히는 성질이고 쓴맛이라 기를 흩어버리므로 기운을 도와주기는커녕 더 허약하게 만들어 도움이 되지 않을 것 같습니다.

알로에는 변비 치료 외에 어떤 약효가 있나요?

알로에는 열을 내려주는 작용이 아주 강력하므로 열로 생기는 각종 질환의 치료에 활용됩니다. 푸른색이므로 간장에 작용하는데, 간장의 열기를 내려주므로 눈을 밝게 하는 효과도 있습니다. 심장의 열을 서늘하게 하고 진정시키며 가슴에 열기가 쌓여 가슴이 답답한 증상을 풀어주는 작용도 합니다. 소아들의 경풍과 간질 치료에도 알로에가 좋은데, 경풍이나 간질이 주로 열로 생기기 때문이죠. 그 밖에 여성의 월경불통에도 효과가 있고, 풍열로 인한 치질에도 좋으며 살충작용도 뛰어납니다.

알로에는 항암 효과도 있다는데, 사실인가요?

항균·항암 효능도 인정되었는데 역시 열을 내리고 열기가 쌓인 것을 풀어주는 작용이 아주 강력하기 때문입니다. 성인병을 예방하는 효과도 어느 정도 있습니다. 중풍, 당뇨병, 심장 질환 등의 주된 원인의 하나인 열을 내려주고 아울러 대변을 잘 나오게 하기 때문입니다. 그 밖에 알로에의 약리작용으로는 혈액순환을 촉진하고 신체 세포액을 개선하며 체내 유독물질을 분해하는 것이 있습니다. 또한 신체의 정상 세포로 하여금 성질이 같은 세포를 형성케 하는 능력을 부여하는 기능을 합니다.

알로에는 역사가 꽤 오래된 약으로 알고 있는데요.

알로에는 열대 아프리카가 원산으로 고대 이집트왕조시대부터 이용되었는데, 클레오파트라는 알로에를 미용제로 썼다고 합니다. 그리스의 히포크라테스는 알로에를 치료제로 사용하였습니다. 마케도니아의 알렉산더대왕은 원정할 때 병사들의 질병을 막기 위해 알로에를 사용했다고 전해집니다. 알로에가 동양에 전파된 것은 알렉산더대왕의 페르시아 원정 때라고 하는데, 실크로드를 따라 중국으로 전해졌습니다. 우리나라에도 전해져《동의보감》에도 나오는데 이름을 '노회(蘆薈)'라고 하였습니다. 그러니 한의학에서도 오래전부터 약재로 쓴 것이죠.

민들레

민들레가 당뇨병에 좋다고 하는데 정말 그런지 궁금합니다.

민들레는 예부터 우리나라, 중국, 일본은 물론이고 인도, 유럽, 아메리카 인디언까지도 식용, 약용으로 활용했습니다. 이른 봄에 나는 어린잎을 국으로 끓여먹고 잎과 줄기를 나물로 무쳐 먹었으며, 뿌리를 캐서 된장에 박아 장아찌로 먹고 꽃과 뿌리를 차로 끓여 마시거나 술을 담가 마시는 등 하나도 버릴 것 없이 모든 부위를 다 먹었습니다.

민들레는 예전에는 봄나물로 잘 먹었지만 한동안 뜸했다가 웰빙 바람이 불면서 다시 뜨고 있고 연구도 많이 진행되고 있습니다. 혈당을 떨어뜨리는 효과가 밝혀졌는데, 뿌리에 풍부한 이눌린이 인슐린 분비를 조절하고 식후 혈당 상승을 개선해준다고 합니다.

한의학에서는 당뇨병 치료제로 사용하지 않았나요?

민들레는 한약명이 포공영(蒲公英)인데, 차가운 성질로 열을 내리고 독을 풀어주는 청열해독(淸熱解毒) 효능과 응어리를 풀어주는 소옹산결(消癰散結) 효능이 있습니다. 해열·소염·소종 작용이 강하여 각종 화농성 질환과 종양 치료에 활용되어왔습니다. 유옹(乳癰), 즉 여성의 유방에 종기나 염증이 생겨 쑤시고 아프거나 임파선염, 임파절결핵 등에 효과가 있습니다. 열과 습기를 없애고 소변을 잘 나오게 하므로 황달성 간염, 담낭염, 요로감염에도 효과가 있고 위와 장에 도움이 되어 위염, 식도염, 위궤양, 장염, 구토, 변비 등에 효과를 나타냅니다. 또 식독을 풀어주므로 식중독에 효과가 있고, 체기를 내려주므로 소화에도 좋습니다. 민들레는 차가운 성질이고 염증을 없애주므로 당뇨병의 예방과 치료에도 도움이 될 수 있지요.

민들레에는 어떤 영양성분이 들어 있나요?

민들레의 잎에는 비타민 A·C와 칼슘, 망간 등의 미네랄이 함유되어 있습니다. 또 잎에는 항산화물질인 베타카로틴이 들어 있어 활성산소를 억제하는 항산화작용을 나타내 성인병 예방과 노화 억제에 도움이 되고, 뿌리에는 콜린·실리마린 등 간에 좋은 성분이 들어 있어 간세포 파괴를 막아주며 간 질환에 도움이 됩니다. 유럽에서는 오래전부터 뿌리를 고혈압 치료에 이용해왔습니다. 3월 중순에서 5월 중순까지 채취한 민들레의 약성이 가장 뛰어나다고 합니다. 그런데 민들레는 차가운 성질이므로 몸이 냉한 경우에는 주의해야 합니다.

어성초

60대 초반으로 몸에 속열이 있으며, 관절에 좋다고 해서 어성초, 자소엽, 녹차 엑기스를 먹는데 변이 좀 딱딱하네요. 어성초가 아토피에도 도움이 되나요?

어성초(魚腥草)는 '고기 어'자에 '비릴 성'자로 잎과 줄기에서 생선 비린내 같은 냄새가 나기에 붙은 이름이죠. 폐렴, 폐농양, 만성 기관지염 등 호흡기 질환에 활용되는데 주로 폐에 작용하기 때문입니다. 폐가 오행 중 금(金)에 속하는데, 어성초도 오행 중 금(金)에 속하지요. 어성초는 매운맛에 비린 냄새가 나는데 매운맛과 비린 냄새 역시 금에 속합니다.

한의학에서 폐 계통에는 코, 기관지, 대장, 피부 등이 속하므로 어성초는 폐와 기관지의 질환을 비롯해 장염, 피부 질환 등의 치료에도 우수한 효과를 나타냅니다. 항암 효능이 있어 임상에서도 많이 쓰입니다. 차가운 성질로 열을 내리고 독을 풀어주는 청열해독, 붓기가 맺힌 것을 없애주고 통증을 멎게 하는 소종지통 효능이 강하므로 항암 효과가 뛰어나기 때문입니다. 그렇지만 관절 이상에는 쓰이지 않습니다. 관절에 염증이 심해서 붓고 아픈 경우 도움이 될 수도 있을 것 같군요. 어성초는 대변이 나오는 데 도움이 될 뿐 대변을 딱딱하게 하지는 않습니다. 또 차가운 성질로 열을 내리고 독을 풀어주는 작용과 붓기가 맺힌 것을 없애주는 작용이 있으므로 아토피 치료에 도움이 됩니다. 아토피의 원인이 열이기 때문이죠.

어성초는 열을 내리고 독을 풀어주는 강한 약이니 복용하는 데 주의해야 하지 않나요?

어성초는 주로 몸집이 퉁퉁하고 열이 많으며 기름진 음식을 즐겨 먹는 분들에게 어울립니다. 반면 몸이 허약하고 냉한 분에게는 맞지 않고 오래 복용할 경우 몸을 허약하게 하고 양기를 손상하므로 주의해야 합니다. 어성초는 유효성분이 휘발성 정유 속에 있으므로 오래 달여선 안 되고, 다른 한약재를 달이다가 나중에 넣어서 달여야 합니다.

자소엽

자소엽은 어떤 약재이며 관절이나 대변에 어떤 작용을 하나요?

자소엽은 한약명으로 소엽(蘇葉), 자소(紫蘇), 우리말로는 차조기라고 합니다. 잎의 색이 보랏빛, 자줏빛이므로 자(紫)자가 붙었는데, 중국 원산이지만 우리나라 들녘 어디에서나 잘 자랍니다. 소엽 모양은 깻잎과 흡사해 붉은 빛깔이 도는 깻잎이라고 할 수 있지요. 자소엽은 국내에서는 약재로 많이 쓰이지만 일본에서는 오래전부터 식용으로 활용했습니다. 생선회 먹을 때 싸 먹었는데, 항균작용이 강하기 때문이죠. 또 우메보시라는 매실장

아찌를 담글 때 함께 넣어서 물을 들였습니다. 관절에는 별다른 작용이 없고 설사가 날 때 먹으면 설사를 멎게 하는 효과가 있습니다. 그러니 대변이 딱딱해졌다면 지소엽 때문이거나 아니면 자소엽의 용량이 많았기 때문으로 여겨집니다.

자소엽에는 어떤 효능이 있나요?

자소엽은 한방감기약으로 활용됩니다. 따뜻한 성질로 발한해표(發汗解表) 효능이 있어 땀을 나게 하여 찬 기운, 열, 노폐물 등을 발산하고 기침을 멎게 하기 때문이죠. 기가 소통되지 못하고 맺혀서 생기는 각종 병증 치료제로 효과가 큰데, 스트레스 해소약도 됩니다. 행기관중(行氣寬中) 효능이 있어 기를 잘 순환해주므로 머리가 아프거나 가슴이 답답하고 배와 옆구리 등이 아픈 경우 효과가 크지요. 진정·안신·진통·건위 작용도 있습니다.

생선이나 게를 먹고 식중독에 걸렸을 때 잎의 생즙을 마시거나 잎을 삶아서 먹으면 해독이 됩니다. 해독·방부·항균 작용이 있기 때문인데, 민간에서는 음식물을 썩지 않게 하는 방부제로 많이 사용했지요. 한편, 자소엽은 임신 중에 좋은 한약이기도 합니다. 태를 튼튼하게 하면서 감기에 좋기 때문이죠.

자소엽에는 어떤 성분이 들어 있나요?

자소엽에는 단백질, 당질, 식이섬유 외에 베타카로틴, 비타민 A·C·E 등의 항산화, 항염증, 항암 효과가 있는 성분이 많이 들어 있습니다. 특히 염증을 억제하고 혈액 응고를 돕는 비타민 K가 상당히 많이 함유돼 있지요. 비타민 B_1·B_2·B_6, 나이아신도 포함되어 있으며, 미네랄로는 칼슘이 풍부하고 칼륨, 철, 마그네슘, 아연 등도 함유되어 있습니다.

그 밖에도 우울증이나 분노의 원인이 되는 염증에 대한 치료와 예방 효과가 있는 로즈마리닉산·우르솔릭산·루테올린 등이 풍부하고, 독특한 향기를 내는 성분인 페릴알데히드가 들어 있어 강한 항균·방부 작용을 나타냅니다. 체내에서 EPA로 바뀌어 콜레스테롤을 분해하는 알파리놀렌이 포함되어 있어 알레르기를 억제하는 효과도 보입니다. 자소엽 씨도 한약재로 쓰입니다.

자소엽 씨에는 어떤 효능이 있나요?

자소엽의 씨를 소자(蘇子)라고 합니다. 소자는 기침, 가래를 없애주고 변비에 효과적인 한약재인데, 음식 재료로 요긴하게 활용되었습니다. 정조대왕 때 편찬된 《제중신편》이란 한의서에 실려 있는 노인 보양음식 22가지 중 소임죽(蘇荏粥)과 소행죽(蘇杏粥)이 있습니다. 여기서 소는 소자, 임은 임자(荏子), 즉 들깨, 행은 행인(杏仁), 즉 살구씨입니다. 소임죽은 노인들이 만성 기관지염으로 기침과 가래가 많이 나오고 가슴이 답답해 숨 가쁨이 있을 때 쓰이는 약죽이고, 소행죽은 비장·위장의 기를 조화롭게 하고 기를 아래로 끌어내려 대소변을 잘 나오게 하고 심폐를 윤택하게 하여 기침을 멎게 하는 효능이 있습니다. 소엽이나 소자는 훌륭한 식재료로도 활용합니다. 특히 소자에는 오메가 3도 많이 들어 있습니다.

어성초, 자소엽, 녹차 진액은 어떤 분에게 어울릴까요?

어성초와 녹차가 차가운 성질이므로 열이 많은 분에게 어울립니다. 특히 어성초는 열을 내리고 독을 풀어주는 강한 약이므로 몸집이 통통하고 열이 많으며 기름진 음식을 즐겨 먹는 분에게 어울리는 약이죠. 반면 어성초는 몸이 허약하고 냉한 분에게는 맞지 않고, 오래 복용할 경우에는 몸을 허약하게 하고 양기를 손상하므로 주의해야 합니다. 녹차도 몸이 냉하며 야윈 분에게는 맞지 않습니다.

피마자기름이 어디에 좋은지 알려주세요.

시골에서 흔히 볼 수 있는 아주까리가 피마자입니다. 열대 아프리카가 원산지로 온대지방에서도 재배합니다. 우리나라에서 피마자가 많이 재배된 것은 군국주의 일본 때문이었습니다. 일제강점기에 일본은 침략전쟁을 수행하는 데 부족한 기름을 충당하려고 강제로 피마자를 심게 해서 기름을 짜서 공납하도록 했지요.

북한에서도 군사장비 유지용 기름으로 사용하기 위해 2013년부터 한 세대당 피마자 3kg씩을 의무적으로 바치도록 지시했다고 합니다. 피마자를 바치지 못하면 북한 돈 5만 원이나 중국 위안화 40원씩 바쳐야 한다고 했습니다.

피마자는 대변을 잘 나오게 하고 설사가 나게 하는 약으로 알려져 있는데, 구규(九竅)를 통하게 하고 막힌 것을 통하게 하며, 종기와 농을 없애고 독을 없애며, 대소변을 잘 나오게 하고 수기(水氣)를 몰아내며 통증을 그치게 하는 효능이 있습니다. 염증을 제거하고 몸속의 나쁜 독을 변으로 내보내므로 종기 초기나 옴, 버짐, 변비 등에 효과가 있으며 피부염 등 기타 피부병 치료에도 도움이 됩니다.

피마자기름을 먹을 때 주의해야 할 점을 알려주세요.

피마자기름에는 독성이 없고 기름을 짜낸 찌꺼기에는 독성이 남아 있습니다. 그런데 피마자기름도 약성이 강해서 한약재로는 사용하지 않았습니다. 민간에서 대변을 나오게 하거나 설사를 일으킬 목적으로 많이 활용했는데 한 번 사용했다가 한동안 설사가 날 수도 있지요.

전기가 없던 시절 등불용 기름으로 사용했고 비누, 화장품, 천연보습제 등 미용재료로 이용하며 머릿기름으로도 많이 사용하고 인조가죽, 공업용 윤활유 등에 이용하기도 합니다. 민간요법으로 불이나 끓는 물에 화상을 입었을 때 피마자기름을 화상 부위에 바르고 거즈나 헝겊을 덮으면 좋고 독충에 물렸을 때 잎을 짓찧어 붙이면 효능이 있다고 합니다.

쇠비름

위암으로 위절제 수술을 받고 회복 중인데 체중이 너무 많이 빠졌습니다. 주위에서 쇠비름을 내려서 먹으면 좋다고 하는데 계속 먹어도 괜찮은지 알고 싶습니다.

쇠비름은 시골 들판에 나뒹구는 흔한 풀로 도심지에서 약간 벗어나면 밭두렁과 빈터에서 많이 볼 수 있지요. 잎의 모양이 말의 이를 닮았다고 해서 마치현(馬齒莧), 마치채(馬齒菜)라는 이름이 붙었습니다. 쇠비름은 아마 인류가 가장 먼저 먹기 시작한 식물의 하나일지도 모릅니다. 1만 6,000년 전 그리스의 구석기시대 동굴에서 쇠비름 씨앗이 발견된 것으로 보아 그 시대 사람들도 쇠비름을 먹었을 것으로 봅니다. 서양에서는 샐러드로 먹고, 우리나라에서는 봄부터 여름까지 나는 새순을 뜯어 먹었습니다. 생나물로 초고추장에 무쳐 먹어도 되지만 끓는 물에 살짝 데쳐 먹는 것이 더욱 맛이 좋습니다. 쇠비름을 말려두었다가 나물로 먹거나 죽을 쑤어 먹고 약으로도 활용했지요.

맛있는 나물들이 많아서 쇠비름을 먹어본 적은 없는 것 같은데, 괜찮은 먹거리와 약이 되나요?

쇠비름은 농부들에게는 성가신 잡초입니다. 그런데 뽑아서 그냥 두면 또

뿌리가 나서 자라날 정도로 번식력이 왕성합니다. 게다가 여름철 뜨거운 햇볕을 유난히 좋아하여 다른 식물들은 시들시들해져 잎이 축 늘어지지만 쇠비름은 햇볕이 강할수록 오히려 더 생생하게 생기가 나며 잎과 줄기에 수분을 많이 저장해서 아무리 가물어도 말라죽지 않는다고 합니다. 그런 까닭에 생명력이 가장 억세고 기운이 충만해 오래 먹으면 장수한다고 하여 장명채(長命菜), 장수채(長壽菜)라는 이름이 붙었습니다.

오행초(五行草)라는 이름도 있는데, 잎은 푸른색, 줄기는 붉은색, 꽃은 노란색, 뿌리는 하얀색, 열매는 검은색으로 청적황백흑의 오색(五色)을 모두 가지고 있어 목화토금수의 오행(五行) 기운이 다 들어 있다고 보았기 때문이죠.

장수채에다 오행초라는 이름도 붙었으니 약효도 꽤 있을 것 같은데, 어떤 효능이 있나요?

쇠비름은 예부터 피가 맑아지고 장이 깨끗해져 늙지 않고 건강하게 오래도록 살 수 있는 먹거리로 알려져 있습니다.《동의보감》〈탕액편〉, 즉 약초와 음식편 채소 부분에 들어 있는데, 모든 헌데와 악창을 다스리고 대소변을 잘 나가게 하며 응어리가 쌓이고 맺힌 것을 풀어주고 갈증을 멎게 하며 모든 충을 죽인다고 했습니다.

쇠비름은 차갑고 미끄러운 성질이라서 열을 내리고 독을 풀어주는 청열해독 효능이 있는 것으로 봅니다. 그래서 습기와 열기 혹은 열독으로 인한 이질과 설사 치료에 활용했습니다. 소변을 잘 나오게 하는 효능이 있어 소변이 시원찮게 나오면서 통증이 있는 임증(淋證), 즉 요도와 방광의 염증성 질환 치료에도 활용했습니다. 종기를 없애는 효능도 있어 화농성 염증이 생긴 곳에 쇠비름을 찧어서 붙이면 효과가 있지요.

쇠비름은 매우 흔한 잡초 같은데 약효가 꽤 많군요.

쇠비름은 항균·항염증·항산화·항암 작용이 있고 혈당과 콜레스테롤 수치를 떨어뜨리며 자궁을 수축시키고 피를 멎게 하는 작용 등이 밝혀졌습니다. 급성 장염, 설사, 세균성 이질 등에는 쇠비름과 쌀을 같이 넣고 죽을 끓여 먹으면 잘 낫고, 여드름, 주근깨, 아토피 등의 피부 질환에도 쇠비름을 달여 마시면 좋습니다. 벌레나 뱀에 물린 경우 쇠비름을 찧어 붙이고 달인 물을 마시면 해독이 되고, 무좀이나 심한 땀띠에 진하게 달인 물을 발라주면 잘 낫는다고 합니다. 《동의보감》의 구충제 중에 마치현(쇠비름)이 나오는데 "모든 충과 촌백충을 죽인다. 생것을 짓찧어 즙을 내거나 삶아서 소금과 식초에 무쳐 빈속에 먹으면 충이 저절로 나온다"라고 기록되어 있지요.

쇠비름에는 어떤 성분이 들어 있나요?

쇠비름에 함유된 성분은 타닌, 사포닌, 베타카로틴, 글루틴, 칼륨, 비타민 C·D·E 등입니다. 특히 불포화지방산인 알파 리놀렌산이 100g에 300~400mg 들어 있는데, 이게 바로 오메가 3 지방산이죠. 오메가 3 지방산은 등푸른 생선을 비롯해 약초나 녹색 채소, 견과류 등에도 들어 있지만 쇠비름에 특히 많이 들어 있습니다.

쇠비름의 효능이 그렇게 좋고 여러 가지 질병 치료에 효과가 있는데, 쇠비름을 많이 먹는 사람들도 있나요?

그리스 크레타섬에 사는 사람들은 심장병이나 관상동맥질병으로 죽는 사람이 거의 없을 정도라고 합니다. 크레타섬 주민들은 4,000년 전이나 지금이나 음식을 먹는 습관이 똑같다고 하는데, 주변의 다른 나라 사람들과 비슷한 음식을 먹지만 한 가지 다른 것은 쇠비름을 늘 먹는다고 합니다.

쇠비름을 나물이나 약으로 먹어도 좋을까요? 사람에 따라 맞지 않는 경우도 있겠지요?

쇠비름은 열을 내리고 대소변을 잘 나오게 하므로 몸속에 있는 나쁜 독소를 배출하는 효과는 확실히 좋을 것 같습니다. 그렇지만 차가운 성질이므로 몸이 냉하거나 비장·위장이 허약하고 냉해서 추위를 타고 설사를 잘 하는 분은 먹지 않아야 합니다.

이분처럼 위절제 수술을 받고 체중이 너무 많이 빠진 상태라면 주의해야 할 것입니다. 물론 외용약으로 활용하는 것은 문제가 없는데, 오래 달여 고약처럼 만들어 옴, 습진, 여드름, 땀띠 등의 피부병이나 화농성 염증이 생긴 종기에 바르는 것은 좋겠죠. 진하게 달인 물을 바르거나 씻어주는 것도 좋습니다.

고삼

고삼차가 열을 내려주고 탈모에 좋다고 하는데 그 밖에 다른 효능은 어떤 것이 있나요? 고삼차는 어떠한 체질에 맞는지 또는 안 맞는지도 궁금합니다.

맛이 매우 써서 쓸 고(苦)자를 붙여 고삼(苦蔘)이라고 합니다. 우리말로는 너삼, 도둑놈의 지팡이인데, 콩과의 여러해살이 풀입니다. 뿌리를 말려서 한약재로 써왔습니다.

한약 가운데 맛이 쓴 약으로는 고삼을 비롯해 황련, 용담초 등이 있는데, 한의서에는 대고(大苦)라고 기재되어 있지요. 쓴맛이 강하므로 습기를 말려버리는 효능이 강합니다. 고삼은 대한(大寒), 즉 아주 차가운 성질이고 아울러 아래로 내려보내는 성질입니다. 그러니 습기와 열을 없애고 특히 상부와 위장에 있는 열을 아래로 내려줍니다.

고삼은 구체적으로 어떤 병증 치료에 효과가 있나요?

고삼은 열과 습기로 인한 질환, 즉 급성 편도선염, 폐렴, 황달, 변혈, 눈병 그리고 가려움증, 종기, 부스럼 같은 피부병에 활용됩니다. 눈을 밝게 하고 눈물을 그치게 하는 효능도 있으며 살충 효능이 있어 기생충도 없앱니다. 고삼추출물이 결핵간균, 피부진균, 트리코모나스균 등에 억제 효과가 있는 것으로 밝혀졌습니다. 고삼은 대변과 소변을 잘 나오게 하는 효능도 있는데 알칼로이드 성분인 마트린에 이뇨, 장관의 연동운동 자극작용이 있습니다. 마트린에 항암작용이 있다는 보고도 있지요.

고삼이 탈모에 효과가 있나요?

탈모에 효과가 있다는 내용을 한의서에서는 보지 못했는데 2006년 한 한의과대학 교수의 연구가 방송에 나온 적이 있습니다. 흰쥐 실험에서 한약 추출물 70종 가운데 고삼추출물에서 남성호르몬을 억제하는 환원효소의 활성이 매우 강하다는 사실을 밝혀낸 것이죠. 그래서 탈모 억제에 효과가 있을 것이라는 얘기인데, 흰쥐에 고삼추출물을 직접 먹인 실험은 아닙니다.

또 그 연구 결과는 남성호르몬 억제 효과이므로 남성 탈모에 효과가 있을 가능성을 제시한 것이죠. 모발 성장을 촉진하는 작용도 있다고 보고했는데, 털을 깎은 흰쥐에게 정기적으로 고삼추출물을 발랐더니 모발 성장과 밀접한 관계가 있는 각질형성 세포의 성장인자에 영향을 주는 것으로 조사된 것이죠.

고삼차를 마실 때 주의해야 할 점을 알려주세요.

다른 약차도 많이 있는데 그렇게 쓴맛이 강한 고삼을 굳이 차로 마실 필요가 있을까요? 그리고 고삼은 성질이 매우 차가우므로 몸이 냉하고 추위를 타거나 비장·위장이 허약하거나 대변이 묽고 설사를 잘하는 경우에는 맞지 않습니다. 특히 기력이 약하고 맥이 약한 분, 임신부는 피해야 합니다. 그러나 외용약으로 피부에 바르는 것은 괜찮습니다. 피부 질환에는 말리지 않은 것을 짓찧어 바르거나 진하게 달인 물로 씻으면 됩니다.

옥수수수염

옥수수수염이 어디에 좋은지 자세히 알려주시면 좋겠습니다.

옥수수수염은 오래 달이지 않아도 됩니다. 예부터 말려서 한약재로 쓰였는데, '옥미수(玉米鬚)', '옥촉수(玉蜀鬚)', '옥촉서예(玉蜀黍蕊)'라고 합니다. 소변을 나오게 하는 효능이 매우 강하고 소염작용도 있어 몸이 붓는 경우는 물론이고 요도염, 방광염, 신장염 등의 치료에 활용됩니다. 소변이 잘 나오지 않으면서 통증이 있거나, 신장이나 요관에 돌이 생긴 요로결석으로 심한 통증을 호소하는 경우에도 효과가 있습니다. 중년 이후 흔한 전립선 비대증에도 체질과 상태에 따라 옥수수수염을 써서 큰 효과를 보는 경우도 있지요. 산모에게도 도움이 되는데, 임신 중 부종에 쓰고 산후에 젖이 잘 나오지 않을 때 달여 마시면 젖을 잘 나오게 하는 효과도 있지요. 신우신염으로 몸이 붓거나 대변을 볼 때 통증이 있거나 소변의 양이 적으면서 잘 나오지 않는 증상에도 효과가 뛰어난데 이렇게 이뇨작용을 돕는 것은 폴리페놀과 플라보노이드 성분이 있기 때문입니다.

옥수수수염은 소변을 잘 나오게 하는 효능 이외에 또 어떤 효능이 있나요?

폴리페놀과 플라보노이드 성분은 신장 관련 질환뿐 아니라 고혈압, 당뇨, 황달성 간염 등에도 좋습니다. 옥수수수염은 혈압을 떨어뜨리는 작용이 있으며 황달을 물리치는 효과도 뛰어나 황달성 간염 치료제로 쓰입니다. 담즙분비를 촉진하고 담석으로 인한 통증을 개선해주는 효과도 있습니다.

강한 이뇨작용으로 붓기를 빼주므로 다이어트에도 효과가 있으며 짠 음식을 많이 먹거나 잦은 야식으로 독소와 염분이 쌓여 몸이 붓는 경우에도 효과적입니다. 물 대신 수시로 마시면 체내 노폐물을 제거해 피부 미용에도 좋은 효과를 얻을 수 있습니다. 중년 이후 비만하면서 혈압이 높고 소변이 시원치 않거나 양이 적으며 잘 붓는 분들은 옥수수수염을 달여 매일 차로 마시면 좋습니다. 옥수수수염이 피부에도 좋다는 연구 결과가 나왔습니다.

옥수수수염이 피부에 좋다는 연구 결과는 구체적으로 어떤 내용인가요?

2013년 한국식품연구원은 옥수수수염 추출물이 멜라닌 색소의 생합성을 억제해 피부미백 효과가 있는 사실을 확인했다고 밝혔습니다. 연구팀에 따르면 피부세포 실험에서 옥수수수염 추출물이 세포독성 없이 멜라닌 생성을 37.2% 감소시키는 것으로 나타났다고 했습니다. 특히 미백 화장품에 널리 사용되는 미백 기능성 물질인 알부틴이 멜라닌을 26.8% 감소시키는 것보다 10% 이상 우수한 성적을 보였다는 것이죠.

또한 멜라닌 생합성을 촉진해 피부를 어둡게 만드는 데 관여하는 효소인 타이로시네이즈의 세포 내 생성량을 줄이는 효과도 확인되었습니다. 이처럼 옥수수수염 추출물은 세포독성이 거의 없으면서 멜라닌 색소의 생합성 억제 효과가 뛰어난 것으로 나타나 피부미백 소재로 활용 가능성이 클 것으로 기대된다고 합니다.

결명자

몇 십 년 동안 변비가 심하면 차가운 물이나 우유를 먹어서 속을 비웠습니다. 최근에는 자고 일어나거나 뭘 먹기만 하면 배변을 하는데, 계속 마시는 결명자 때문인지 궁금하네요.

결명자(決明子)는 차가운 성질로 몸속에 열이 많고 얼굴에 열이 달아오르는 분들에게 적합합니다. 반면 속이 냉한 체질인 분들이 결명자를 먹으면 소화 장애와 설사가 유발되기 쉽고, 오래 먹으면 기를 가라앉히므로 피해야 합니다. 특히 평소 추위를 많이 타고 대변이 묽거나 저혈압인 경우 반드시 피해야 하는데, 이럴 때 복용하면 몸의 기운이 떨어지고 어지럼증이 생기며 머리카락이 빠질 수 있지요. 변비가 있어도 원인에 따라 음식과 약을 먹어야 하는 것이죠. 속이 냉한 분이라면 호두, 잣 등을 먹거나 운동을 해야 합니다.

결명자에는 어떤 약효가 있나요?

결명자는 '자(子)'자가 붙어 있어 씨나 열매라는 것을 짐작할 수 있는데, 콩과의 한해살이 풀입니다. 북아메리카 원산으로 오래전부터 중국과 우리나라에서 한약재로 사용했습니다. 차가운 성질이기에 풍과 열을 제거하는 효력이 커서 머리로 열이 달아오르는 경우를 비롯해 중풍 치료에 쓰입니다. 특히 결명자는 간장 경락에 들어가 작용을 나타내므로 간장의 열을 내려주는데, 간이 피를 갈무리하는 곳이므로 코피를 멎게 하는 효능도 있습니다. 또한 소변을 잘 나오게 할 뿐만 아니라 대변을 잘 나오게 하는 효능도 있는데, 열로 인한 변비와 습관성 변비에 좋습니다. 열성체질의 비만증에도 당연히 좋습니다.

결명자의 약효가 꽤 있는 것 같은데, 실제로 효과가 입증되었나요?

한의학에서 결명자가 주로 간에 작용한다고 말씀드렸는데, 실제로 간염과 간경화로 복수가 있을 때 좋습니다. 그리고 혈압을 내려주고 콜레스테롤을 떨어뜨리는 효과가 있다는 것이 밝혀졌습니다. 결명자는 또한 항균작용도 있는데 포도상구균, 연쇄상구균, 폐렴균, 이질균, 대장균 등을 억제합니다. 피부사상균의 발육을 억제하는 항진균작용도 있습니다.

결명자의 주성분은 비타민 C, 에모딘, 비타민 A의 전구물질인 카로틴, 캄페롤, 각종 필수 지방산 등이며 안트라퀴논 유도체인 크리소파놀, 에모딘 등이 완하작용을 나타내므로 변비에 효과적입니다.

결명자는 눈에 좋다고 하던데, 정말 눈을 좋게 하는 효과가 있나요?

결명자의 '명(明)'이 '밝을 명'이죠. 바로 눈을 밝게 해주는 것입니다. 《동의보감》에는 결명자를 매일 아침 공복에 한 숟가락씩 복용하면 100일 만에 밤에 촛불 없이도 사물을 볼 수 있다고 쓰여 있습니다. 좀 과장된 표현이지만 그만큼 효과가 크다는 의미죠. 결명자의 별명도 눈과 관련됩니다. 천리를 볼 수 있다고 하여 '천리광(千里光)', 눈동자를 회춘시킨다고 하여 '환동자(還瞳子)'라고 하죠.

결명자는 각종 눈병 치료에 쓰여왔습니다. 눈동자가 쑤시고 아프거나 눈자위가 당길 때도 효과가 있습니다. 특히 눈의 충혈과 피로를 풀어주는 데 특효이죠.

결명자가 눈병 치료에 좋은 이유가 있나요?

눈병은 거의 대부분 열로 생기는데 결명자는 차가운 성질로 열을 없애줄 뿐만 아니라 기를 아래로 가라앉히는 성질이 있으므로 눈으로 올라가는 열을 아래로 내려주기 때문입니다. 또한 간과 눈이 밀접한 관계가 있는데, 결명자는 간에 작용하지요. 간의 화(火)가 위로 치솟아 오르면 눈이 충혈되고 붓는 증상이 나타나고 밝은 빛을 싫어하며 빛을 쬐면 눈물이 나오는 등의 증상이 생기는데, 이때 결명자가 효과적입니다.

그래서 결막염, 야맹증, 백내장, 녹내장 등 각종 안과 질환 치료에 활용되어왔습니다. 눈의 피로가 심하거나 밤에 잘 보이지 않거나 충혈이 잘되거나 붓고 아플 때 쓰면 됩니다.

결명자를 한약재로 쓰려면 그냥 달여 먹으면 되나요?

한약으로 쓸 때는 살짝 볶아두었다가 달여야 하고, 오래 먹을 경우에는 누렇게 되도록 볶아서 차로 마시면 됩니다. 급성 결막염이 생겼을 때는 결명자에다 국화, 만형자(蔓荊子)를 함께 넣고 달여 먹으면 효과가 있습니다. 과음한 후 진하게 끓인 결명자차를 마시고 자면 숙취가 풀립니다. 입안에 염증이 생겼을 때 진하게 끓인 결명자를 2~3분간 3, 4회 머금으면 효과가 좋습니다.

결명자를 먹으면 탈모가 된다는 얘기가 있던데 사실인가요?

머리카락이 머리에 열이 많아 뜨거울 때 잘 자랄까요, 아니면 머리가 서늘해서 시원할 때 잘 자랄까요? 당연히 머리가 서늘해야 머리카락이 잘 자랄 수 있고 머리에 열이 많으면 머리카락이 빠지기 쉽지요. 기름진 음식과 굽고 볶은 음식, 맵고 열이 있는 음식을 많이 먹어 습기와 열이 많을 때 머리카락이 빠집니다. 신경성으로 화를 잘 내거나 걱정이 많아도 열기가 생기거나 음기와 혈을 손상해 머리카락이 빠지게 됩니다. 혈중에 열과 습기가 있으면 머리카락이 끈적끈적해지고 두피에 기름기가 많으며 가려움이 심하고 머리카락이 다발로 빠지게 됩니다.

그러니 탈모는 대부분 열이 문제인데, 결명자는 열을 내려주고 특히 상부의 열을 가라앉히므로 탈모에 도움이 됩니다. 그러나 경우에 따라 결명자가 탈모를 일으킬 수도 있지요.

어떤 경우 결명자가 탈모를 일으킬 수 있나요?

머리카락은 경락·장부·식생활 등과 관계가 깊은데, 장부 중에서 신장의 정기를 받아야 정상이 유지되는 신장계통에 속합니다. 그러므로 신장의 기가 왕성하면 머리카락이 잘 자라지만 신장의 기가 쇠약해지면 머리카락이 희어지고 잘 빠지게 됩니다. 나이가 많아지면서 점점 머리카락이 희어지고 빠지는 것은 기본적으로 신장의 정기가 부족해지는 것과 연관이 있지요.

머리카락은 혈액의 일부로 혈의 상태를 반영합니다. 따라서 혈이 충분하면 머리카락에 영양을 많이 공급해주므로 윤기가 있지만, 혈이 건조해지거나 부족하면 머리카락이 건조하고 윤기가 없어지면서 희어지고 잘 빠지게 됩니다. 그런데 결명자가 몸 상태에 맞지 않는데 먹을 경우 몸이 허약해지고 신장의 정기를 부족하게 하며 혈을 부족하게 하므로 탈모를 일으킬 수도 있지요.

삼백초

삼백초를 결명자와 같이 끓여 먹는데 건강에 어떤가요?

삼백초(三白草)는 차가운 성질로 열을 내리고 습기를 몰아내며 가래를 삭이고 대소변을 잘 나오게 하는 효능이 있습니다. 또한 막힌 것을 뚫어주고 뱃속에 있는 응어리를 풀어주며 해독하는 효능도 있습니다. 그래서 부종과 종기, 종창을 치료하고 소변 볼 때 화끈거리며 따가운 열림(熱淋) 치료에도 좋습니다.

삼백초는 고혈압, 동맥경화 등 심혈관계 질환이나 간의 해독작용에 좋고 항염증·항암 작용이 뛰어나 암으로 발전되기 전에 염증을 억제해 암 발생을 막습니다. 항균작용이 있어 포도상구균, 장티푸스균 등을 억제한다는 것이 밝혀졌습니다. 또 고혈압, 동맥경화 치료와 예방에 효과가 큽니다. 모세혈관을 튼튼하게 하고 콜레스테롤 수치를 떨어뜨립니다. 해독·이뇨작용이 뛰어나 공해물질로 인한 중독, 간장병으로 복수가 차는 데, 요로감염, 신장염, 부종, 수종 등의 치료에 좋고 간염·간경화 같은 간장 질환과 당뇨병 치료에도 도움이 됩니다. 또한 변비와 숙변을 없애는 데 효과가 있고, 냉·대하, 자궁염, 생리불순 등 부인병 치료에도 효과가 있습니다. 여드름, 습진 등 피부병에도 좋습니다.

삼백초의 치료 효과가 뛰어나다면 좋은 성분도 많이 들어 있겠군요.

삼백초의 주성분인 케르세틴, 케르시트린 등의 작용이라고 하는데, 이들은 플라보노이드의 일종으로 과일이나 채소류에 들어 있습니다. 특히 케르세틴은 양파·시금치·브로콜리 등의 채소류와 사과·녹차 등에도 많이 들어 있는데, 활성산소를 없애주는 항산화 효과가 있고 콜레스테롤 수치를 떨어뜨리며 혈류 흐름을 활성화해 피를 맑게 하고 혈관을 튼튼하게 하는 작용이 있습니다. '수용성 타닌'이 들어 있어 과산화지질의 생성을 억제하고 게르마늄이 함유되어 있어 활성산소를 없앱니다. 그러니 몸에 나쁜 물질이 쌓이는 것을 막아주는 효과가 크지요.

삼백초는 어떻게 해서 먹는 것이 좋은가요?

삼백초는 뿌리, 잎, 줄기, 꽃 전체를 약으로 씁니다. 차로 달여 마실 수 있고 요리에 넣을 수 있으며, 생즙을 짜서 마실 수 있고 술에 담가서 마시기도 합니다. 하루 10~20g을 물로 달여서 마시는 것이 일반적인 복용법이죠.

그러나 삼백초는 차가운 성질이고 대변을 잘 나오게 하므로 추위를 타고 뱃속이 냉하며 소화력이 약하고 대변이 묽거나 설사를 잘하는 사람은 주의해야 합니다.

삼백초를 결명자와 같이 끓여서 드시는 것은 어떨까요?

삼백초도 차가운 성질이고 결명자도 차가운 성질입니다. 그러니 속이 냉한 체질인 분들이 삼백초와 결명자를 함께 달여 마시면 어떻게 될까요? 성질이 차가운 한약재를 한 가지만 달여 마셔도 탈이 날 수 있는데 두 가지나 달여 마신다면 소화가 안 되고 뱃속이 부글거리며 설사가 나게 되겠죠. 몇 번 계속해서 마시면 기가 가라앉아서 기력이 떨어지고요. 특히 평소 추위를 많이 타고 대변이 묽거나 저혈압이라면 활력이 뚝 떨어질 겁니다. 반면 몸속에 열이 많고 얼굴에 열이 달아오른다면 삼백초와 결명자를 달여 마셔도 좋습니다.

엉겅퀴

만성 위염과 척추염 3기를 진단받고 부신피질 호르몬제와 진통제를 먹는데 엉겅퀴가 좋다고 해서 같이 먹고 있어요. 계속 먹어도 되는지요?

엉겅퀴는 산과 들에서 자라는 국화과의 다년생 풀이죠. 6~8월에 자주색 또는 적색 꽃이 피는 여름 야생화인데, 드물게 흰꽃이 피기도 합니다. 자홍색을 띤 작은 꽃이 한데 모여 핀다고 하여 야홍화(野紅花), 홍람화(紅藍花), 항가새, 항가시, 항가시나물 등으로 불립니다.

예쁜 꽃에는 가시가 있다는 말이 있듯이 엉겅퀴에도 풀 전체에 털 같은

가시가 있고 끈끈한 액이 묻어 있습니다. 가을에 씨앗을 채집해 심으면 곧 싹이 터서 자란다고 합니다. 엉겅퀴 잎의 가장자리에는 톱니와 가시가 있습니다. 그래서 잎을 보면 베인 상처처럼 쓰라린 느낌이 있지요.

엉겅퀴가 무척 흔한 꽃인가 봅니다.

엉겅퀴는 우리나라 전국과 만주, 스코틀랜드, 코카서스 등에서 자라는데 벌과 나비가 즐겨 찾는 꽃으로 번식력도 아주 좋아 길가나 들밭에서 흔히 볼 수 있습니다. 흔한 풀 세 가지가 민들레, 질경이, 엉겅퀴라고 합니다.

엉겅퀴는 모양 때문에 이름도 많은데, 꽃이 씨앗을 맺을 때 하얗게 흐드러진 엉킨 머리털이 서로 쥐어짜는 것처럼 보여 엉겅퀴라고 했다는 얘기도 있고, 닭벼슬 같다고 하여 '가시털풀(계항초)'이라거나 소 주둥이 같다고 '우구자', 뿌리가 우엉뿌리를 닮았다고 '산우엉(산우방)'이라고도 합니다.

그런데 엉겅퀴를 비롯한 잡초는 대부분 농사에 도움을 주기도 합니다. 뿌리를 뽑으면 흙이 덩이째 나오는데, 그 흙들은 부드럽고 비옥하다고 합니다. 그러니 엉겅퀴는 토양을 비옥하게 하는 역할을 다하고 종을 보호하기 위해 가시를 만들었는지도 모른다는 것이죠. 식용으로 뿐 아니라 약용으로도 쓰입니다.

엉겅퀴를 음식으로 먹고 약으로도 활용해왔군요.

봄에 어린잎을 나물로 먹었습니다. 맛이 좋아서 한 번 먹으면 다시 찾게 될 정도라고 합니다. 엉겅퀴뿌리를 살짝 볶거나 잘 말려 엉겅퀴차로 마시거나 꽃과 뿌리를 잘 씻어 항아리에 반쯤 되게 담고 나머지는 술로 채워 백일 정도 놓아두면 황토색의 은은한 향이 나는 술이 익는다고 합니다. 색깔도 예쁘고 감칠맛이 나서 식욕을 잃었을 때 한두 잔 마시면 입맛을 되찾을 수 있다고 합니다.

한약재로는 풀 전체와 뿌리를 말려서 씁니다. 뿌리는 가을에 채취하지요. 한약재 이름을 대계(大薊), 소계(小薊)라고 하는데 풀과 꽃이 큰 것이 대계입니다. 엉겅퀴는 서늘한 성질이고 아래로 내려 보내는 성질이 있으며 열을 내리고 출혈을 막아주는 효능이 있습니다. 지혈제로 코피·토혈·요혈·변혈·자궁출혈 등의 치료에 쓰이는데, 갑작스럽게 하혈할 때 엉겅퀴 뿌리의 즙을 내어 마시면 바로 효과가 나타난다고 합니다.

엉겅퀴에는 몸에 좋은 성분도 많이 들어 있나요?

엉겅퀴에는 베타카로틴, 비타민 A · B₆ · E 그리고 칼슘, 아연, 철 등의 미네랄도 함유되어 있습니다. 또 실리마린(silymarin)이란 항산화성분도 들어 있습니다. 실리마린은 플라보노이드 패밀리로서 실리비닌(silibinin), 실리크리스틴(silychristin), 실리디아닌(silydianin) 세 가지를 총칭하는 플라보노리그난(flavonolignan) 혼합물입니다. 서양에서는 실리마린을 추출해내는 엉겅퀴를 밀크시슬(Milk Thistle)이라고 합니다. 간 해독과 간 기능 개선 효과가 뛰어나죠. 간에서 산화를 방지해 과산화지질의 생성을 억제하고 독성물질, 약물, 알코올, 방사선 등으로부터 간세포를 보호하며 간에서 생성되는 항산화물질인 글루타티온 농도를 높여주고 간 조직 재생을 도와줍니다.

엉겅퀴에 들어 있는 실리마린은 어떤 질병 치료에 활용되나요?

항암, 항염증, 항바이러스 그리고 항산화작용을 나타내 간경화, 만성 간염, 담낭 질환 등의 치료제로 사용되어왔고 건강기능식품으로도 활용됩니다.

실리마린은 당뇨병 환자들에 대한 임상시험에서 공복 시 혈당 수치를 15% 정도 떨어뜨리고 당화 헤모글로빈(HbA1c), 총콜레스테롤, 인체에 유해한 저밀도지단백 콜레스테롤, 중성 지방 등의 수치도 떨어뜨리는 것으로 나타났습니다. 실리마린은 또한 염증 매개효소인 COX-2 및 5-OLX를 동시에 억제해 세포주기를 조절함으로써 종양이 프로그램화된 사멸에 이르게 하고 세포생존과 세포자살 사이의 균형을 조절하며 신생혈관 저해, 항전이 효과를 나타내어 항암 효과가 있습니다.

그 밖에도 엉겅퀴에는 어떤 효과가 있나요?

엉겅퀴는 혈류개선 효과도 있는데, 타라카스테린 아세테이트, 스티그마케롤, 알파&베타 아말린 등이 다량 함유되어 있어 체내의 유해한 어혈을 없애고 혈액순환을 원활히 도와주므로 고혈압이나 각종 성인병에도 효과적입니다. 엉겅퀴가 정력제로 좋다는 얘기도 있는데, 혈액순환을 잘되게 하고 항산화 효과가 있으며 아연 성분도 많이 들어 있으므로 도움이 될 것 같습니다.

엉겅퀴가 맞지 않는 경우도 있는데, 차가운 성질이므로 추위를 타고 손발이 찬 경우, 비장·위장이 허약하고 냉해서 소화가 잘되지 않고 설사를 잘하는 경우에는 피해야 합니다.

여주

여주가 혈당을 낮추는 데 효과가 있는지 궁금하네요. 여주 달인 물은 하루에 얼마나 마셔야 하는지도 궁금해요.

여주는 오이와 비슷하게 생겼지만 표면이 도깨비방망이처럼 돌기로 뒤덮여 있습니다. '쓴 오이'라고 보면 되겠는데, 맛이 무척 쓰지만 자꾸 먹으면 익숙해진다고 합니다. 여주는 오키나와 특산물로 오키나와 사람들의 장수비결 중 하나입니다. 그래서 오키나와 붐을 타고 일본 전역에서 재배되고 있고 우리나라에서도 재배되지요. 오키나와에서는 '고야'라고 하는데 고야는 방언이고 정식 명칭은 '니가우리'입니다. 영어 이름은 '비터 멜론(Bitter Melon)'이죠. 여주에 들어 있는 식물인슐린 성분과 체란틴 성분이 혈당치를 낮춰 당뇨병에 효과가 있는 것으로 밝혀졌습니다.

여주는 어떤 작용으로 혈당을 낮추게 되나요?

식물인슐린은 체내에서 인슐린과 비슷한 작용을 하는데, 여주의 열매와 씨에 많이 들어 있습니다. 식물인슐린은 간에서 포도당이 연소되도록 돕고 포도당이 체내에서 재합성되지 않도록 함으로써 혈당을 떨어뜨리는 작용을 합니다. 체란틴은 인슐린을 분비하는 췌장의 기능을 활발하게 하는 지용성 성분인데, 인슐린 저항성을 개선하는 데 이바지한다고 합니다.

당뇨병은 인슐린이라는 호르몬이 부족해서 생기는 병으로 알려져 있는데, 인슐린이 부족하지 않거나 오히려 농도가 높은데도 고혈당증, 즉 당뇨병 증상을 보이는 경우도 있습니다. 이것은 인슐린의 세포에 대한 반응도가 떨어지기 때문인데, 이를 '인슐린 저항성'이라고 합니다.

어떤 당뇨병 환자에게 특히 여주가 효과적인가요?

인슐린이 작용하려면 세포막에 있는 수용체와 결합해야 하는데, 수용체에 이상이 생기면 인슐린이 아무리 많아도 작용하지 못합니다. 비만을 동반한 제2형 당뇨병에서는 인슐린 수용체 수가 줄어들어 혈액 속에 있는 당이 세포 속으로 잘 유입되지 않는 것이죠. 그러니 여주는 비만한 당뇨병 환자에게 특히 좋습니다.

여주를 먹으면 당이 근육에 잘 흡수되어 에너지 연소 효율이 높아지므로 당뇨병 환자 특유의 무력증이 개선되어 운동요법도 적극적으로 할 수 있게 된다고 합니다. 게다가 여주에는 항산화성분도 많아 당뇨병 합병증인 망막증이나 신경병증 예방 효과도 기대할 수 있습니다.

여주는 당뇨병에 정말 좋은 약이 되는군요.

여주를 먹는 것보다 더 중요한 것이 있습니다. 제2형 당뇨병은 비만증이 발병의 중요한 요인이므로 살이 찌지 않아야 합니다. 고칼로리 음식을 많이 먹으면 비만증이 되고, 비만해지면 인슐린 수용체 숫자가 감소되며 아울러 수용체와 결합된 인슐린도 작용이 떨어지므로 결국 인슐린 요구량이 증가됩니다. 이를 충족하려고 췌장에서 인슐린을 많이 분비하게 되어 혈중에 인슐린이 많아지는데, 인슐린이 많아지면 식욕을 높여 많이 먹게 하므로 악순환이 되는 것이죠.

결국 과식하지 않고 살이 찌지 않아야 당뇨병이 생기지 않고 이미 생긴 당뇨병도 악화되지 않는 것이죠. 당뇨병이 생기면 장수하기 어렵습니다. 실제로 장수노인들은 거의 당뇨병이 없습니다. 그러니 여주를 늘 먹는 오키나와 사람들은 당뇨병도 별로 없고 장수하게 된다고 볼 수 있죠. 물론 오키나와 사람들은 소식, 특히 칼로리가 낮은 음식을 먹기 때문이지 여주를 먹으면서 음식을 많이 먹는다면 소용없는 일이죠.

오키나와 사람들은 여주를 어느 정도 많이 먹나요?

여주를 '채소의 왕'이라고 부를 정도로 즐겨 먹는다고 합니다. 오키나와 전통요리 가운데 '여주 참푸루'가 있는데, 여주를 잘게 썬 것을 돼지고기, 두부, 채소 등과 함께 기름에 볶은 것이죠. 이처럼 여주를 넣어 만든 볶음요리를 비롯해 음식을 만들 때 여주를 작게 썰어서 조금씩 넣는다고 합니다.

또 여주로 죽이나 차를 만들어 먹을 뿐만 아니라 심지어 그 쓰디쓴 생즙을 짜서 마시거나 과일을 혼합한 생즙을 마시기도 한답니다. 특히 여주는 여름에 많이 먹는데, 쓴맛이 나는 음식을 먹으면 더위를 물리치게 해주고 식욕을 촉진하지요. 그런데 쓴맛은 배설이 잘되게 하므로 대변과 소변이 잘 나오게 되어 다이어트에도 좋습니다. 실제로 여주의 쓴맛을 내는 성분은 모모르데신, 체란틴인데, 콜레스테롤 수치를 저하시키고 지방연소를 촉진해 다이어트 효과를 나타냅니다.

여주는 다이어트와 당뇨병에 좋은 성분이 들어 있어서 오키나와 사람들이 많이 먹고 장수하는군요. 여주를 즐겨 먹는 또 다른 이유가 있나요?

여주에는 비타민 C가 특히 많습니다. 레몬이나 딸기에 비해 4배가량 많다고 합니다. 게다가 비타민 C는 가열하면 대부분 파괴되어 100g에 1mg밖에 남지 않는데, 여주의 비타민 C는 수분이 많은 과육에 들어 있어 가열해도 거의 파괴되지 않는다고 합니다. 그래서 여주를 가열해서 요리해 먹어도 비타민 C는 그대로 섭취된다는 것이죠. 여주에는 베타카로틴과 칼륨을 비롯해 철, 인, 칼슘 등의 미네랄도 풍부합니다.

여주가 어떤 체질에 어울리는지, 어떤 부작용이 있는지 알려주세요.

여주 달인 물을 마시는 양은 사람에 따라, 얼마나 진하게 달였느냐에 따라 차이가 있습니다. 체중이 많이 나가는 분이라면 많이 마셔야 하고, 연하게 달였다면 물 대신 마셔도 되겠죠. 여주는 차가운 성질이므로 많이 마신 뒤 소화에 부담이 되거나 설사가 난다면 줄여야 합니다. 한편, 여주 대신 표고버섯, 고사리, 미나리, 아욱, 가지 등을 먹는 것도 좋을 것 같습니다.

돼지감자

당뇨가 있어서 민간요법으로 돼지감자를 먹는데 어떤가요? 돼지감자 꽃잎 차를 하루 두 번 정도 마시는데 당뇨에 효능이 있나요?

돼지감자는 들판이나 야산에 자생하는 1년생 식물인데, 덩이줄기 같은 뿌리가 마치 감자와 비슷하다 하여 돼지감자라고 합니다. 생강과도 비슷하죠. 일반 감자보다 더 울퉁불퉁하고 거친 것이 돼지코처럼 못생겼죠. 그래서 사람은 못 먹고 돼지나 먹는 감자라고 해서 '돼지감자'라고 했다는 얘기도 있습니다. '뚱딴지'라는 이름도 있는데, 가을에 피는 해바라기 모양의 노란 꽃이 아주 예쁘고 매력적인 데 비해 못생긴 뿌리가 엉뚱해서 그런 이름이 붙었다는 얘기도 있고, 뚱딴지처럼 이곳저곳에서 마구 돋아나와 밭을 버린다고 옛 어른들이 뚱딴지라는 별명을 붙였다고도 합니다.

미국, 캐나다 등 북아메리카와 남아메리카가 원산이고 유럽에서 중국을 거쳐 17세기 이후 우리나라에 전래된 것으로 추정하는데, 못생겼다고 냉대받다가 당뇨병에 좋다고 알려지면서 자연산을 채취하거나 재배해 판매하는 농가가 늘어나고 있습니다.

돼지감자는 어떤 작용으로 당뇨병에 효과가 있나요?

돼지감자는 칼로리가 100g당 52kcal이고 단맛이지만 흡수율이 낮아 많이 먹어도 혈당을 올리지 않는다고 합니다. '이눌린'이라는 성분이 혈당을 일정 수치 이상 오르지 않게 하는 역할을 하는데, 이눌린은 다당류로 위액에 소화되지 않고 분해되어도 과당으로밖에 변하지 않기 때문에 혈당치를 올리지 않으면서 인슐린 역할을 한다는 것이죠. 돼지감자에는 일반감자보다 이눌린이 엄청나게 많이 들어 있습니다. 또 돼지감자는 인슐린이 분비되는 췌장의 기능을 도와주는 역할도 한다고 알려졌는데, 돼지감자 요리를 많이 먹는 에루살렘 사람들의 췌장 기능이 뛰어나다는 애기도 있습니다.

돼지감자는 당뇨병 조절 외에 어떤 효능이 있나요?

감자와 마찬가지로 변비에 좋습니다. 돼지감자에는 식이섬유가 많이 들어 있어 장내 유산균을 증식해 장운동을 좋게 하므로 대변이 잘 나오게 합니다. 이눌린 성분에 체지방을 분해하는 효과도 있어 돼지감자를 꾸준히 먹으면 중성지방을 줄여준다는 연구 결과도 있습니다. 돼지감자는 다이어트식품으로도 좋습니다. 저칼로리인데다 적은 양을 먹어도 포만감이 금방 오고 대변을 잘 나오게 하며 지방을 분해해주기 때문이죠.

돼지감자에는 어떤 성분이 들어 있나요?

이눌린 외에도 당질, 아미노산, 비타민 B·C, 나이아신, 폴리페놀, 코린, 베타인, 사포닌과 미네랄로 칼슘, 칼륨, 마그네슘, 인 등이 들어 있습니다. 이누리나제, 프로티나제, 인베르타제, 포스포리라제, 포노라제 등의 효소도 들어 있는데 특히 이누리나제는 이눌린을 분해하여 과당을 생성하기 때문에 저장 중 단맛이 생겨난다고 합니다.

돼지감자를 먹는 방법과 돼지감자꽃차에 대해서도 알려주세요.

돼지감자를 생으로 얇게 썰어 먹거나 우유나 요구르트를 함께 넣고 갈아서 먹어도 된다고 합니다. 소화기능이 비교적 약한 분은 차로 끓여 마시거나 감자나 고구마처럼 삶아 먹는 것이 좋겠죠. 어린순은 나물로 먹고 잎과 덩이줄기는 수프, 튀김, 장아찌, 과자 등의 재료로도 쓰입니다. 샐러드, 수프, 조림, 볶음, 튀김, 찜, 무침, 절임 등으로 요리해서 먹어도 되고 채소와 함께 먹거나 카레에 넣어 먹어도 됩니다. 유럽에서는 요리에 넣는 채소로 많이 이용하고 미국에서는 피클이나 양념, 다이어트 요리를 만드는 데 쓴다고 합니다. 돼지감자의 꽃잎도 뿌리와 마찬가지로 당뇨병에 효과가 있을 것 같습니다. 꽃잎차를 마시는 것도 도움이 되겠네요.

돼지감자를 먹을 때 주의할 점이나 부작용이 있으면 알려주세요.

돼지감자도 감자와 마찬가지로 약간 서늘한 성질이므로 속이 냉하고 소화가 잘되지 않으며 대변이 묽거나 설사할 때는 주의해야 합니다. 좋다고 해서 한꺼번에 너무 많이 먹어도 안 되고 하루에 100~150g 먹는 것이 좋습니다.

돼지감자는 10월 말부터 4월까지, 즉 늦가을부터 봄까지 캐서 먹는데, 그 이전에 채취한 경우에는 독성분이 들어 있을 수 있으므로 주의해야 합니다. 돼지감자는 번식력이 좋고 관리도 수월할 뿐만 아니라 생명력이 강해서 길러볼 만하다고 하는데, 과연 노화를 억제하는 효과도 있을지 연구가 필요해 보입니다.

질경이

시골 어르신들이 질경이로 술을 담가 마시면 허리에 좋다고 하는데 효능을 가르쳐주세요.

질경이는 이름 그대로 아주 길긴 성질의 섬유질로 밟혀도 죽지 않는, 밟혀야만 생존하는 법을 터득한 잡초입니다. 질경이의 학명(Plantao adiatica)은 발바닥으로 옮긴다는 뜻을 가지고 있답니다. 독일에서는 '길의 파수꾼'이라는 별명이 있는데 등산로를 따라 옮긴다고 해서 그렇다고 합니다. 질경이 씨앗에는 젤리 모양의 물질이 있어 사람이나 짐승의 발바닥에 붙어서 씨앗을 퍼뜨립니다.

질경이 어린잎은 나물로 먹거나 된장국에 넣어 먹고, 김치나 장아찌, 술도 담가 먹었습니다. 질경이에는 차전초(車前草)라는 이름이 있는데, 그 이름이 붙은 연유를 보면 효능을 알 수 있습니다.

질경이에 차전초라는 이름이 붙은 연유는 뭔가요?

중국 한나라에 마무(馬武)라는 장수가 있었는데, 군사를 이끌고 전쟁을 하러 나갔습니다. 사막을 지나면서 식량과 물이 부족하게 되자 군사들은 아랫배가 붓고 피오줌을 누는 습열병에 걸려 생명이 위험하게 되었고, 말도 같은 증상으로 지쳐서 하나둘 쓰러졌습니다. 그래서 말이 스스로 먹이를 찾도록 말고삐를 풀어 마음대로 뛰어다니게 했는데, 이틀이 지나자 말이 생기를 되찾고 맑은 오줌을 누었습니다.

장수는 말 주변을 서성대면서 말이 어떤 풀을 뜯어먹는지 살펴보고, 군사들에게 그 풀로 국을 끓여서 먹게 했더니 부기가 빠지고 오줌도 맑아졌습니다. 그래서 그 풀을 수레바퀴 앞에서 발견했다 해서 수레 차(車), 앞 전(前)자를 써서 차전초라고 했습니다. 질경이는 민초의 삶에 비유될 정도로 생명력이 끈질긴데, 소변을 잘 나오게 하는 이뇨작용이 있습니다.

질경이가 허리에 좋은 효능도 있나요?

질경이는 허리를 튼튼하게 하는 작용도 좀 있습니다. 질경이가 주로 신장에 작용하기 때문인데, 한의학에서 신장은 비뇨생식기능 및 호르몬·뼈·허리·귀 등을 포괄합니다. 질경이는 차가운 성질로 소변이 잘 나오게 하고 습기와 열을 없애므로 습기와 열로 생긴 요통 치료에 활용할 수 있지만 몸이 마르고 냉한 사람에게는 맞지 않습니다.

질경이 잎은 한약재로 쓰이지 않지만 씨는 차전자(車前子)라고 해서 한약재로 쓰입니다. 차전자는 이뇨작용이 있고 설사를 멈추게 합니다. 방광염, 신우신염 등의 요로감염과 콩팥의 각종 질환에 활용되고, 허리를 튼튼하게 하며 성기능을 도와주는 오자환(五子丸)이라는 처방에도 들어갑니다. 그렇지만 차전초나 차전자 한 가지만 약으로 먹거나 술로 담가 마신다고 무조건 허리가 강해지거나 정력이 강해지는 것은 아니니 몸 상태에 맞게 복용해야 합니다.

인진쑥

술 때문에 간이 많이 손상된 것 같은데 인진쑥을 장기 복용해도 되나요?

인진쑥은 국화과에 속하는 번식력이 매우 강한 다년생 초본으로 우리나라 전국에서 자생합니다. 생명력이 가장 강한 인진쑥은 눈이 내리는 한겨울에도 죽지 않고 사계절 내내 산다고 하여 '사철쑥'이라 불리기도 하고 생당쑥, 더위지기풀이라고도 불립니다.

인진쑥은 고대부터 황달 치료에 주된 약재로 쓰였듯이 간염 치료에 특효입니다. 간염이나 황달은 습기가 몸에 들어와 쌓인 것이 오래되어 열을 일으켜 습기와 열기가 함께 비장을 상하게 한 것이 주된 원인인데, 인진쑥은 습기를 없애고 열을 내리며 소변을 잘 나오게 하는 효능이 크기 때문이죠. 그래서 간 손상을 회복해주므로 간염을 비롯해 간경화, 지방간, 황달 등의 간 질환에 좋습니다.

인진쑥에는 어떤 성분이 있어 간 질환에 효과를 나타내나요?

인진쑥에 들어 있는 카피라린이라는 성분이 간에 있는 독성물질과 노폐물을 배출하고 담즙분비를 촉진해 간 기능을 활발하게 해서 피로를 해소하는 데 좋습니다. 스코파론 성분도 담즙과 빌리루빈 분비를 촉진합니다. 올리고딩 성분이 들어 있어 뇌세포 염증 반응에서 중요한 역할을 하는 성상 세포에 작용해 염증 반응을 억제하는 것이 확인되었고, 대식세포의 염증 반응도 억제하는 것으로 보고되었습니다.

그 밖에도 인진쑥에는 어떤 성분이 들어 있나요?

베타카로틴이 들어 있어 눈 건강에 도움이 되고 눈병의 예방과 치료에 도움이 되며 활성산소를 억제하는 항산화작용이 있어 피부노화 방지에 도움이 됩니다. 지방 분해를 촉진하는 올리고당 성분이 들어 있어 체중과 복부 지방 감량 효과가 있으며, 비만에 문제가 되는 혈청 지질과 렙틴 수치를 낮춰주는 효과가 밝혀졌듯이 다이어트에도 도움이 됩니다.

식이섬유가 들어 있어 변비에도 도움이 되고 비타민 A · C · E, 나이아신, 엽산 등이 들어 있으며 칼륨, 칼슘, 아연 등도 들어 있습니다. 단백질도 제법 들어 있지요.

인진쑥은 또한 강한 항균 · 탈취 작용을 하므로 평소 입냄새가 심하게 나는 경우 인진쑥 달인 물을 입에 머금다가 마시면 구취를 제거하는 데 효과적이며 구내염을 억제하는 효능이 있습니다.

인진쑥을 장기 복용해도 되나요?

인진쑥은 차가운 성질이므로 몸이 냉한 분이 복용하면 속이 냉해져 소화가 되지 않고 대변이 묽거나 설사가 날 수 있으므로 주의해야 합니다.

인진쑥을 비롯해 간에 좋은 음식이나 약이라도 과도하게 많은 양을 복용하거나 장기 복용하는 것은 좋지 않습니다. 우리가 섭취하는 음식물과 약은 장에서 흡수되면 제일 먼저 간장으로 가는데, 간장에서 몸에 해로운 물질은 해독되고 이로운 물질은 필요한 형태로 바뀌어 필요한 곳으로 공급됩니다. 따라서 아무리 간장에 좋은 약이라도 간장에서 대사과정을 거쳐야 하므로 간장에 무리를 준다면 도리어 장애가 될 수 있지요. 체질에 맞는 음식과 약재를 적당히 먹는 것이 좋습니다.

주치뿌리

주치뿌리는 어떤 약재인가요?

주치, 지치라고 하는데 한약명은 자초(紫草)입니다. 흰색의 작은 꽃이 피지만 뿌리는 자줏빛에 가까운 붉은색을 띠어 자초라고 합니다. 뿌리에서 자주색 염료를 얻어 사용해왔고, 진도의 유명한 홍주도 주치뿌리를 재료로 해서 빚지요. 예전에는 들에서도 흔히 볼 수 있었다는데 요즘은 깊은 산속이 아니면 찾아보기 힘들 정도로 귀해졌습니다.

옛날에는 홍역이 유행할 때 해열제로 썼고, 화농성 염증에도 효과가 좋은데 항균·항염증 작용이 있습니다. 대소변을 잘 나오게 하고 토혈, 코피, 소변출혈, 대변출혈, 잇몸출혈 등 각종 출혈에 지혈 효과가 있으며 상처를 잘 아물게 하고 새살을 잘 돋게 합니다.

피부의 습진, 반진에 효과가 크므로 부스럼, 종기, 태독(아토피), 건선, 백납 등에 쓰고 화상, 동상, 피부궤양에도 좋습니다. 면역을 억제하는 물질인 시코닌 등을 함유해서 면역기능이 항진되어 일어나는 건선이나 관절염, 담마진, 혈관염(자반증) 등에 효과가 있습니다. 베타카로틴, 비타민 C, 칼륨, 칼슘 등도 많이 들어 있습니다.

주치뿌리를 복용할 때 주의할 점도 알려주세요.

주치는 차가운 성질이므로 몸이 냉한 분이나 추위를 타는 경우에는 맞지 않습니다. 심장 질환이나 뇌 질환에도 주의해야 하는데, 혈액응고 효과가 있어 혈전 형성이 문제가 되는 질환인 관상동맥경화나 뇌경색에는 위험할 수 있기 때문이죠.

우슬

우슬이 골다공증, 관절, 요통에 좋은 약이 되나요?

우슬은 통통한 마디 생김새가 마치 소의 무릎을 닮아서 '우슬(牛膝)'이라 이름 붙였다고 합니다. 우슬은 산이나 들, 길옆에 흔히 자라는 한해살이풀로 나물로 먹어왔습니다. 맛이 약간 쓰고 시며, 차갑지도 따뜻하지도 않은 중간 성질입니다.

간과 신을 보하여 근육과 골격을 튼튼하게 하는 효능이 있어 요통, 슬관절통 치료에 효과가 있고 류머티스 관절염에도 좋습니다. 어혈을 제거하는 효능이 있어 생리불순, 산후복통에 쓰이고 골수를 보충하며 음기를 잘 통하게 하는 효능도 있습니다. 우슬은 아래로 내려가는 성질이 있으므로 주로 허리와 다리의 질병 치료에 쓰였습니다. 콜레스테롤 수치 강하, 이뇨, 혈당 강하, 간 기능 개선 등의 작용이 보고되었습니다. 고혈압이나 당뇨병에도 도움이 되고 골다공증에도 좋습니다.

우슬을 달여 먹고 어혈이 없어졌는데 계속 먹어도 괜찮나요?

우슬은 하강하는 성질, 즉 아래로 내려 보내는 성질입니다. 따라서 기운이 없고 기가 처지고 가라앉는 경우, 설사하는 경우에는 피해야 합니다. 우슬을 너무 많이 복용하면 소변이 많이 나오고 아래가 무거운 등의 증상이 생길 수 있습니다.

또한 비장·위장이 허약해서 대변이 묽고 설사를 자주 하는 사람도 많이 먹지 않아야 하고 임신부나 생리량이 많은 여성도 피해야 합니다. 그러니 어혈이 없어졌다면 계속 복용할 필요가 없을 것 같군요.

오과차

오과차의 효능을 알고 싶습니다. 오과차가 폐에 좋은가요?

'오과차(五果茶)'는 우리가 흔히 먹는 다섯 가지 과일을 물에 넣고 달인 차입니다. 오과는 호두, 은행, 밤, 대추, 생강이죠. 노인과 어린이 그리고 허약한 분들의 감기와 천식을 예방하고 치료하는 효능이 있습니다. 체력을 보강하고 피부 미용에도 좋은데, 은행을 제외하고는 모두 따뜻한 성질이라 몸이 냉하여 추위를 타고 비장·위장이 냉한 분들에게 효과가 있지요. 은행은 중간 성질입니다.

오과차는 날씨가 추워지는 늦가을이나 겨울에 마시면 좋겠군요.

늦가을이나 겨울에 마시면 좋지만 여름에 마셔도 좋습니다. 한의학의 치료원칙 중 '동병하치(冬病夏治)'가 있기 때문이죠. 겨울의 병은 여름에 치료한다는 것인데, 감기를 비롯해 기관지염이나 천식 등 겨울에 잘 생기는 폐의 질환은 여름철에 예방성 치료를 함으로써 겨울철 발생률을 줄일 수 있고 또한 겨울에 발생하더라도 오래 가지 않고 빨리 나을 수 있지요. 물론 오과차는 몸이 냉한 체질에 적합합니다.

오과차는 대장의 이상과 피부 미용에도 좋습니다. 호흡기 질환이 잘 생기는 분은 폐의 기가 약해져 있는데, 폐와 연계되어 있는 대장과 피부의 기능도 함께 약해집니다. 그래서 변비와 설사가 자주 생기거나 피부가 거칠어지고 머리카락이 잘 빠지는 증상도 흔하게 생기는데, 이때도 오과차가 도움이 됩니다.

오과차에 들어가는 약재들에는 어떤 약효가 있는지 간략히 소개해주세요.

호두는 허약성 기침과 천식은 물론이고 요통, 변비, 소변빈삭을 치료하고 피부를 윤택하게 하며 머리카락을 검게 합니다. 은행은 기침·천식의 치료와 동맥경화, 혈관 노화 방지에 좋으며 잦은 소변을 줄이는 효능이 있습니다. 밤은 신장과 비장·위장을 보익하는 효능이 있어 원기를 더해주고 기침과 가래에도 좋습니다. 생강은 찬 기운을 몰아내는 작용이 강하고 가래를 삭이며 기침을 멎게 하므로 감기의 치료와 예방에 아주 좋지요. 또 비장·위장을 따뜻하게 하므로 비장·위장이 냉하여 오는 통증과 구토에 좋습니다. 대추는 비장·위장을 보하고 노화를 방지하며 신경을 안정시키는 효능과 함께 감초와 마찬가지로 여러 약재를 조화하는 작용을 합니다. 또한 완화 효능이 있어 몸속에서 질병을 유발하는 나쁜 기운을 몰아내는 약이나 약성이 맹렬한 약을 쓸 때 대추를 함께 넣습니다.

오과차 만드는 방법과 효율적으로 먹는 방법을 알려주세요.

호두 10개, 은행 15개, 날밤 7개, 대추 7개, 생강 한 덩어리를 넣고 물을 부어서 달이면 됩니다. 꿀을 넣어서 마셔도 좋습니다. 호두는 천식을 치료할 경우 속껍질을 벗기지 않고 그대로 쓰는데, 속껍질이 폐의 기를 거두고 천식을 가라앉히는 효능이 강하기 때문이죠. 밤은 외부의 찬 기운을 받은 원인이 있으면 날밤을 넣되 바깥껍질을 그대로 쓰며, 찬 기운을 받지 않았으면 황율을 씁니다. 오과차는 따뜻한 성질이므로 몸에 열이 있는 경우와 열이 많은 체질은 피해야 합니다.

겨울의 병을 여름에 치료하기 때문에 오과차는 여름에도 필요하다고 하셨는데, 여름에도 감기에 걸리므로 오과차가 필요하겠군요.

감기는 주로 기후 변동이 심할 때 잘 걸리고 추운 계절에 춥지 않거나 더운 계절에 덥지 않을 때도 잘 생기죠. 그런 때도 누구나 감기에 잘 걸리는 것은 아니고, 과로하고 피로가 쌓인다거나 비를 많이 맞거나 술을 많이 마시거나 음식 섭취가 부실하여 영양부족이거나 하는 등으로 몸의 방어능력이 떨어진 상태에서 풍기가 들어와 걸리는 겁니다. 물론 기력이 허약하거나 스트레스를 많이 받거나 당뇨병이 있어도 쉽게 걸립니다.

옛날에 임금이나 왕세자가 여름감기에 걸렸다는 기록이 있는데, 《조선왕조실록》에 여름감기, 즉 서감(暑感)에 숙종·영조·순조·고종 등이 걸렸다고 나옵니다. 그러니 옛날에 없던 에어컨 냉방이 있는 요즘은 여름감기가 훨씬 많다고 볼 수 있지요.

여름감기는 겨울이나 봄가을의 감기에 비해 어떤 특징이 있나요?

여름에는 더위가 겹쳐 있으므로 기본적으로 풍열 감기의 증상에다 몸이 화끈거리고 땀이 많으며 가슴이 답답하고 입이 마르며 소변이 노랗고 붉은 증상이 나타납니다. 특히 몸이 마르면서 열이 많은 체질인 분들이 잘 걸리죠. 그러니 여름감기에 땀을 많이 내는 것은 좋지 않습니다. 더위로 가뜩이나 땀이 잘 나는데 땀을 많이 나게 하는 감기약을 쓰면 땀이 줄줄 흐를 정도로 많이 나와 기운이 빠지고 위중해질 수도 있기 때문입니다.

여름감기라도 장마철에는 습기가 더해지므로 열은 심하지 않고 머리와 몸이 심하게 무거우며 전신 관절에 통증이 있습니다. 주로 몸이 퉁퉁한 분들이 잘 걸립니다. 이런 경우에는 땀을 많이 내야 합니다.

여름감기에 걸렸을 때는 어떤 주의가 필요한가요?

과식하지 않고 기름진 음식, 맵고 지극성이 강하거나 건조하고 열이 많은 음식을 피해야 합니다. 특히 찬 음식을 주의해야 하는데 생채소, 생과일, 생선회 등은 물론이고 냉면이나 아이스크림도 피해야죠.

여름감기는 위장형 감기가 많습니다. 감기 증상에 소화 장애, 오심, 구토, 복통, 설사 등의 위장 증상을 겸하는데 비장·위장이 허약한 분이 감기에 걸렸거나 밖으로부터 찬 바람을 받은 데다 먹은 음식에 상한 것이 겹친 경우 나타납니다. 당연히 성질이 차가운 음식과 냉장된 음식을 피해야 하고 감기와 비장·위장을 함께 치료하는 복합 처방을 써야 합니다.

보이차

중국의 보이차를 물 대신 먹어도 되나요?

중국차는 종류가 매우 많은데, 발효 정도에 따라 불발효차, 반발효차, 발효차, 후발효차로 구분합니다. 녹차류와 같이 찻잎을 바로 솥에서 덖거나 증기로 쪄서 산화효소를 파괴해 녹색이 그대로 유지되도록 만든 차를 불발효차라고 합니다. 녹차는 찌거나 볶는 과정에서 찻잎에 들어 있는 '폴리페놀 옥시다아제'라는 효소의 활성을 억제해 산화를 막고 차 고유의 색을 유지한 것이죠. 반발효차는 찻잎을 햇볕에 말린 다음 실내로 옮겨 잎 주변이 갈색으로 변하고 약간 발효되면서 차 향기를 낼 때쯤 볶아서 만든 차입니다. 찻잎의 폴리페놀 성분을 10~65% 발효시켰기에 반발효차라고 하는데, 백차와 청자가 여기에 속합니다. 오룡차가 청차에 속하는데 향기가 좋아 중국 사람들이 좋아합니다.

그러면 보이차는 발효차인데 발효는 어떻게 하나요?

차의 발효는 차에 함유된 타닌에 산화효소가 작용해 차 고유의 녹색이 누런색이나 자색으로 변하고 독특한 향기와 맛이 만들어지는 것입니다. 발효가 많이 된 것일수록 찻잎은 검붉은 색이 되고 찻물은 진한 홍색이 되지요. 발효가 덜 된 차는 찻물이 녹황색이나 황금색입니다. 홍차가 바로 발효차인데, 찻잎을 말려 잘 편 다음 산화효소로 차 성분을 산화해서 만든 것이죠. 시들리기와 발효공정을 거쳐 85.5% 이상 발효시켰습니다.

후발효차도 있는데 녹차 제조방법과 같이 효소를 파괴시킨 뒤 찻잎을 퇴적해서 공기 중에 있는 미생물 번식을 유도해 다시 발효가 일어나게 만든 차입니다. 흑갈색을 나타내는 찻잎을 압착해 덩어리로 만드는데, 저장기간이 오래될수록 고급차죠. 흑차의 찻물색은 갈황색이나 갈홍색을 띱니다. 후발효차는 황차(黃茶)와 흑차(黑茶)로 나누는데, 흑차에 육보차(六保茶)와 보이차(普洱茶)가 있지요.

보이차는 어떻게 만들어지나요?

보이(普洱)는 중국 윈난성의 한 현 이름인데 여러 지방에서 생산된 차를 그곳의 차시장에서 모아 출하하기 때문에 이런 이름이 붙었습니다. 원래 그곳에서 나오는 모든 차의 총칭이었으나 지금은 후발효차를 일컫지요. 세계의 차 중에서 윈난보이차는 진귀한 차의 하나로 꼽힙니다.

보이차는 윈난성에서 자라는 대엽종 찻잎으로 만드는데, 원료 부족으로 쓰촨성이나 다른 지역의 찻잎으로도 만들어 변경보이차라고도 합니다. 그러니 같은 차나무에서 딴 잎이라도 가공방법에 따라 녹차가 될 수도 있고, 홍차가 될 수도 있으며, 천량차나 보이숙차가 될 수도 있습니다. 보이차와 같은 후발효차는 중국 변방의 소수민족이 마시기 시작했지요.

보이차에는 어떤 효능이 있나요?

보이차를 비롯한 흑차는 소화를 돕고 위액 분비를 증가시키며 식욕을 증진하는 작용이 있습니다. 체내의 기름기 제거 효과도 강하므로 기름기가 많은 중국 음식을 먹을 때 잘 어울리죠. 옛날에는 흑차를 약용으로 많이 이용했는데, 기름기를 제거하고 장을 이롭게 씻어내며 술을 깨게 하고 소화를 돕는다고 하였습니다.

흑차는 지방대사를 조절하고 지방산을 분해하는 효능이 있어 다이어트에 효과적이고, 심혈관 질병을 예방하며, 해독·살균·이뇨·통·거담·발한·항산화작용도 있습니다. 콜레스테롤 수치를 떨어뜨려 동맥경화를 예방하고 지방을 분해하므로 비만을 방지하며, 혈당치 상승을 억제하고 혈액순환을 촉진합니다. 숙취해소와 갈증해소에 좋고 사포닌과 미네랄 등이 함유되어 있어 면역력 강화와 노화 방지에도 도움이 됩니다. 중국과 일본 의학계에서 육류를 많이 섭취하는 변방 유목민족들이 의외로 건강하다는 사실을 알고 그 원인을 역학조사한 결과 그들이 마시는 덩어리흑차에서 해답을 찾았다고 합니다.

중국 변방의 소수민족이 발효시킨 차를 마신 데는 이유가 있었군요.

변방 민족들은 유목생활을 하기에 중원의 한족처럼 고급 녹차를 마시는 것이 불가능합니다. 그래서 그들은 원하든 원하지 않든 불가피하게 발효차를 마시게 되었고, 또한 생활상 쉽게 이동·보관하기 위해 차를 쪄서 압력을 주어 형태를 갖춘 덩어리차를 만들게 된 것이죠. 해발 4,000m 이상의 고원지대에 사는 티베트 장족은 추위를 이겨내고자 육류를 주로 먹습니다. 고원지대에는 채소가 잘 자랄 수 없어 비타민이나 미네랄이 부족합니다. 그래서 티베트 사람들에게 보이차는 필수품으로 '차는 피요, 살이요, 생명이다', '식량이 없으면 사흘을 견딜 수 있지만, 차가 없으면 하루를 버티지 못한다'는 말이 있을 정도죠. 티베트인은 차를 흑금자(黑金子), 즉 검은 황금이라고 부른다고 합니다.

목축을 생계로 하는 소수민족도 소고기와 양고기, 소젖과 양젖을 주로 먹고 쌀, 보리와 채소, 과일은 덜 섭취하는 편입니다. 보이차와 같은 발효차는 고기류의 소화를 돕고 기름기를 없애며 비타민과 미네랄을 보충할 뿐만 아니라 소와 양고기의 독소를 제거하고 산악고원지대 적응력을 길러주는 데 도움이 되지요.

보이차도 종류가 여러 가지 아닌가요?

보이차는 전통방법으로 제조한 청병(생차)과 강제 발효한 숙병(숙차)으로 나뉩니다. 청병 보이차는 숙성기간을 거쳐 자연발효가 진행되면서 찻잎 속의 폴리페놀옥시다제 성분이 서서히 산소와 결합해 다른 성분으로 바뀌는 과정에서 특유의 향과 맛을 담아갑니다. 자연발효 기간은 짧게는 1년, 길게는 수십 년이 걸리므로 청병은 오래될수록 풍미가 좋아집니다. 자연건조법으로 만들어진 차는 문화대혁명 때 대개 사라졌고, 현재 유통되는 보이차는 악퇴(渥堆)라는 제조공정을 이용해 미생물을 생성시켜 속성 발효한 모차를 건조한 뒤 긴압해서 만든 숙병이 대부분입니다.

보이차는 어떤 이들이 마시면 좋은가요?

녹차는 서늘한 성질이지만 보이차는 발효·저장 과정을 거쳐 따뜻한 성질이 되었으므로 몸이 냉한 분이 마시면 좋습니다. 하지만 비만하면서 육식을 많이 하는 분들에게 적합하고 채식을 위주로 하거나 몸이 마른 분에게는 맞지 않습니다.

둥굴레, 황정

둥굴레와 보리를 함께 끓여서 물처럼 많이 마시는데 장복해도 괜찮을까요? 둥굴레와 황정이 같은 것인가요?

둥굴레와 황정이 비슷한 약재이긴 하지만 같은 것은 아닙니다. 둥굴레는 옥죽(玉竹)이라 하고 아름다운 풀이라 하여 '여초(麗草)', 생김새가 신선하다고 하여 신선초(神仙草)라고 불립니다. 황정(黃精)은 만물을 기르는 황토의 정기를 듬뿍 지닌 약재라고 하여 붙은 이름입니다. 신선들이 즐겨먹는 양식이라 하여 '선인유량(仙人遺糧)', 사슴이 즐겨 먹는 풀이라 하여 '녹죽(鹿竹)'이라는 이름도 있지요. 둥굴레와 황정은 효능이 비슷합니다.

둥굴레와 황정에는 어떤 효능이 있나요?

오랫동안 먹으면 몸이 가벼워지고 주안(駐顏), 즉 젊은 사람의 얼굴빛과 같이 얼굴을 늙지 않고 그대로 있게 하며, 수명을 연장해 늙지 않게 하고 배고픔을 느끼지 않게 하는 효능이 있습니다. 불로초에 속한다고 보면 되겠죠. 한나라 무제가 어느 고을을 지나다가 밭일을 하는 한 노인의 등에서 광채가 나는 것을 보고 기이하게 생각하여 물었더니 동안의 그 노인은 윤이 흐르는 검은 머리카락을 휘날리면서 "오직 야산의 정기를 듬뿍 간직한 황정을 캐다가 떡을 만들어 먹은 것뿐입니다"라고 아뢰었다는 일화가 있듯이 자음 강장 효능이 대단한 약재입니다.

오장을 보하고 비장·위장을 튼튼하게 하며, 기운을 끌어올리고 피부를 곱게 하며, 근골을 튼튼하게 하고 안색을 선명하게 하며, 머리카락을 검게 하고 이가 다시 나게 합니다. 노화 억제와 피로해소, 질병을 앓은 뒤 몸이 쇠약하고 활력이 없으며 수척해진 경우 좋은 보약이 되지요.

둥굴레와 황정은 어떤 질병 치료에 좋은지, 장복해도 좋은지 알려주세요.

소갈, 즉 당뇨병 치료에도 활용되었는데, 동물실험에서 당뇨병이 유발된 흰쥐의 혈당을 떨어뜨리고 고지혈증을 유도한 흰쥐의 혈액 내 지질을 줄이는 것으로 밝혀졌습니다. 식욕이 왕성해서 많이 먹어도 허기를 느끼는 분들에게도 좋습니다. 또한 폐가 허약해 마른기침을 하는 경우에도 좋고, 성욕이 감퇴되기 시작한 사람이 먹으면 정력을 강하게 합니다.

둥굴레와 황정은 중간 내지 약간 서늘한 성질이고 음기를 돕는 약이므로 비장·위장이 허약해서 소화 장애가 있거나 속이 냉하고 손발이 차가우며 찬 음식을 먹으면 설사를 잘하는 사람은 주의해야 합니다. 특히 비장·위장에 습기가 많거나 기운이 약해 등이나 옆구리에 담이 잘 걸리는 사람은 주의해야 합니다. 연하게 달여 조금씩 마신다면 별 무리가 없을 겁니다.

TIP 커피 한 잔이 정신건강에 도움이 될까요?

커피에 들어 있는 카페인은 신경흥분작용이 있습니다. 한의학적으로 커피는 뇌를 깨어나게 하고 정신을 끌어주는 효능이 있는 것으로 봅니다. 그러니 하루에 커피 한두 잔은 정신건강에 도움이 될 수 있지요. 카페인은 심장과 신장 기능 자극 등으로 일시적인 피로해소나 이뇨작용, 약간의 혈압 상승 효과를 나타내는 등의 좋은 점도 있습니다.

그러나 커피의 부작용도 적지 않지요. 특히 칼슘의 체내 흡수를 방해하고 칼슘과 철분을 몸 밖으로 배설합니다. 그래서 하루에 커피를 석 잔 이상 마시면 골밀도가 떨어지고 골다공증 위험이 증가합니다. 젊은 사람은 칼슘이 배출된 만큼 다른 장기에서 흡수를 증가해 보충되지만, 중년 이후 특히 노년에는 보충되지 못하므로 골다공증을 발생시키는 요인이 되지요. 따라서 어르신들은 커피를 하루에 두 잔 이내로 마셔야 합니다. 커피는 이뇨작용도 있으므로 몸이 마른 분이 많이 마시면 좋지 못하죠. 불면증이 있는 분은 늦은 오후부터는 커피를 마시지 말아야 합니다.

공진단

공진단의 복용법과 효능 그리고 어디가 안 좋을 때 먹는지 알려주세요.

공진단(拱辰丹)은 녹용, 사향, 당귀, 산수유를 가루로 만들어 토종꿀로 반죽해 구슬 크기로 만든 단약입니다. 온갖 질병을 예방하는 으뜸의 약으로 쓰이는데, 원기가 빠져나가는 것을 막아주고 보충해주는 효능이 있기 때문입니다. 중국 원나라 때 명의 위역림(危亦林)이 만들어 황제에게 바친 보약으로 알려져 있지요. 공진이란《논어》에서 공자가 덕스러운 정치를 설명하면서 "북극성을 뭇별이 에워싸고 도는 것과 같다"고 표현한 것인데, 우리 몸의 모든 기운의 중심이 되는 원기를 떠받들고 북돋우는 좋은 약이라는 뜻이죠.

공진단에 들어가는 한약재의 효능을 간단히 알려주세요.

녹용은 혈액과 골수의 생성을 도와주고 뼈와 근육을 튼튼하게 하며 뇌세포 활동을 왕성하게 합니다. 또 모든 허약증을 회복해주므로 허약체질이나 질병을 오래 앓아 쇠약해졌거나 질병 회복기에 좋은 보약이죠. 과로에 따른 원기 부족과 만성 피로, 저혈압, 빈혈 등에도 탁월한 효과를 나타냅니다. 물론 면역기능을 강화하므로 질병에 저항력이 커져 예방 효과도 뛰어납니다.

녹용은 보양제로 신장의 양기가 부족한 것을 보충하므로 추위를 많이 타고 손발이 냉하며 허리와 무릎이 시리고 대변이 묽거나 설사를 잘하며 맑은 소변을 자주 볼 때 효과적이죠. 남성의 발기부전이나 여성의 불감증에도 좋은데 성호르몬이 많이 생성되게 합니다.

사향은 사향노루의 배꼽에 있는 향주머니에서 나오는 향기가 진한 분비물인데, 기를 잘 통하게 하여 신체의 모든 곳을 잘 소통해줍니다. 그래서 뇌혈관이나 심장혈관이 막힌 것을 뚫어주는 데 효과가 커서 인사불성이 된 경우 깨어나게 하는 구급약으로 쓰이죠. 공진단과 우황청심원이 들어가 한 약재들을 온몸으로 부내는 작용을 합니다.

공진단에는 어떤 약효가 있나요?

《동의보감》에 이르기를 사람들이 장년기에 진기(眞氣)가 몹시 허약한 경우 공진단을 쓰면 원기를 보충해 신수(腎水)가 상승하고 심화(心火)가 하강하게 되어 오장이 스스로 조화되고 온갖 병이 생기지 않는다고 했습니다. 또한 체질이 선천적으로 허약한 사람이 공진단을 먹으면 원기를 굳게 하여 자연히 백병이 발생하지 않는다고 하였습니다.

결국 인체에서 아주 주요한 수승화강(水昇火降), 즉 물기운은 올려주고 불기운은 내려주며 음양을 조화해준다는 것이죠. 그래서 각종 성인병 예방, 노화 억제 등의 효능을 나타내므로 기력 저하, 만성 피로증후군, 귀울림, 시력 저하, 골다공증, 간 기능 저하, 숙취 등의 개선에 활용됩니다. 보통 공복에 한 알씩 따뜻한 물이나 술로 씹어 먹으면 됩니다. 많이 허약하면 하루에 두 알, 보통이면 하루에 한 알이면 됩니다.

공진단은 달인 보약에 비해 어떤 장단점이 있나요?

공진단은 단약이라 휴대가 간편하고 먹기 쉽지만 탕약에 비해 효과가 느립니다. 물약이 흡수가 빠르죠. 탕약에 비해서는 소화 흡수하는 데 힘이 드는 편이므로 큰병을 앓은 뒤 아직 비장·위장 기능이 완전히 회복되지 않은 경우에는 부담이 될 수 있지요. 그러니 공진단은 어디가 안 좋을 때 먹는 약이나 허약한 몸을 빨리 보강해주는 보약이라기보다는 서서히 원기를 충족해주고 피로를 해소해 모든 병을 예방하는 약이라고 하겠습니다. 물론 사향이 들어 있어 일반적인 단약, 환약, 고약보다는 훨씬 효과가 빠릅니다.

공진단은 누구나 먹어도 좋은가요?

공진단에 들어가는 재료가 모두 따뜻한 성질이므로 열이 아주 많거나 질병으로 열이 생긴 상태에서는 주의해야 합니다. 특히 녹용은 몸에 열에너지를 넣어주므로 열이 아주 많거나 감기나 염증 질환 등으로 몸에 열이 있는 상태에서 복용하면 열이 더욱 높아지고 경우에 따라 뇌에 장애를 줄 수도 있습니다.

예를 들어 열성경련, 즉 흔히 말하는 경기를 일으킬 수 있고, 뇌압이 올라갈 수 있으며 뇌에 무리가 갈 수 있습니다. 코피가 잘 나는 아이들에게도 주의해야죠. 그래서 감기나 염증을 비롯한 열성질병에는 녹용이나 인삼을 비롯한 열을 넣어주는 보약을 쓰지 않습니다. 열이 비교적 많은 사람은 주의해서 쓸 수 있는데, 처방에 성질이 차가운 한약재를 함께 쓰는 것이죠.

오자환

오자환을 많이 먹어도 되는지, 달여 먹어도 되는지 알려주세요.

오자환(五子丸)은 예부터 한방에서 쓰는 성기능 장애 치료제, 정력제 중 대표적 처방입니다. 오자환의 원래 이름은 오자연종환(五子衍宗丸)으로 연(衍)은 넓히다, 넉넉하다, 종(宗)은 근본, 가족, 종족을 의미하므로 종족을 넓힌다는 의미죠. 열매와 씨로 구성된 대표적 성기능 강화 처방으로 오미자를 비롯해 구기자, 토사자, 복분자, 차전자 또는 사상자(蛇床子, 뱀도랏) 등으로 구성되어 있습니다. 불임환자에게 응용해 정자의 운동성과 정자 생성률을 높이기도 합니다.

원래 '자(子)'로 끝나는 이름이 붙은 식물의 열매나 씨는 다음 세대를 이어갈 생명력을 간직하였기에 생식력을 강화하는 효능을 가지므로 대부분 정력제로 쓰입니다. 그 밖에도 상심자(뽕나무열매, 오디), 저실자(닥나무열매), 구자(부추씨), 호마자(검은 참깨) 등이 있습니다.

오자환에 들어가는 주요 약재 중 구기자의 효능을 알려주세요.

구기자는 기자나무의 열매죠. 신장과 간장의 음기를 보충하는 효능이 커서 음기를 보충하는 처방에는 거의 들어가는 한약재입니다. 몸이 쇠약하고 어지러우며 눈이 침침해지는 경우에 좋을 뿐만 아니라 근육과 뼈·허리를 튼튼하게 하고 귀를 밝게 하며, 수명을 연장하고 노화를 방지하는 효능이 있어 옛날부터 많이 사용되어왔습니다. 구기자나무는 번식력이 왕성하고 잘 자라 한 해에 두 번 꽃이 피고 두 번 잎이 돋아나며 열매도 두 번 열린다고 합니다. 그래서 성기능, 즉 정력을 강화하는 효능도 탁월하지요.

또한 구기자는 신장과 간장에 작용하기 때문에 정력제가 되는 겁니다. 한의학에서 성기능을 주관하는 곳이 신장이고 성기 주변으로 통하는 경락이 간장 경락이기 때문이죠. 성기를 '종근(宗筋)', 즉 으뜸가는 근육이라고 일컫는데, 근육을 주관하는 곳이 간장입니다. 그래서 구기자는 인삼, 하수오와 함께 3대 야생 정력초라고도 하고 '과일 비아그라'라고 불리기도 합니다.

복분자는 이전에 말씀해주신 산딸기를 말하죠?

복분자는 《동의보감》에 오줌을 누면 요강을 엎는 고로 이름 한 것이라고 나옵니다. 복분자는 특히 이름 때문에 유명해졌는데, 엎을 복(覆)자, 동이 분(盆)자이죠. 물론 복분자딸기의 모양도 그릇을 엎어놓은 것처럼 보입니다. 한의서에 신과 간을 보강하고 눈을 밝게 하며 얼굴색을 좋게 하고 기운을 도우며 몸을 가볍게 하고 머리카락을 희어지지 않게 하며 소변이 자주 나오는 것을 다스린다고 나옵니다. 신장의 양기를 돕고 정을 굳건하게 지켜주므로 양위(성기능 장애)와 조루 치료에 좋습니다.

복분자는 여성의 불임증에도 효과가 있는데, 《동의보감》에 여자무자(女子無子)를 치료한다고 나옵니다. 복분자의 엄청난 번식력을 보면 짐작이 갈 겁니다. 또한 여성의 성생활을 만족스럽게 해주며 불감증에도 좋고 피부를 윤택하게 합니다. 그러므로 여성에게도 좋은 약으로, 술을 담가두었다가 부부가 함께 마시면 그야말로 사랑의 묘약이라고 하겠습니다.

오미자도 성기능에 좋은 약재이군요.

오미자는 신장을 보익하는 효능이 크므로 정력을 증강하는 효과도 큽니다. 신맛은 몸에서 무엇이든 빠져나가는 것을 막아주고 거두어주는 작용을 나타내 정액이 빠져나가지 못하게 막아주지요. 그러므로 정액이 저절로 흘러내리는 '유정(遺精)', 꿈속에서 사정하는 '몽정(夢精)'을 치료하는 효과가 있습니다.

사상자는 무엇인지 궁금합니다.

사상자는 살모사가 이 풀 아래에 눕기를 좋아하고 그 씨앗을 먹는다 하여 뱀의 침대[蛇床]라는 뜻에서 유래하며, 뱀도랏이라고도 합니다. 신장을 따뜻하게 하고 양기를 북돋아서 남성들의 신허양위증을 치료하며 정력제나 보약 재료로 사용되고 여성의 불임에도 쓰입니다. 여성들의 자궁냉증, 트리코모나스성 질염에 따른 심한 가려움증이나 백대하, 피부소양증에 효과가 있지요. 피부 질환에도 치료 효과가 있어 피부습진, 알레르기성 피부염, 진물 등에 외용으로 활용되었습니다. 역대 궁중 여인이 목욕할 때 향미제로도 쓰였습니다. 오미자를 비롯하여 사상자, 토사자, 원지(遠志), 육종용 등으로 구성된 '독계산'은 중국의 전설적인 정력제 처방입니다.

독계산은 효과가 얼마나 좋은가요?

독계산을 먹은 70세 노인에게서 밤마다 괴롭힘을 당하던 부인이 남편 몰래 이 약을 마당에 버렸는데 이것을 주워 먹은 수탉이 솟구치는 정욕을 주체하지 못해 시도 때도 없이 암탉 위에 올라타 계속 교미하면서 쉴 새 없이 암탉의 벼슬과 머리털을 쪼아댔다고 합니다. 그래서 암탉이 대머리가 되었기에 '대머리 독(禿)'자와 '닭 계(鷄)'자를 합하여 '독계산'이라 불렀다는 것이죠. 좀 과장된 얘기입니다.

독계산은 이들 약재를 청주에 담갔다가 말려서 환약이나 가루로 만들어 매일 두세 번 공복에 먹습니다. 또 꿀이나 흑설탕 등을 가미해 소주에 담가 3개월 이상 숙성시키면 '독계산주'가 되는데, 역시 정력주로 효과가 탁월합니다. 80세 노인도 즉시 장년의 정력을 되찾을 정도로 효과가 커서 독신자가 사용해서는 안 된다는 말이 따라다니는 술이죠. 물론 노화 방지에도 좋습니다.

오자환이나 독계산은 오래 복용해도 문제가 없나요?

대부분 양기를 돕는 한약재로 구성되었기에 몸에 열이 많은 분이 복용하면 열을 일으켜 갖가지 질병을 유발할 수 있습니다. 특히 몸이 야위면서 열이 많으면 주의해야 합니다. 성기능이 별 문제가 없는데 더 강해지려고 복용하다가 문제가 되지요.

환약이나 산약으로 된 처방은 탕으로 달여 마셔도 됩니다. 환제나 산제는 간편하게 복용하고 장기 복용하기에 좋죠. 탕으로 복용하는 것이 약의 흡수가 빠르고 효과도 빠르죠.

우황청심원

집집마다 비상약으로 있을 우황청심원은 유통기한이 얼마나 되나요?

우황청심원은 30가지 한약재로 이루어져 있습니다. 그중 시판되는 것은 대개 서각, 사향, 석웅황, 주사, 대추 등 다섯 가지 약재가 들어 있지 않습니다. 서각은 물소뿔인데, 1993년부터 '멸종 위기에 처한 야생 동식물의 국제거래에 관한 협약(CITES)'에 따라 전혀 수입도 할 수 없습니다. 사향은 수입되어 들어오지만 값이 매우 비싸죠. 석웅황, 주사는 광물성 한약재로 흔하지 않은 것입니다. 대추가 들어가면 유통기한을 오래할 수 없거나 방부제를 써야 합니다. 그러니 시판되는 우황청심원은 유통기간이 대개 3년 정도인데, 물론 건냉소에 보관해야죠. 서각을 제외한 나머지 약재를 모두 넣어서 만든 우황청심원은 유통기한이 짧아집니다. 액체로 된 우황청심원은 유통기한이 훨씬 짧아집니다.

많이 헷갈리는데 우황청심환과 우황청심원 중 어느 것이 맞나요?

한약은 달여서 복용하는 탕제 외에도 산제(散劑), 환제(丸劑), 고제(膏劑) 등 다양한 방법이 있습니다. 형태에 따라 약의 흡수 속도도 다른데, 탕제가 가장 빠르고 다음이 산제, 환제, 고제 순으로 흡수됩니다.

산제는 약재들을 말려 가루로 만들어 체로 쳐서 고르게 혼합한 약으로 휴대하거나 복용하기 편리하며 쉽게 변질되지 않는 장점이 있습니다. 응결된 것을 소산하거나 해표약 등 땀을 내야 하거나 하는 등 소산하는 작용을 하고 구급약 등으로도 사용할 수 있지요.

환제는 가루약을 꿀이나 풀을 이용해 일정한 크기로 뭉쳐 둥글게 만든 약입니다. 약효가 비교적 늦고 흡수가 완만하며 약효작용이 지속적이므로 만성 질환, 허약성 질환 또는 원기를 완만히 보강하고자 할 때 씁니다. 먹기 편하고 휴대하거나 보관하기 편리한 장점도 있지요. 고제는 물중탕으로 오래 고아 만들어 하루 한두 순가락씩 떠서 복용하는데 경옥고 등이 있습니다.

그러면 환과 원의 차이는 무엇일까요? 크기에 따라 환, 원, 단이라고 합니다. 그러니 녹두 혹은 오동나무씨 크기로 만들어 한 번에 20~30개씩 복용하는 것은 환이고, 구슬 크기로 만들어 한 번에 하나씩 복용하는 것은 원이나 단입니다.

우황청심환이 아니라 우황청심원이라고 해야 맞는 표현이군요.

당연히 《동의보감》에도 우황청심원으로 나옵니다. 중국 여행을 가서 중국제 청심환을 구입해오는 분들이 더러 있는데, 대개 우황청심환이라고 되어 있을 겁니다. 중국제 우황청심환은 《동의보감》에 나오는 대로 30종 약재를 넣지 않고 우황을 비롯한 5~6가지로만 조제한 것이죠. 그러니 약효가 제대로 날 수 없겠죠. 게다가 주된 약인 우황의 질이 한국산이 훨씬 좋아서 예부터 구급약으로 우리나라 청심원을 첫손으로 꼽았죠.

조선 후기의 실학자 연암 박지원이 청나라에 사신으로 갈 때 우황청심원을 선물로 많이 준비했는데, 중국 사람들이 그것을 얻으려 혈안이 되었다고 《열하일기》에 기록되어 있습니다. 조선의 우황청심원이 특히 좋았던 이유가 하나 더 있습니다.

그 이유가 무엇인가요?

조선의 우황청심원이 '납약(臘藥)'이라는 비방약이었기 때문입니다. 납약은 죽어가는 사람을 기사회생시킬 수 있는 신약(神藥)이자 명약으로 납설수(臘雪水)라는 물을 활용해 만든 것이죠. 우황청심원, 소합원, 포룡환 등 구급약을 납설수로 만들었기에 납약이라고 이름 붙였다는 겁니다. 납약의 효과가 어느 정도냐 하면 임금이 돌아가시기 직전에 납약을 드시면 맑은 정신으로 운명한다고 하였죠. 그랬기에 조선에서 중국으로 가는 사신을 통해 중국의 황제에게 전해졌고, 역대 일본의 막부들도 이 납약을 얻으려고 애를 썼다고 합니다. 납약은 임금이 중신이나 공신에게 1년에 한 번 하사하는 약으로 궁중의 내의원에서만 조제했습니다.

납설수는 어떤 특별한 물인가요?

납설수는 궁중에서 사용했던 해독 효과가 뛰어난 물로 대한(大寒) 절기, 즉 납일(臘日)에 내린 눈을 녹인 물입니다. 대한은 양기가 생겨나기 시작하는 동지를 지나 소한을 거쳐 1월 20일경이죠. 납설수는 모든 독을 풀어주고 유행성 독감, 황달, 눈병 등에 효과가 있습니다. 그런데 눈을 모으는 방법이 특이했습니다. 놓아기르는 닭의 등에 수북이 쌓인 눈을 일일이 거두어 모았죠. 그것을 단지에 넣어 녹인 뒤 저장해서 사용했습니다. 그 당시에는 대한 절기에 눈이 엄청 많이 왔던 것 같습니다. 요즘은 환경오염 때문에 눈을 쓸 수 없어 안타깝습니다.

우황청심원의 효과를 나타내는 주약은 어떤 약재들인가요?

주약은 우황(牛黃)입니다. 우황은 담석증에 걸린 소의 쓸개에서 채취한 내용물인데, 열을 내려주며 심장의 열을 맑게 해주는 '청심(淸心)' 효능이 뛰어납니다. 또한 기와 혈의 통로를 소통해주고 담을 없애며 나쁜 기운을 물리치고 해독작용도 있습니다. 그래서 열이 높고 가슴이 답답하며 경련이 일어나는 것을 멎게 하므로 중풍으로 의식 장애가 있고 가래가 많을 때 쓰는 약이죠. 고혈압, 부정맥에도 좋습니다.

서각(犀角), 즉 물소 뿔은 심장과 간장 그리고 위장의 열을 없애며 풍과 담을 물리치고, 열이 치솟아 코피가 나거나 피를 토하는 것을 멎게 하는 데 특효약입니다. 영양각(羚羊角)은 영양의 뿔로 서각 대용으로 쓰기도 하는데, 심장과 간장의 열을 맑게 해주며 풍을 몰아내고 근육을 부드럽게 하며 눈을 맑게 하고 간질 치료에도 효과적입니다. 특이하게 우리가 흔히 먹는 콩나물도 들어가는데, 한약 이름이 대두황권(大豆黃卷)입니다.

경옥고

경옥고는 누구나 먹어도 몸에 좋다는 말을 들었는데 소양인의 폐에도 도움이 되나요?

경옥고(瓊玉膏)는 지황을 위주로 복령, 인삼, 꿀을 넣고 솥에 고아서 고약처럼 만들어 숟가락으로 떠먹는 약입니다. 음기와 양기 중 음기를 보충하고 폐를 윤택하게 하는 효능이 있습니다. 경옥은 아름다운 구슬이란 뜻으로 옛날 중국의 황제가 곤륜산(崑崙山, 신선이 살았다는 전설이 있음)에서 나는 백옥 같은 꿀을 항상 먹은 것처럼 그렇게 연년익수(延年益壽), 불사강정(不死强精)의 효능이 있다고 알려진 약이죠. 그래서 정(精)과 수(髓)를 보충해 노화를 방지하고 질병을 예방하며 머리카락을 검게 하고 체력을 보강하므로 '익수영진고(益壽永眞膏)'라고도 불립니다.

경옥고는 음기가 부족해 양기가 솟구쳐 열기가 위로 올라와서 폐의 기능이 약화되고 몸속의 물기를 마르게 하여 마른기침을 오래하며, 목과 입이 건조하고 피가 뱉어 나오기도 하며 기운이 떨어질 때 씁니다. 양기를 돕는 약이 아니라 음기를 돕는 대표적인 보약이죠. 폐결핵 치료에도 활용할 수 있습니다.

경옥고가 폐에 도움이 되는군요. 그러면 소양인에게는 맞나요?

소양인은 키가 작고 몸이 마른 편인데, 상체 흉곽이 발달되어 가슴은 넓으나 허리 이하 하체가 약하니 엉덩이도 작고 다리도 가는 편입니다. 손발이 항상 따뜻하고 열이 많아 더위를 많이 탑니다.

소양인은 급한 성격에 무척 경솔해서 무슨 일이든 빨리 시작해 빨리 끝내려 들기 때문에 일이 거칠고 실수가 많은 편입니다. 항상 외부 일에 분주해 자기 일이나 가정에는 소홀하지만 남을 위해 봉사를 잘합니다. 덤벙거리고 성질이 급하므로 차분히 앉아서 하는 일에는 별로 관심이 없고 오락에도 소질이 없는 편이죠.

소양인은 신장이 약하고 허리가 약해서 요통으로 고생하는 수가 많은 체질인데, 특히 음기가 허약해 열이 오르는 병증이 오기 쉽습니다. 그러니 신장의 음기를 보강해야 하므로 경옥고가 딱 어울립니다.

경옥고를 먹을 때 주의해야 할 점을 알려주세요.

소화기능이 약하거나 설사를 잘하는 분들에게는 적합하지 않고, 양기가 허약해도 맞지 않습니다. 경옥고를 복용할 때는 마늘, 파, 무 등을 함께 먹지 않는 것이 좋은데, 약효를 떨어뜨릴 수도 있기 때문입니다. 경옥고가 좋은 보약임에는 틀림없으나 한의사의 진찰을 받아 체질이나 병증에 적합한 경우에만 복용해야겠죠.

경옥고는 어떤 약이며 어떤 체질에 먹는 약인가요? 72세로 신부전을 앓고 있는데 경옥고를 먹은 지 일주일쯤 되니 머리가 아픕니다.

두통이 생긴 것이 경옥고 때문인지 드시는 음식이나 다른 약 혹은 다른 원인이 있는 것은 아닌지 살펴봐야 합니다. 만약 경옥고가 원인이라면 신부전이 있기 때문일 가능성이 많습니다. 현재 투석을 받는지 모르겠는데,

신부전이 있으면 약물의 흡수와 배설에 장애가 있지요. 그러니 양약은 말할 것도 없고 한약이라도 경우에 따라 부담이 될 수 있습니다. 특히 부드러운 탕약이 아니라 고약이나 환약은 더욱 그렇지요.

하루에 드시는 양이 많아도 부담이 될 수 있습니다. 신부전 같은 질병이 없더라도 모든 한약은 체질에 맞는지, 몸 상태에 맞는지 한의사의 진찰을 받고 적당한 양을 드셔야 합니다.

총명탕

82세로 건망증이 심해져 한방환약(원지 1, 석창포 1, 신곡 1, 감초 0.5)을 매일 복용하는데 효과와 부작용이 궁금합니다.

건망증에 좋은 약, 머리를 좋게 하는 약이라면 '총명탕(聰明湯)'을 첫손으로 꼽는 분들이 많습니다. 《동의보감》에 총명탕은 자주 잊어버리는 것을 치료하며 오래 먹으면 하루에 천 개 단어를 암송한다고 하였습니다. 좀 과장된 표현이죠.

그 밖에 '주자독서환', '공자대성침중방', '장원환' 등의 처방도 나옵니다. 이런 처방들은 원지·석창포·백복신 등이 주된 약재로 구성되어 있는데, 정신을 편안하게 하고 뜻을 굳건하게 하며 건망증을 치료하는 효과가 있습니다.

뇌의 활동에 장애를 주는 '담'을 없애고 뇌와 심장을 맑게 하는 한약들이기 때문에 머리가 좋아지게 도와줄 수 있지요. 원래 총명이란 '귀밝을 총(聰), 눈밝을 명(明)자'입니다. 눈과 귀가 밝아야 남보다 책을 많이 읽을 수 있고 암송할 수 있는 것이죠.

감초는 알겠는데 원지, 석창포, 신곡은 어떤 한약재인가요?

원지(遠志)는 풀뿌리를 쓰는데, 멀 원(遠), 뜻 지(志)로 뜻을 멀게 한다는 의미이니 정신을 안정시키고 심장의 기를 통하게 하며 담을 삭이고 눈과 귀를 밝게 하는 효능이 있습니다. 석창포(石菖蒲)는 잘 잊어버리는 것을 치료하고 지혜를 기르며 눈과 귀를 밝게 하는 효능이 있어 머리가 맑아지고 기억력이 좋아지며 마음이 안정되게 해줍니다. 단오에 창포물로 머리를 감는 풍습이 있는데, 바로 석창포를 삶은 물이죠. 신곡(神麴)은 밀에 다른 약재를 섞어 만든 약 누룩으로 소화제입니다. 세 가지 모두 따뜻한 성질이라 열이 많은 분이나 땀을 많이 흘리는 분은 주의해야 합니다.

총명탕이나 앞서 소개한 것 같은 한약재를 먹으면 누구나 총명해질까요?

공부를 잘하려면 뇌가 제 기능을 발휘해야 하는데, 한의학에서 뇌에 정기를 공급하는 곳이 신장입니다. 한의학에서 신장은 콩팥을 비롯한 비뇨기와 생식기 그리고 호르몬을 포괄하는 개념입니다. 뇌, 허리, 뼈, 이, 귀, 머리카락 등이 신장의 정기를 받아야 기능을 발휘할 수 있는 신장계통에 속합니다.

그러므로 신장의 정기가 충실하면 성장 발육, 면역기능, 성기능, 뇌 기능이 우수합니다. 그러나 선천적으로 신장의 정기가 부족하거나 큰 병을 앓아 쇠약해지면 성장발육이 부진하고 신체가 허약하며 면역기능이 약해서 잔병치레가 많고 성기능도 약하며 성인병에 잘 걸리고 노화가 촉진될 뿐만 아니라 뇌에 정기가 제대로 공급되지 못해 두뇌가 총명해질 수 없죠.

양기와 음기가 허약한 상태에 따라 인삼, 녹용, 두충 등으로 양기를 보충하거나 당귀, 숙지황, 구기자, 거북의 등껍질 등으로 음기를 보충해야 합니다.

흔히 먹는 음식물 가운데 두뇌에 좋은 것을 소개해주세요.

호두가 좋습니다. 호두는 속살이 뇌 모양과 흡사하듯이 뇌를 보강하는 효력이 크지요. 잣, 검은 참깨, 들깨, 마 등도 마찬가지입니다. 깻잎도 좋습니다. 깻잎은 서늘한 성질로 오장의 나쁜 기운을 몰아내고 기운을 더해주며 뇌수를 보충하고 눈과 귀를 밝게 하니 총명 반찬으로 손색이 없지요. 뼈와 근육을 튼튼하게 하므로 골다공증 예방과 치료에도 좋고, 대장을 이롭게 하여 대변을 잘 나오게 하는 효능도 있으며 장수하게 합니다.

건망증을 치료하고 머리를 좋아지게 하면 치매에도 좋은가요?

치매는 한의학 의서의 '전증', '치매증', '매병'이라는 병증과 유사합니다. 주된 원인은 뇌에 정기를 공급하는 신장의 음기와 양기가 허약해진 것이고, 심장이나 비장의 기가 허약해진 것도 원인입니다. 그러니 나이가 들면 잘 생겨날 수밖에 없지요.

또한 간장의 열기가 상승하거나 신경을 과도하게 써서 기의 소통이 장애되거나 비장·위장의 손상이나 음식 문제로 많이 생긴 담으로 인한 신경 장애로도 치매가 옵니다. 아울러 노쇠와 만성 질환 그리고 혈액순환 장애에 따른 어혈 등도 원인이 되므로 실내에서 앉거나 누워 있기만 하고 운동이 부족한 경우에도 치매가 생기기 쉽지요.

말벌집

57세 남자로 배가 차고 손발도 차서 노봉방으로 담근 술을 소주잔으로 반 잔씩 마시고 자는데, 제 몸에 맞는지 모르겠네요. 말벌주의 효능과 부작용을 알려주세요.

노봉방(露蜂房)은 말벌집이죠. 따뜻하지도 차갑지도 않은 중간 성질이지만 열을 내리는 작용이 있고 해독 살충 효능이 있습니다. 그러니 몸을 따뜻하게 해주지는 못하는데, 노봉방으로 담근 술을 마시면 어느 정도 도움이 될 것 같습니다.

말벌은 약성이 아주 강하므로 기와 혈이 허약한 분은 주의해야 합니다. 특히 악창이 곪은 후 원기가 쇠약해진 사람은 복용하지 말아야 합니다. 말벌집인 노봉방도 마찬가지죠. 노봉방에 들어 있는 정유성분이 독성을 나타내는데, 과도하게 복용하면 급성 신장염을 일으킬 수 있으므로 오래 달여 먹거나 볶아서 정유를 날려 보내고 먹어야 합니다.

말벌로 담근 술은 결국 봉독이 효과를 나타내는 것인데, 말벌의 봉독에는 독성이 있으므로 부작용이 없으려면 적당량, 소량을 먹는 것이 안전합니다. 특별한 질병이 없이 건강을 위해 복용하는 경우에도 자기 몸 상태에 맞는지 의사나 한의사에게 상담하는 것이 좋습니다.

말벌집에는 몸에 좋은 약효가 꽤 많지 않나요?

말벌집에는 봉독이 들어 있는데, 봉독의 52%를 차지하는 멜리틴은 항균·항바이러스 작용이 뛰어나고 봉독의 10~12%를 차지하는 포스포리파아제는 혈압강하, 혈전형성 억제 등의 효과가 있습니다. 아돌라핀 성분은 항염·진통·해열 작용이 있고, 봉독의 약 2%를 차지하는 프로테아제 억제제는 항염증·출혈억제 작용이 있습니다.

그 밖에도 봉독은 혈관벽의 상처를 아물게 하고 혈관확장에 도움을 주므로 발기력을 증가하며 장관수축, 위산분비 촉진, 신진대사 촉진, 면역력 증강, 항암, 심장운동 증강, 혈액응고 촉진, 지혈, 구충 등의 작용이 있습니다.

　말벌집, 노봉방은 항암, 항염, 진통, 해열, 심장운동 증강, 혈액응고 촉진, 지혈, 구충 등의 작용이 있습니다. 말벌집에서 추출한 '프로폴리스'는 항산화, 항균, 항염증, 항암, 항궤양, 면역조절 등의 작용이 있는 것으로 밝혀져 있습니다.

5장 음식 일반

물

밥 먹고 난 뒤 물을 바로 마셔도 되는지 알려주세요.

식사 중이나 식사 직후에는 물을 적게 마셔야 합니다. 밥 먹을 때 물을 많이 마시면 소화효소가 묽어져 소화가 다 되지 못해 유해세균이 증식할 수 있는 좋은 여건을 만들어주기 때문이죠. 평소에 물을 많이 마실 경우 위액과 소화효소가 묽어져 소화력이 약해진다는 것이 밝혀졌습니다. 평소 물을 많이 마신다면 물의 양을 조절할 필요가 있습니다.

서양에서는 물을 많이 마시는 것이 좋다고 하지 않나요? 하루에 적어도 8 잔을 마셔야 한다는 얘기를 들을 것 같은데요.

영국의 일간지 〈인디펜던트〉에 따르면 미국 펜실베이니아대학교 연구팀이 물 섭취량과 건강의 관계를 다룬 과거 논문들을 검토한 결과, 하루 8잔이 건강에 좋다고 권장하거나 주장한 논문은 거의 발견하지 못했다고 합니다. 물을 많이 마시는 것이 건강에 좋다는 증거가 전혀 없다는 것이죠. 물이 젊고 탱탱한 피부를 유지하는 데 도움이 된다는 증거가 전혀 없고 장기에 도움이 된다는 증거도 발견하지 못했다는 겁니다. 또 하루 물 8잔은 매일 마시는 차, 커피, 청량음료에 포함된 수분을 빼고 계산한 것입니다. 심지어 물을 너무 많이 섭취할 경우 건강을 해칠 수도 있는데, 물 중독증(water intoxication), 염분 부족에 따른 저나트륨혈증(hyponatremia)을 유발하고 사망에 이를 수도 있다고 했습니다.

서양 사람들에게 하루 물 8잔이 필요하지 않다면 우리나라 사람들에게는 어떤가요?

우리의 주식인 쌀이 서양의 주식인 밀보다 수분 함유량이 많습니다. 게다가 우리는 거의 끼니마다 국이나 찌개를 먹기 때문에 이미 많은 물을 섭취하므로 서양 사람들만큼 물을 많이 마실 필요가 없지요. 서양 사람들도 수프, 과일, 채소 등에서 수분을 섭취합니다.

한의학에서는 물을 얼마나 마시는 것이 좋다고 보나요?

당송팔대가의 한 사람인 송나라 소동파의 양생법에 물을 절제하라는 것이 있습니다. 어떤 노인에게서 듣고 깨우친 것이라고 합니다. 노인은 70여 세였지만 얼굴색이 붉고 윤기가 있으며 용모가 매우 뛰어나 마치 40~50세로 보였습니다. 그래서 소동파가 비결을 묻자 노인이 답하기를 "조금도 비결이 없습니다. 제가 평소 마시는 물이 일반인에 비하여 반 정도일 뿐입니다"라고 했다고 합니다.

그 노인은 물을 적게 마시는 것이 왜 건강 장수에 좋다고 했나요?

물을 적게 마시는 것이 좋은 이유는 크게 두 가지입니다. 첫째는 비장(脾臟)의 건강을 유지하기 위해 물을 줄여야 한다는 것입니다. 비장은 습기를 싫어하는데 물을 많이 마셔서 비장에 습기가 많아지면 비장의 기가 약해져 제 기능을 하지 못하기 때문이죠. 비장은 오장의 하나로 소화 흡수기능을 총괄하므로 후천의 근본으로 중시됩니다. 비장·위장이 온전하게 굳건하면 백병이 생겨나지 않으므로 비장·위장의 건강을 보호하는 것이 중요하다는 의미이죠.

특히 노인이 되면서 선천의 근본인 신장의 음기와 양기가 부족해지는데 비장마저 허약해지면 영양을 공급받지 못하게 되므로 건강하게 장수할 수 없기 때문입니다. 그런데 비장의 짝이 되는 위장은 건조한 것을 싫어하니 물을 적게 마셔도 좋지 않습니다.

물을 적게 마시는 것이 좋은 두 번째 이유는 무엇인가요?

물을 많이 마실 경우 몸에 탈이 생기기 때문입니다. 몸속에 물이 너무 많아지면 독이 되어 각종 이상을 일으킬 수 있으니 바로 '수독(水毒)'이 되기 때문이죠. 우리 몸에 장애를 유발하는 독은 '수(水)', '습(濕)', '담(痰)' '삼독'입니다. 수는 물이고 습은 습기, 담은 물이 쌓이고 열을 받아 끈적끈적해져 가래와 비슷한 형태로 된 것이죠. 습과 담은 각종 질병을 일으키는 원인으로 작용합니다. 그러니 몸속에 물이 너무 많아지면 독으로 작용하는 것이죠.

물을 어느 정도 마시는 것이 좋은가요?

적당히 마시면 됩니다. 마시는 물은 기후 상태에 따라 다르고 개인의 체질이나 활동량에 따라 다릅니다. 날씨가 덥고 습한 경우, 작업이나 운동 등으로 땀을 많이 흘리는 경우, 실내 공기가 건조한 경우, 열이 나는 병을 앓을 경우, 구토하거나 설사할 경우에는 물을 많이 마셔야겠죠. 갈증이 생기지 않을 만큼 마시면 됩니다. 목이 마르면 마셔야지 목이 마르지도 않는

데 일부러 마실 필요는 없지요. 미국의 〈월스트리트 저널〉에서도 물은 갈
증을 느끼지 않을 만큼 마시라고 했습니다. 다만 노인들의 경우 갈증을 느
끼는 반응이 줄어들 수 있으므로 목이 마르기 전에 미리 조금씩 물을 마셔
줄 필요가 있지요.

물이나 차, 음료수 등을 많이 마셔도 땀을 많이 흘려 내보낸다면 별탈이
없습니다. 물을 많이 마시면서 실내에 가만히 앉아 있어서 물을 내보내는
양이 적을 경우 몸속에 물기가 쌓여서 담을 이루고 기와 혈의 유통을 방해
하므로 각종 병증이 유발되는 것이죠.

물을 많이 마셔야 좋은 경우는 없나요?

당연히 물을 많이 마셔야 하는 경우도 있습니다. 방광염, 요도염, 전립선
염, 신우신염 등 비뇨기계 염증 질환이나 요로결석이 있는 경우 평소보다
많이 마셔야 합니다. 소변량이 많아지도록 해서 염증 성분이나 결석이 소
변으로 빠져나오게 해야 하기 때문이죠.

실제로 비뇨기에 결석이 있는 분이나 방광염, 전립선염에 잘 걸리는 분
들은 대체로 늦봄부터 여름철에 심하고 가을이 깊어지면 덜해지는 경향이
있습니다. 늦봄부터 여름에는 땀을 많이 흘려 소변량이 줄어들기 때문이
죠. 평소 물을 적게 마시는 분들이 비뇨기에 염증이나 결석이 잘 생기는 편
입니다. 그러니 물은 너무 많이 마셔도, 너무 적게 마셔도 안 되죠.

물 이야기를 해주셨는데 끓인 물은 어떤가요?

물을 끓였다가 식히면 그 속에 풀려 있던 공기량이 절반으로 줄 뿐 아니
라 물 분자 사이가 더 치밀해지고 겉면 압력이 커지며, 전기 전도도가 달
라지고 세포 안의 물과 비슷해지므로 몸에 빨리 흡수된다고 합니다. 또 끓
였다가 식힌 물은 생리활성이 높은데, 세포막을 쉽게 통과하고 물질대사를

왕성하게 하며 혈색소를 늘리므로 면역기능을 높인다고 합니다.

또한 근육에 축적된 피로물질을 없애는 속도가 빨라서 피로가 빨리 오지 않는다고 합니다. 그래서 조선시대 궁중에서도 끓였다가 식힌 물을 마셨는데, 양기를 돕고 경락(經絡)을 잘 소통해주는 약효가 있습니다.

날씨가 더워지면 사람들이 대부분 시원한 물을 찾게 되는데, 더울 때는 시원한 물을 마셔도 괜찮지 않나요?

여름에는 인체의 양기가 피부 표면으로 발산되고 음기만 뱃속에 잠복하므로 뱃속이 항상 차갑습니다. 따라서 찬 음식물을 피하고 따뜻하고 익힌 음식을 먹는 것이 좋습니다. 몸에 열이 많은 분이야 찬물을 마셔도 탈이 없지만 속이 냉하고 손발이 차가운 분이라면 반드시 끓였다가 식힌 물을 마셔야죠.

무더운 여름이나 심한 운동을 한 뒤에는 위장 점막의 온도도 높아지는데, 이때 찬 음료가 위장관에 들어가면 그 부위 혈관이 수축되면서 경련을 일으켜 점막이 빈혈상태가 되므로 배가 아프고 설사를 하며 심하면 염증을 일으키고 위장의 점막이 헐 수도 있습니다. 그러나 끓였다가 식힌 물은 온도가 15도 이상이 되므로 괜찮지요.

'생숙탕(生熟湯)'이라는 물도 있습니다. 끓는 물과 냉수를 반반 섞은 것이죠. 생숙탕은 곽란(癨亂), 구토를 다스려주는데 '음양탕(陰陽湯)'이라고도 합니다. 음식에 체했거나 독이 있는 음식을 먹어 곽란이 되려고 하는 경우 생숙탕에 볶은 소금을 타서 마시면 토하게 해서 낫게 됩니다.

50대로 한번 입에 술을 대면 한 달 이상 마십니다. 지금 간경변을 앓고 있는데 고칠 방법 좀 가르쳐주세요.

이분 사연을 들으니 예전에 제가 치료했던 환자분 생각이 납니다. 몇 년에 걸쳐 10여 차례 입원하신 분인데, 한 번에 소주 2~3병씩 일주일 정도를 연달아 마시면서 집안 식구들을 불편하게 하는 바람에 가족의 손에 강제로 오시게 되었거나 몸이 너무 불편해져 오시게 된 분입니다. 당연히 간 상태도 좋지 않았죠. 두세 번째 입원하셨을 때 제가 술을 적게 드시라며 한 번에 석 잔만 드시라고 했는데, 한두 달 지나 또 오셨어요. 그래서 왜 석 잔넘게 드셨냐고 했더니 석 잔만 마셨다는 겁니다. 석 잔 마시고 어떻게 이렇게 되었냐고 했더니 소주 한 병을 큰 사발에 부어 세 사발을 마셨다는 겁니다. 그래서 이번에는 소주잔에 석 잔씩만 드시라고 했죠.

소주를 소주잔에 석 잔씩만 마시면 다시 입원할 일이 없었을 것 같은데, 왜 계속 입원하시게 되었나요?

몇 달 동안 오시지 않다가 또 오셨기에 왜 또 술을 많이 드셨냐고 물었더니 계속 안 마셨는데 친한 친구가 너무 억울한 일을 당하고 찾아왔기에 그 얘기를 들어주다 보니 같이 분한 생각이 들었답니다. 도저히 석 잔만 가지고는 안 되겠기에 더 마실 수밖에 없었고 그러다 보니 며칠 연달아 마시고는 쓰러져 병원에 오시게 된 것이죠. 이후로도 친구나 가족에게 문제가 생기거나 특별한 일이 생길 때마다 며칠씩 술을 많이 드시는 바람에 그때마다 입원하셨습니다. 물론 몸 상태도 점점 나빠져 안타까웠습니다.

질문하신 분도 간경변이 있는데 한 달 이상 술을 마시면 몸도 아주 고통스럽게 되고 돈도 많이 듭니다. 게다가 심해지면 술을 마시고 싶어도 마시지 못하게 될 겁니다.

술을 한번 입에 대면 한 달 이상 마시는 것을 고칠 좋은 방법이 없을까요?

간경변이 있어 술을 많이 마시면 안 된다는 것을 잘 알면서도 지속적으로 자꾸 마시는데, 일단 간경변이 치료될 때까지 술을 끊는 것이 필수적입니다. 스스로 절제하는 힘을 길러야죠. 술이란 평생 마시려면 며칠씩 간격을 두고 조금씩 마셔야 한다는 것을 깨달아야죠. 술은 기분 좋을 때 조금씩 마셔야지 기분이 좋지 않은 일이 생겼거나 우울할 때 마셔서는 안 됩니다. 언짢고 화나는 일은 다른 것으로 풀어야 합니다.

이분은 거의 알코올중독에 가까운 상태인데, 중독인 분들이 있는 병원에 입원하거나 병원을 견학 가는 것도 좋을 것 같습니다. 한의학에서는 금주침을 놓고 단주(斷酒), 즉 술을 끊게 하는 한약을 복용하게 합니다. 금주침은 보통 3일에 한 번씩 10번 정도 맞으면 70% 정도 술을 끊을 수 있게 되고, 알코올성 간 질환 치료에도 좋습니다.

술을 마셔서는 안 되는 경우도 많지 않나요?

간염, 간경변을 비롯해 위염, 위·십이장궤양, 췌장염, 대장염, 신장염, 통풍, 치질 등이 있으면 술을 피해야 합니다. 그 밖에도 각종 출혈성 질환, 염증성 질환, 발열성 질환, 기관지염·기관지천식·폐기종·폐결핵 등의 호흡기 질환, 각종 암이 있는 경우 약주가 적합하지 않습니다.

노년기에는 특히 주의해야 할 점이 있습니다. 노년에는 되도록 오후에 술을 마셔서 혈맥(血脈)을 선도(宣導)하는 데 도움이 되도록 하며 밤에는 마시지 말라고 하였습니다. 오랫동안 발효시킨 술을 마시는 것이 좋고, 증류하여 만든 소주는 성질이 순양(純陽)이라서 음기(陰氣)를 손상시키므로 좋지 않다고 했습니다.

노년기에 지속되는 음주는 성인에 비해 각종 노인성 신체적 질환을 촉진할 뿐만 아니라 신경손상에 따른 동작과 인지기능 감퇴, 치매 등의 정신 건강문제를 불러올 수 있습니다. 식후에 술을 마시는 경우에는 노인과 젊은이에서 혈중 알코올 농도 차이가 없지만, 공복 상태에서 마실 경우 노인에서 알코올 농도가 현저히 증가됩니다. 그러니 어르신은 공복에 술을 마시지 말아야 합니다.

약술

약술을 마시는 것은 어떤 장점이 있나요?

약효가 있는 재료로 술을 담근 것이 약술이죠. 술의 효능만 하더라도 혈맥과 경락을 소통시키고 응어리를 풀어주므로 질병 예방은 물론이고 건강, 장수에 좋다는 것은 널리 알려져 있지요. 약효가 뛰어난 약재로 술을 담그면 술이 약 기운을 끌어주는 작용이 있어 질병이 있는 곳으로 잘 도달하게 하며 약효가 잘 발휘되도록 도와주므로 각종 질병의 치료와 예방에 더욱 좋습니다. 또한 탕약에 비해 먹기가 수월할 뿐만 아니라 오래 보관할 수 있습니다.

약술은 탕약에 비해 약효가 뛰어난 것은 아니지만 약재와 술의 결합으로 상당한 효과를 낼 수도 있고, 탕약을 달이는 번거로움도 없으며 비용도 적게 드는 이점이 있지요. 그래서 오랜 경험을 거치면서 효과가 가장 좋은 약술이 전해오는 것이죠. 특히 술을 좋아하시는 분들은 독한 술 대신 약술을 드시는 것이 훨씬 좋겠죠. 그렇지만 매일 꾸준히 일정량을 오래 복용해야 효과를 볼 수 있습니다.

약술 담그는 방법을 설명해주시죠.

약재를 잘게 썰거나 부숴 주머니에 넣고 잘 묶습니다. 이것을 술이 들어 있는 항아리에 넣고 뚜껑을 덮은 후 밀봉하여 어둡고 서늘한 곳에 둡니다. 때때로 항아리를 흔들어주는 것이 좋습니다. 대개 7일 정도 지났을 때 약자루를 꺼내고 잘 여과하여 병에 넣어두지만, 동물성 약재나 단단한 덩어리 약재는 성분이 빨리 녹아 나오지 않으므로 약재에 따라 14일 혹은 21일 정도까지 두는 경우도 있습니다.

약술을 담글 때 주의할 점이 있나요?

약술을 담그는 한약재는 우리 몸의 기혈과 오장육부의 왕성하고 허약한 상태와 병증에 따라 적합하게 선택해야 합니다. 신장의 음기와 양기 중 무엇을 중점적으로 보충할지 혹은 비장을 보강할지 등을 정확히 진단받아 약재 선택에 신중을 기해야 합니다. 또한 약술 처방의 약재는 임의로 바꾸거나 용량을 증감하지 않는 것이 좋습니다.

약재는 반드시 정결하고 질 좋은 것을 써야 합니다. 제조에 사용되는 용구와 용기는 모두 정결하고 좋은 것이어야 하며 반드시 소독 처리를 해야 합니다. 제조에 사용되는 술은 마땅히 우수한 품질을 써야 하며, 좋지 못한 술로 제조하면 몸에 손해를 끼칠 수 있습니다. 약술을 복용하기 전에 변질, 오염 등의 이상 현상과 맛을 알아보고 이상이 있으면 복용하지 않아야 급성 중독을 피할 수 있습니다.

약술은 어떻게 마시면 좋은가요?

대개 아침, 점심, 저녁 공복에 한 잔씩 10~20mL 정도를 마십니다. 약력이 강한 약술은 아침, 저녁 2회만 복용하고 몸 상태에 따라 양을 늘릴 수도 있으나 취하지 않아야 합니다. 주량이 적은 사람들은 끓인 냉수를 적당량 타서 묽게 마셔도 됩니다. 추운 지방에서 약술을 마실 때는 양을 조금 늘려도 좋으며, 더위가 심한 기후나 지역에서는 양을 줄이는 것이 좋습니다.

약술을 마실 때 유의해야 할 점을 알려주세요.

약술을 마시고 쉽게 취하거나 토하거나, 가슴이 많이 뛰거나 혈압이 오르는 등 부작용이 나타날 때는 복용을 중지하고 한의사의 지도를 받아야 합니다. 약술을 복용한 뒤에는 마땅히 다른 약물을 복용하지 말아야 하는데 술의 작용이 약물의 독성을 늘려서 나타나는 부작용을 피해야 하기 때문입니다.

약술을 마시는 것이 마땅하지 않는 분도 있나요?

약술도 술이기에 누구나, 어떤 경우에나 좋은 것은 아닙니다. 각종 출혈성, 염증성, 발열성 질환 그리고 기관지염과 천식, 폐기종, 폐렴, 폐결핵 등의 호흡기 질환이 있는 경우에는 적합하지 않습니다. 그 밖에 간염, 간경화, 위염, 위십이장궤양, 췌장염, 대장염, 신장염, 통풍, 치질 등이 있는 경우에도 피해야 합니다.

음식의 성질 구별법

무슨 음식은 찬 성질이고 어떤 식물은 따뜻한 성질이라고 하는데 이걸 어떻게 판단하나요?

모든 음식과 약, 그러니까 모든 동식물과 광물은 약이 될 수 있지만 자기 몸에 맞지 않는다면 독이 되어 큰 장해가 생길 수 있습니다. 모든 음식과 약은 제각기 고유의 성질과 맛이 있어 그에 따라 약효가 달리 나타나기 때문이죠. 성질로는 한열온량(寒熱溫涼), 즉 차갑고 뜨겁고 따뜻하고 서늘한 네 가지가 있는데, 따뜻하지도 서늘하지도 않은 중간 성질인 평(平)도 있습니다. 위로 올라가게 하는 상승(上昇)의 성질이 있거나 아래로 내려가게 하는 하강(下降)의 성질이 있는데 그 중간, 즉 상승과 하강 둘 다 조금씩 가지고 있는 경우도 있지요. 또 밖으로 나가게 하는 발산 혹은 나가지 못하게 거두는 수렴의 성질도 있습니다.

음식과 약의 성질이 차갑거나 따뜻한 것은 어떻게 구별하나요?

성질이 찬 식물은 대개 속이 비어 있거나 물기를 많이 포함하고 있고 뿌리가 깊지 못하며 추운 환경에서 생산되는 것이 많은데, 몸의 열기를 식혀주는 작용을 합니다. 반면 성질이 따뜻한 식물은 대개 속이 꽉 차고 뿌리가 깊으며 따뜻한 환경에서 생산되는 것이 많은데, 몸을 덥혀주는 작용을 합니다.

참외와 같이 속이 비어 있거나 딸기나 수박처럼 뿌리가 깊지 않은 과일은 대개 찬 성질이고, 멜론이나 야자열매 등 열대과일도 더운 곳에서 자라지만 속이 비어 있고 물기가 많아 더위를 식혀주는 찬 성질이죠. 배, 포도, 무화과 같은 과일은 속이 꽉 차긴 했지만 서늘한 성질입니다. 차갑거나 서늘한 성질인 음식을 속이 냉하고 위와 장이 약한 사람이 먹으면 소화가 잘 안 되거나 설사를 일으킬 수 있지요. 참외나 수박이 차가운 성질이 아니라면 여름에 참외와 수박을 먹을 분은 많지 않을 겁니다. 약과 음식은 대부분 누구나 먹어봐도 그렇게 느낄 수 있는데, 일부 약과 음식은 애매할 수도 있지요.

어째서 일부 약과 음식의 성질이 애매할 수 있나요?

같은 나무에 달려 있는 사과라도 조금 더 달고 조금 덜 단 것이 있는 것처럼 성질도 조금 더 차갑거나 조금 덜 차가울 수 있기 때문입니다. 성질을 한열온량과 평으로 나누는데, 조금 서늘하면 미량(微凉), 더 서늘하면 량(凉), 차가우면 한(寒), 아주 차가우면 대한(大寒)입니다. 알로에가 대한이죠. 약간 따뜻하면 미온(微溫), 따뜻하면 온(溫), 뜨거우면 열(熱), 심하게 뜨거우면 대열(大熱)입니다. 사약의 재료인 부자(附子)가 바로 대열이죠. 그러니 책에 따라 어떤 음식이나 약을 량(凉)이라고 하거나 한(寒)이라고 써놓기도 했고, 어떤 음식은 온(溫)이라고 써놓기도 하고 열(熱)이라고 써놓기도 했죠. 성질이 확실한 음식이나 약을 먹고 그 반응에 따라 체질을 알 수도 있습니다.

음식과 약의 성질은 반드시 일정한 규율이 있는 것이 아니군요.

식물의 경우 같은 산에서 자라더라도 지형과 토양의 상태, 자라는 계절 등에 따라 성질이 다를 수 있고 같은 나무에 속한 것이라도 열매와 뿌리, 껍질의 성질이 각각 다른 경우도 있습니다. 동물도 종류에 따라 그리고 같은 동물이라도 부위에 따라 성질이 다를 수 있지요. 예를 들어 귤의 경우 귤껍질은 따뜻한 성질이지만 과육은 서늘한 성질입니다. 또 추운 바닷속에 사는 물개는 차가운 성질이지만, 생식기인 해구신(海狗腎)은 아주 뜨거운 열성이죠.

그래서 수천 년 동안 한의사들이 직접 먹어보고 반응을 관찰해서 본초서, 즉《한방약물학》에 기록해놓았습니다. 한의사들은 한의과대학을 다닐 때 한약의 성질을 공부해서 시험도 수없이 치르고 머릿속에 넣어두고 있지요. 먹어서 냄새를 맡고 맛과 성질을 느끼고 외워야 합니다.

성질이 확실한 음식이나 약을 먹고 어떻게 체질을 알 수 있나요?

참외를 몇 개나 먹었지만 속이 불편하지 않고 대변이 잘 나오고 기운도

난다면, 몸속에 열이 많은 편으로 볼 수 있습니다. 그러나 참외를 한 개 먹었는데 속이 부글거리고 소화가 안 되며 대변이 묽어지고 심지어 설사가 난다면 속이 냉한 체질로 볼 수 있지요. 녹차는 차가운 성질이므로 열이 있는 편인 사람에게 맞고, 찻잎을 발효해서 만든 보이차는 따뜻한 성질이므로 몸이 냉한 편인 사람에게 맞습니다.

하지만 그것이 전부가 아닙니다. 열성체질인 사람 모두에게 녹차가 맞는 것은 아니며, 냉한 체질인 사람 모두에게 보이차가 맞는 것이 아닙니다. 녹차와 보이차는 담을 삭이고 기름기를 없애며 대소변을 잘 나오게 하는 등 몸에 해로운 물질을 몸 밖으로 빠져나오게 하는 효능이 있으므로 비만하면서 육식을 많이 하는 분들에게 적합합니다. 반면 몸이 야윈 사람에게는 녹차든 보이차든 맞지 않습니다. 즉 녹차는 열이 있는 편이면서 퉁퉁한 편인 사람에게 어울리고 보이차는 몸이 냉한 편이면서 퉁퉁한 편인 사람에게 어울립니다.

《동의보감》에도 음식과 약의 성질이 적혀 있나요?

《동의보감》은 종합 한의서입니다. 내용이 다섯 부분으로 되어 있는데, 그중 '탕액편(湯液篇)'이 임상 약물학으로 약물의 채취와 가공, 처방법 등 한약 활용에 대한 내용이 기술되어 있지요. 또한 한약은 물론이고 우리가 먹는 과일, 채소, 고기 등의 성질과 약효도 기록되어 있습니다.

약식동원(藥食同源), 즉 우리가 먹는 음식이 바로 약이 되기 때문이죠. 탕액편은 수부(水部), 토부(土部), 곡부(穀部), 금부(禽部), 수부(獸部), 어부(魚部), 충부(蟲部), 과부(果部), 채부(菜部), 초부(草部), 목부(木部), 옥부(玉部), 석부(石部), 금부(金部) 등으로 나뉘어 성질과 약효가 명시되어 있습니다. 조선시대 선비들은 의학입문과 《동의보감》을 공부했기 때문에 약과 음식의 성질과 효능을 알고 있어서 스스로 처방을 내릴 수 있었고 음식을 가려 먹을 수 있었던 겁니다.

같은 질병이라도 체질과 상태에 따라 적합한 음식과 약이 다르겠군요?

요즘 각종 언론 매체에서 갱년기에 좋은 음식, 수험생에게 좋은 음식, 골다공증에 좋은 음식, 전립선비대에 좋은 음식 등을 무차별적으로 소개하지만 그냥 따라 먹어서는 안 됩니다. 그 음식이 자기 체질과 몸 상태에 맞는지를 살펴서 먹어야 합니다. 피로해소에 좋은 음식이라고 해서 누구에게나 좋은 것은 아닙니다. 포도·복숭아·수박·참외·토마토 등의 과일, 각종 육류와 생선을 비롯해 음식은 대부분 피로해소에 좋습니다. 그러나 각각 성질이 있기 때문에 먹는 사람의 체질에 맞아야 탈 없이 피로해소에 좋은 겁니다. 몸이 냉하여 추위를 많이 타고 배가 차가운 사람이 참외나 포도를 많이 먹는다면 피로해소는커녕 한기를 느끼고 소화가 되지 않으며 설사하게 될 겁니다.

어디에 좋다는 음식들이 잘못 소개되는 경우도 적지 않겠군요.

어느 매체에 한 푸드테라피스트가 남성의 상징인 전립선을 강하게 하는 음식들을 소개해놓은 것을 본 적이 있습니다. 허준이 《동의보감》에서 지황 뿌리를 적극 추천하였다고 하였는데, 400년 전에 나온 《동의보감》에는 전립선이 나오지 않으며, 당연히 허준 선생은 지황을 적극 추천한 적이 없습니다. 그리고 지황을 생즙을 내어 먹거나 차를 끓여 마시라고 하였는데, 지황은 음식이 아니라 한약재이므로 함부로 먹다간 문제가 생기죠.

지황생즙을 먹는 경우는 피를 토하거나 코피가 날 때 등 극히 드뭅니다. 생지황은 음기와 혈을 보충하는 대표적 보약으로서 찬 성질이므로 피를 서늘하게 하고 열을 내리는 효능이 있습니다. 만약 속이 냉한 사람이 지황생즙을 마셨다간 소화가 안 되고 배가 부글거리며 설사가 나게 됩니다. 그리고 전립선에 문제가 생기는 원인이 대여섯 가지는 되는데 그중에서 한두 가지에만 지황이 쓰입니다.

어디에 좋다고 소개된 음식이나 약을 무턱대고 먹어서는 안 되겠군요.

앞에 말씀드린 푸드테라피스트는 전립선을 강화하기 위해 콩을 식초에 절인 '초콩'을 추천하면서 식초가 배뇨 장애 완화에 도움이 된다고 했습니다. 그런데 소변이 잘 나오지 않는다면 식초가 오히려 해롭습니다. 식초의 신맛은 땀이나 수분 등 체내 노폐물을 잘 빠져나가지 못하게 하는 성질이 있어 땀이 잘 나오지 않거나 소변이 적거나 몸이 잘 붓는 사람은 피해야 하기 때문이죠.

또 그 사람은 소변을 찔끔거리면서 통증이 자주 생길 때 상추를 자주 섭취하라고 했고 소변이 시원하지 않을 때 상추 7, 8장을 짓찧어 배꼽 주위에 올려놓고 따뜻한 찜질을 반복해주면 배뇨 장애가 해결될 수 있다고 했습니다. 그런데 상추에 이뇨작용이 있긴 하지만 성질이 차가우므로 많이 먹으면 냉병이 생길 수 있고, 쓴맛이라서 기를 가라앉게 합니다. 그러므로 몸이 차갑고 소화기능이 약하거나 기력이 약한 분이 상추를 많이 먹으면 찬 기운이 가중되어 몸 상태가 나빠질 수 있고, 심할 경우 소화기능이 약해지고 입맛이 떨어지며 배가 더부룩해지고 대변이 묽Y거나 설사가 나는 등의 증상이 생깁니다.

그래서 조선시대 왕들은 상추쌈을 먹은 뒤 반드시 따뜻한 성질인 계지차(桂枝茶)를 마셨습니다. 또 성질이 찬 상추를 배 위에 올려놓고 따뜻한 찜질을 하면 별 도움이 되지 않고, 오히려 쑥뜸을 하는 것이 좋습니다. 물론 쑥뜸이나 찜질도 습기와 열이 있을 때는 하지 말아야죠.

소화가 잘되는 음식

명절 음식을 먹고 배탈이 나는 일이 흔한데 역시 과식이 원인인가요?

명절에는 모처럼 친척들을 만나다 보니 수시로 먹게 마련이라서 과식하게 되지요. 게다가 종일 실내에만 있으니 소화가 잘되기 힘들죠. 그러니 좀 움직이면서 소화에 도움이 되는 음식을 함께 먹어야 별 탈이 없습니다. 그런데 그다지 많이 먹지 않았는데도 배탈이 나는 분도 적지 않은데, 체질에 맞지 않는 음식을 먹었거나 서로 조화가 맞지 않는 음식을 먹었기 때문입니다. 원래 복통은 대부분 배가 냉해서 생기죠. 그래서 체질적으로 뱃속이 냉한 분은 보리나 메밀·팥·좁쌀 등 성질이 찬 곡식이나 미나리·버섯 등의 채소류, 돼지고기, 오징어 등을 적게 먹어야 합니다.

소화에 도움이 되려면 어떤 음식을 함께 먹는 것이 좋은가요?

밥, 떡 같은 곡류를 많이 먹는다면 식혜를 마시는 것이 좋습니다. 식혜의 원료인 보리길금이 '맥아'라고 하는 소화제이기 때문인데, 보리길금은 따뜻한 성질로 위장을 편안하게 하고 곡식을 먹고 체한 것을 풀어줍니다.

밀가루 음식을 먹고 체하는 경우가 많은데, 밀가루가 기의 소통을 막아 소화기능이 약한 사람에게는 부담을 주기 때문입니다. 밀가루로 만든 면류나 부침개 등을 먹을 때는 무나물을 함께 먹으면 좋습니다. 밀가루와 무가 상반되기 때문에 밀가루 음식을 먹고 배탈이 났을 때 무가 약이 되는 것이죠. 두부를 먹고 체했을 때도 무를 먹으면 소화가 잘됩니다.

실제로 '무'는 음식이 소화되지 않고 맺힌 것을 풀어주어 가슴을 탁 트이게 하며 해독작용이 있습니다. 또 대소변을 잘 나오게 하고 가래를 삭여줍니다. 그렇지만 무는 기를 가라앉게 하므로 기가 허약한 사람은 주의해야 하고, 특히 비장·위장이 허약하고 냉하여 소화가 잘되지 않는 사람은 적게 먹어야 합니다.

무나물이 소화에 좋다고 하셨는데 다른 나물은 어떤가요?

콩나물은 습기와 열기, 특히 위장에 쌓인 열을 풀어주며 기운을 잘 통하게 하는 효능이 있습니다. 그래서 몸속에 노폐물과 덩어리가 쌓여 오래된 것을 풀어주고 땀을 잘 나게 하므로 소화를 잘되게 하고 대소변도 잘 나오게 합니다. 그러니 몸이 붓거나 배가 부르고 답답할 때는 좋지만 몸이 냉하거나 속이 차서 설사하는 사람은 적게 먹어야 합니다.

시금치도 혈맥과 기를 잘 통하게 하여 속에 맺힌 것을 풀어주므로 가슴이 더부룩하고 답답한 것을 소통해줍니다. 위와 장에 쌓인 열을 풀고 조화롭게 하며 음기를 돕고 건조한 장에 윤기를 주므로 허약자와 노인의 대변이 시원하게 나오지 않거나 막힌 것을 해결해줍니다. 그렇지만 비장·위장이 허약하고 대변이 묽은 사람은 적게 먹어야죠.

고사리나물을 즐기는 분도 많은데 고사리는 소화가 잘되나요?

고사리는 열을 내려주고 기를 가라앉히며 담을 삭혀주는 약효가 있습니다. 그래서 음식이 위장에 막혀 내려가지 못하는 '식격증(食膈證)' 치료에 쓰이므로 소화제라고 해도 지나친 말이 아니죠. 특히 기가 가슴에 막혀 내려가지 못하는 '기격증(氣膈證)'에도 탁월한 치료약이 되므로 스트레스를 많이 받아 가슴이 답답하고 열이 오르면서 속이 불편한 경우에 좋습니다. 물론 대소변도 잘 나오게 하지요.

그렇지만 고사리는 서늘한 곳에서 자라 찬 성질이므로 몸이 차고 비장·위장이 냉하여 소화가 잘되지 않으면서 대변이 묽은 분에게는 맞지 않습니다. 오히려 소화가 되지 않고 설사를 일으킬 수 있지요.

과일을 먹고 속이 불편할 때는 어떤 음식이 좋은가요?

과일은 대부분 찬 성질이므로 속이 냉한 분은 주의해야 합니다. 과일을 먹고 체했을 때는 성질이 따뜻한 계피가 약이죠. 계피차나 수정과를 마시는 것이 좋은데, 계피와 생강이 들어간 수정과는 평소 뱃속이 차면서 소화가 잘되지 않는 분의 배탈을 방지해줄 수 있죠. 식혜도 과일을 먹고 체했을 때 좋습니다.

흔히 먹는 음식 가운데 소화작용이 뛰어난 것도 있나요?

생강이 따뜻한 성질로 비장·위장이 냉하여 생기는 소화 불량과 구토를 치료하며 해독 효과도 좋은 약재입니다. 마늘도 비장·위장을 따뜻하게 하여 소화를 돕지요. 특히 육식 소화에 좋은데 찬 음식을 먹고 체기와 응어리가 맺힌 것을 풀어주고 항균 효과가 뛰어나 식중독에도 좋습니다. 그렇지만 계피나 생강, 마늘은 열이 많은 사람에겐 적합하지 않습니다.

정리해보면 체한 음식이 무엇이냐에 따라 소화제를 달리 써야 효과를 볼 수 있습니다. 곡식을 먹고 체한 데는 보리길금, 밀가루 음식으로 인한 체기에는 무의 씨인 '나복자(蘿蔔子)', 고기를 먹고 체한 데는 '산사(山査)'를 씁니다. 과일을 먹고 체한 데는 '보리길금'과 '계피(桂皮)', 술을 많이 마셔서 체한 경우에는 칡뿌리인 '갈근(葛根)'을 주로 씁니다. 물고기나 바닷게를 먹고 체한 데는 귤껍질인 '귤피(橘皮)'가 제일로, 소화를 잘되게 하며 속이 더부룩하고 답답한 것을 쾌통해줍니다.

과식해서 배탈이 났는데 노인들에게 특이한 증상으로 나타나는 것도 있다고 하던데요.

노인들이 과식하면 흔히 '식적유상한(食積類傷寒)'이라는 병증이 생길 수 있으므로 주의해야 합니다. 이것은 식적, 즉 음식 먹은 것이 체해서 속에 덩어리가 되어 있고 그로써 뱃속이 갑갑하면서 감기와 비슷하게 열이 나고 머리가 아프며 으슬으슬 추운 증상이 나타나는 것이죠. 감기로 오인하기 쉽고 열이 꽤 높이 오르는 경우도 있습니다. '식중(食中)'이라는 병증도 생기는데, 술이나 음식을 포식한 후 갑자기 정신이 혼미해지고 말을 잘하지 못하며 팔다리에 힘이 빠지는 등 중풍 초기와 비슷한 증상이 나타나는 것입니다. 그래서 중풍으로 오인하는 경우도 많지요. 이것은 과식한 후 찬바람을 쐬거나 신경 흥분으로 식체가 되어 뱃속이 답답하면서 기가 치밀어 올랐기 때문이죠. 아무튼 노인들은 음식 때문에 큰 탈이 생기는 빌미가 되기 쉬우므로 절대로 과식해서는 안 됩니다.

몸을 뚫어주는 음식

몸을 뚫어주는 음식에는 무엇이 있나요?

아주 간단한 질문이지만 상당히 의미가 있는 질문입니다. 요즘처럼 세상살이가 팍팍하니 몸이 뭔가 꽉 막힌 것 같은 느낌이 들어서 뚫어주는 음식을 찾기 때문이 아닌가 싶고, 또한 겨울에는 운동이 부족하여 몸이 찌뿌듯하니 뚫어주는 음식을 찾는 것이 아닌가 싶습니다.

추운 날씨에 찬 바람을 쐬고 다닌 뒤 감기 기운이 생겼을 때 파뿌리를 달여 먹거나 생강차를 마시면 기운이 확 퍼져나가는 것을 느끼면서 땀이 나게 되어 찬 기운이 빠져나가 쉽게 나을 수 있지요. 확 퍼지게 하는 것이 바로 발산하는 성질인데, 그런 음식으로는 파뿌리·생강을 비롯해 고추·마늘·산초·후추 등이 있습니다. 이처럼 얼큰한 음식을 먹으면 뭔가 뚫리는 느낌이 들 텐데, 소통해주는 효과가 있는 것이죠. 흔히 먹는 음식 중에는 카레가 있습니다.

파뿌리, 생강, 고추, 마늘, 산초, 후추 등은 모두 매운맛이 나지 않나요?

매운맛이 나고 따뜻한 성질이기에 발산하고 땀을 잘 나게 하는 약이 되지요. 그 밖에 귤껍질, 쑥, 방풍이 있습니다. 귤피는 기를 순행해주는 효능이 강하고 습기와 담을 없애주는 효능도 뛰어납니다. 그래서 가슴을 쾌통해주고 소화기능을 도와주며 몸에 습기와 담이 쌓여 몸이 무겁고 여기저기 아픈 경우에 좋습니다. 너무 안일하게 쉬기만 하고 활동하지 않으며 땀을 흘리지 않아 몸이 찌뿌듯하면서 결리고 아픈 증상이 나타나는 것을 다스려 몸을 가볍게 해주는 명약입니다. 찬 바람을 받은 후 춥고 기침이 나며 가래가 생기는 등 감기 기운이 있을 때 귤껍질을 달여 마시면 땀이 나면서 풀어집니다. 스트레스로 몸에 통증이 나타날 경우에도 진통 효과가 있는데, 기를 잘 소통해주는 효능이 있기 때문이죠.

파뿌리나 생강, 귤피 등을 누구나 많이 먹어도 문제가 없나요?

파뿌리나 생강은 손발이 차고 추위를 타며 위장 기능이 약한 체질에 맞는데요. 파를 자주 먹으면 추위에 강해지고 손발이 따뜻해지며 소화도 잘 되기 때문이죠. 비만하면서 몸이 냉한 사람이 계속 먹으면 좋은데요. 기를 잘 통하게 하고 땀이 나게 하며 대소변을 잘 나오게 하여 노폐물을 배출하기 때문에 체중 감소에도 도움이 됩니다.

파뿌리나 생강처럼 발산하는 음식이나 약을 몸이 마른 사람이 계속 먹으면 어떻게 될까요? 몸의 물기가 빠져나가게 되므로 몸이 더욱 마르게 될 수 있으니 주의해야 합니다. 귤피도 오래 먹으면 진기를 상하게 하므로 막히고 체하지 않았을 때는 주의해야 합니다. 또한 음기가 허약하여 마른기침을 하거나 기가 허약하거나 야윈 분들에게는 적합하지 않습니다. 모두 따뜻한 성질이므로 몸에 열이 많은 분들에게도 맞지 않습니다.

체질에 맞는 음식

56세입니다. 편식을 하지 않고 골고루 먹는 것이 좋은 줄 아는데 체질에 안 맞는 음식을 먹는 것은 나쁘지 않나요? 어떤 음식은 어디어디에 좋다고 하는데 내 체질에 안 맞으면 조금도 먹어서는 안 되나요? 내 체질에 안 맞는 음식을 먹으면 그 음식의 좋은 성분이 전혀 효과가 없나요?

모든 동식물, 광물은 약이 될 수 있지만 자기 몸에 맞지 않는다면 독이 되어 큰 장해가 될 수 있습니다. 모든 음식과 약은 제각기 고유의 성질과 맛이 있어 그에 따라 약효가 달리 나타나기 때문입니다. 차갑거나 뜨겁거나 따뜻하거나 서늘하거나 위로 올라가게 하거나 아래로 내려가게 하거나 밖으로 빠져나가게 하거나 나가지 못하게 거두어주거나 하는 등입니다.

어떤 음식을 함께 맛있게 나눠 먹었는데 탈이 나는 사람은 그 음식의 성질이 체질에 맞지 않기 때문일까요?

몸에 열이 많은 분이 계속 열성음식을 먹는다거나 몸이 냉하여 추위를 많이 타는 분이 연달아 성질이 차가운 음식을 먹는다면 몸이 더욱 열해지거나 차가워져서 탈이 나는 것이죠. 물론 서늘하지도 않고 따뜻하지도 않은 중간 성질의 음식은 누구든 오래 먹어도 성질이 맞지 않아 탈이 생기지는 않지요. 또한 몸에 열이 있는 편도 아니고 그렇다고 몸이 냉한 편도 아닌 분도 있는데, 그런 분은 열성음식이든 냉성음식이든 너무 많이 먹지만 않는다면 탈이 나지 않을 겁니다.

그리고 편식을 하지 않고 골고루 먹는 것이 좋은 것은 맞습니다. 음식에는 차가운 성질, 서늘한 성질, 따뜻한 성질, 뜨거운 성질이 섞여 있기 때문에 골고루 먹으면 문제가 없는 겁니다.

골고루 먹는 것이 좋다지만 그래도 체질에 안 맞는 음식을 먹는 것은 나쁘지 않나요?

경주김씨 집안에 13대째 내려오는 백화주(百花酒)라는 술 얘기를 해드리죠. 백가지 꽃을 따서 만든다고 해서 이런 이름을 붙였다고 하는데, 시기마다 꽃을 따서 말린 다음 술을 담급니다. 이른 봄에 피는 매화부터 동백꽃, 산수유, 진달래, 모란, 패랭이꽃, 백굴채, 자운영, 흰 철쭉, 댑싸리꽃, 수국, 인삼, 민들레, 찔레, 당귀, 작약, 자목련, 사상자, 연꽃, 엉겅퀴, 구절초, 밤, 해당화 등이 있고 가장 늦게 따는 꽃은 늦서리가 내리는 상강 이후 따는 국화꽃이라고 합니다. 백가지 꽃에는 차갑고 뜨거운 각종 성질이 섞여 있겠죠. 그러니 괜찮은 겁니다. 또 백 가지 꽃 중에는 초오(草烏), 부자(附子), 상륙(商陸) 같은 독극약도 들어 있습니다. 역시 상생상극(相生相剋)의 조화를 이루어 중화되므로 백화주를 마셔도 중독이 되지 않는 겁니다.

체질과 관계없이 음식을 골고루 먹기만 하면 문제가 없다는 말씀인가요?

사람들은 대부분 편식하지 않고 골고루 먹기만 하면 별 탈이 없습니다. 그러나 아주 열이 많은 체질이나 아주 냉한 체질인 분은 주의해야 합니다. 아주 열이 많은 체질은 열성음식을 적게 먹어야 하고, 아주 냉한 체질은 냉성음식을 적게 먹어야 합니다. 사실 문제는 몸에 좋다는 얘기를 듣고 체질에 맞지 않는 음식, 그것도 약효와 성질이 아주 강한 음식을 지속적으로 먹는 것이죠.

실제로 음식의 성질이 맞지 않아 탈이 나는 경우가 있나요?

70대 초반의 남성 노인이 기운이 매우 처지고 추위를 많이 탄다고 호소했습니다. 한여름인데 손을 만져보니 차갑기가 얼음장 같고 매우 건조했습니다. 또 방귀가 자주 나오고 대변이 묽거나 설사를 잘한다고 했습니다. 키

173cm에 체중 57kg으로 날씬한 체형인데, 10년 동안 10kg이 줄었고 최근 1년간 2~3kg이 줄었다고 합니다. 그런데 성인병 예방에 좋다며 콩, 메밀, 무, 다시마 등을 매일 먹고 고기는 먹지 않는다고 했습니다.

이분은 뭐가 문제였을까요?

몸이 냉한 체질인데 차가운 성질인 메밀, 무, 다시마를 매일 먹은 것이 문제였습니다. 메밀과 다시마는 매우 차가운 성질이죠. 그리고 메밀, 무, 다시마는 모두 다이어트식품으로 체중을 줄이는 데 좋은 것이죠. 그뿐이 아닙니다. 메밀·무·다시마는 모두 하기(下氣), 즉 아래로 내려 보내는 성질입니다. 가라앉히는 성질이 있는 음식을 매일 먹으니 기운이 매우 처질 수밖에 없었던 겁니다.

이분은 어떤 음식을 먹어야 했나요?

찹쌀, 마늘, 양파, 부추, 호박 등을 먹어야 합니다. 고기를 먹지 않는 것도 문제입니다. 나이가 들수록 반드시 고기를 먹는 것이 기력 유지에 좋습니다. 닭고기, 개고기 등 성질이 따뜻한 육류나 소고기를 일주일에 두 번 정도 먹고 미꾸라지, 조기, 갈치, 대구 등 성질이 따뜻한 생선도 먹어야 하죠.

체질에 안 맞으면 조금도 먹으면 안 되는지요? 체질에 안 맞는 음식을 먹으면 그 음식의 좋은 성분이 전혀 효과가 없나요?

열성체질이라고 해서 열성음식을 전혀 먹어서는 안 된다거나 냉성체질이라고 해서 차가운 음식을 먹으면 무조건 탈이 나는 것은 아닙니다. 음식끼리 조화해서 먹을 수 있다는 말씀은 이미 드렸죠. 김치의 주재료인 배추는 차가운 성질로 속열을 시원하게 풀어줍니다. 그러므로 속이 냉한 사람은 고추, 마늘을 많이 넣고 푹 익힌 신김치를 먹으면 문제없죠. 대구탕이나 복어탕에 미나리를 많이 넣고 맑은 탕을 끓여먹는 것은 속에 열이 있는 분들에게 어울리고, 속이 냉한 분들은 성질이 서늘한 미나리는 저게 넣고 고춧가루를 많이 넣어 얼큰하게 매운탕으로 드시는 것이 좋겠죠. 팥죽을 먹을 때 열이 많은 분은 팥을 많이 넣고, 냉한 분은 찹쌀을 많이 넣는 것이 좋습니다. 팥은 서늘한 성질이지만 찹쌀은 열성이기 때문이죠. 체질에 안 맞는 음식의 좋은 성분이 몸에 도움이 될 수도 있겠지만 탈이 날 정도로 먹으면 안 되겠죠.

출산 후 좋은 음식

딸이 곧 출산을 하는데 산모가 먹어도 좋은 음식과 나쁜 음식을 알고 싶어요.

우리나라에서 대표적인 산후조리 음식이라면 당연히 미역이죠. 조선 후기 실학자 이규경이 지은 《오주연문장전산고(五洲衍文長箋散稿)》에 우리나라 산모가 미역을 먹은 것과 관련된 전설 같은 얘기가 있습니다. 고려시대에 어떤 사람이 바다에서 수영을 하던 중 새끼를 갓 낳은 고래가 물을 들이 삼킬 때 뱃속으로 빨려 들어갔습니다. 정신을 차리고 보니 고래 뱃속에는 온통 미역이 들어 있었더랍니다. 출산한 고래의 몸속에 잔뜩 쌓여 있던 나쁜 피가 미역 때문에 정화되고 있었다는 것이죠. 그래서 미역이 산모에게 좋은 약이 되는 것임을 알게 되고는 산모에게 미역국을 먹이기 시작해 풍속이 되었다는 겁니다.

산후에 미역국을 먹는 것이 풍속으로 전해오기 때문이군요.

우리나라 고대 신앙에 보면 삶과 죽음을 관장하는 생명의 여신이 삼신

(三神)할머니죠. 삼신할머니에게 아기를 점지해달라고 빌고 무사 출산을 감사드리며 미역국을 제물로 올린 뒤 삼칠일 동안 먹었습니다. 그렇지만 풍속 때문에 무조건 먹었던 것은 아니며 미역을 산후선약(産後仙藥)으로 간주했기 때문입니다.

미역은 어혈을 풀어주는 효능이 커서 산모의 어혈을 제거하고 늘어진 자궁을 수축해 정상상태로 해주므로 산후회복에 매우 좋습니다. 미역에 풍부한 요오드는 자궁을 수축시키고 모유가 잘 나오게 하며 피를 맑게 하는 데 유용한 미네랄이죠. 출혈로 빠져나간 철분과 아기에게 전해준 칼슘도 많이 들어 있는데, 칼슘은 출산으로 흥분된 신경을 안정시키고 자궁 수축과 지혈을 도와줍니다.

아울러 미역을 많이 먹은 산모의 젖을 먹는 아기는 갑상선 호르몬이 많이 생성되는데, 갑상선 호르몬이 10세 전까지는 성장호르몬과 유사한 역할을 하므로 성장이 촉진될 수 있지요. 게다가 미역은 수분대사를 촉진하여 부기도 없애주며 대변과 소변을 잘 나오게 하는 효능이 있으니 산후에 흔한 변비에도 좋습니다. 또 피를 조화해주고 심장을 맑게 하므로 답답해서 잠이 오지 않을 때도 좋습니다.

중국에서도 산모가 미역국을 먹나요?

중국의 산모는 미역국을 먹지 않고 닭국을 끓여먹는다고 합니다. 특히 오골계, 즉 검은색 닭을 산후조리에 먹는데, 그중에서도 수탉을 먹는답니다. 수탉의 양기를 받아들이기 위해서라고 하는데, 고기를 먹고 국물에 쌀을 넣어 닭죽도 끓여먹는다고 합니다.

그런데 미역국은 출산 뒤부터 먹은 것이 아니라 출산하기 한 달 전부터 먹었습니다. 태아가 너무 크지 않게 하기 위해서죠. 그렇다고 임신 중 너무 일찍 먹어서는 안 됩니다. 미역이 단단한 것을 부드럽게 하고 담과 어혈을 삭여주는 작용이 있어 태를 떨어지게 할 수 있기 때문이죠. 해산하는 달이 되어 먹기 시작했던 겁니다.

미역은 많이 먹어도 괜찮은가요?

미역은 몸이 냉하고 비장·위장이 허약하거나 대변이 묽은 사람은 주의해야 합니다. 반면에 열이 많고 담이 잘 걸리며 응어리가 잘 생기는 사람에겐 좋습니다. 미역뿐만 아니라 어느 음식이라도 체질에 따라 맞는 경우가 있고 맞지 않는 경우가 있습니다. 흔히 산후에 좋다는 음식을 무조건 먹어서는 안 되며 성질과 효능을 정확히 알고 가려서 먹어야 하는 것이죠.

산모는 우선 젖이 잘 나와야 하는데, 젖을 잘 나오게 하는 음식으로는 뭐가 있나요?

흔히 민간에서 잉어, 메기, 붕어, 돼지족발 등을 고아서 먹기도 하는데 기와 혈이 허약하여 젖이 부족해서 잘 나오지 않을 때는 효과를 볼 수 있습니다. 젖이 잘 나오려면 단백질이 풍부한 육류, 생선, 달걀, 콩 등을 잘 먹어야 합니다. 전복, 홍합 등도 좋고 국이나 탕, 우유, 물, 과즙 등도 충분히 마셔서 젖이 잘 돌게 해야 합니다.

그러나 체격이 튼튼하고 기와 혈이 왕성한데도 젖이 잘 나오지 않는다면 젖이 많이 생기지만 통로가 막혀 있는 탓이죠. 이때는 보약을 아무리 먹어봐야 소용이 없습니다. 몸속의 물이 돌아다닐 수 있도록 통로를 뚫어주는 약을 써야 젖이 잘 나오고 소변도 잘 나오며 부종도 없어지게 되죠. 사정에 따라 젖을 먹일 수 없거나 젖이 너무 많이 나와서 문제가 된다면 보리길금을 볶아서 달여 마시면 젖을 말리거나 줄일 수 있습니다.

약차

주위에서 몸에 좋은 한약차를 권하는데 그냥 마셔도 괜찮을까요?

한약차는 함부로 선택해서 마시면 해가 된다고 말씀드렸죠. 어느 체질에 어느 차가 좋다고 하니 그냥 따라 마시는데, 체질 감별이 그렇게 확실하게 되는 것이 아니며 체질에 맞더라도 몸 상태에 따라 해가 되는 경우도 있지요. 그러니 각 한약재를 쓸 때 주의사항을 알아야 하고, 한약재를 쓰는 부위와 계량하는 방법도 알아야 합니다.

한약차를 임의로 쓰면 몸에 해가 될 수 있다고 하셨는데 옛날에는 약차를 어떻게 활용했나요?

약차는 일반적으로 탕약에 비해 약력(藥力)이 강하지 않은 처방으로 여겼습니다. 그래서 약차는 탕약에 비해 부작용이 적은 처방으로 보았는데, 탕약에 비하여 복용하기가 쉽지요. 그러나 한약이기에 왕들이 마신 약차는 내의원의 의원들이 진찰해서 내린 처방으로 달인 것입니다. 물론 처방하는 의관이나 복용하는 왕실의 사람이나 부담 없이 사용한 것이죠. 주로 왕들이 평소 증상을 조절하거나 가벼운 증상을 치료하기 위하여 자주 이용했지만, 목표로 삼은 증후에 대한 임상적 치료 효과도 좋았기에 탕약에 버금가는 빈도로 사용했습니다.

그러면 질병 치료 목적으로는 약차가 사용되지 않았나요?

질병 초기에도 약차가 자주 사용되었습니다. 증상이 심하지 않을 때 탕약을 사용하는 것은 의관이나 왕에게 모두 부담스러운 일이었죠. 그래서 병이 깊어지기 전에는 약차를 먼저 처방하는 경우가 있었으니 "가벼운 약차로 시험해본 뒤 약차가 큰 효과가 없으면 탕제를 올리는 것이 좋다"라는 내용이 있습니다. 또 여러 약차를 복용시킨 뒤 병이 낫지 않으면 탕약을 복용시키는 경우도 있었습니다. 비슷한 경우로 왕이 탕약을 거부하여 어쩔 수 없이 약차로 탕약을 대신하는 경우도 있었습니다. 특히 영조대왕 때 탕제가 맛이 없다고 해서 약차를 올린 경우가 많았습니다.

그 밖에도 어떤 경우에 약차가 활용되었나요?

일시적인 치료 효과를 보기 위해 약차를 활용한 경우도 많습니다. 예를 들면 체기가 있을 때 귤강차(橘薑茶)를 마셨고, 감기나 열이 나는 질환에 금은화차(金銀花茶)를 마셨죠. 병이 나은 이후 조리용으로도 약차를 마셨습니다. 병세가 좋아지는데 가벼운 감기 기운이 있는 경우 탕약을 쓰기에 과하다고 생각되면 약차를 쓰기도 하였고, 병이 이미 나은 경우 진찰은 하지 않고 약차를 올리기도 하였습니다.

이처럼 약차의 활용 범위가 상당히 넓었는데, 약차를 가벼운 탕약과 같이 여긴 것이 큰 요인이었던 것으로 보입니다. 의관들은 치료 대상이 왕과 왕족이었던 만큼 처방을 선택하는 데 신중할 수밖에 없었으므로 탕약에 비해 위험 부담이 적은 약차가 없어서는 안 될 처방이었던 것이죠. 결과적으로 조선왕실에서 약차는 사용범위가 치료 외적인 부분까지 넓어진 것입니다.

약차는 보통 하루에 어느 정도로 몇 잔이나 마셨나요?

약차의 복용 방법에서 가장 두드러지는 특징은 복용 시간을 따로 정하지 않고 증상이 있을 때마다 자주 먹는다는 것입니다. 약차를 복용하는 방법으로 '약차를 시시로 올린다'거나 '자주자주 약차를 올린다'는 등의 표현이 자주 나옵니다. 이와 같은 약차 복용법은 약차를 한약처방과 구분 짓는 중요한 요소입니다. 약차는 시간에 구애되지 않고 복용하기 때문에 탕약보다 대량 복용이 가능했던 것이죠.

그렇지만 약차도 진단이 정확하지 않을 경우 부작용이 생길 수 있지요. 인동차(忍冬茶)도 발산하는 효능이 있기 때문에 내상으로 신체 표면의 기가 허약해진 사람에게 사용하면 더욱 허하게 할 수 있으므로 신중해야 한다고 하였습니다. 금은화차도 함부로 쓰면 안 되죠.

사실 어느 약차든 함부로 마셔서는 안 됩니다. 보약이나 약차를 스스로 만들어 드시는 경우가 많은데, 한약재를 체질에 맞게 먹지 않으면 오히려 병을 일으킬 수도 있으므로 반드시 한의사에게서 자기 체질과 몸 상태에 맞는 것을 추천받아서 드시는 것이 좋습니다.

약초 끓여 마시기

올해 70세입니다. 몸에 좋다는 약초를 여러 가지 구해 한데 넣고 끓여서 먹는데, 괜찮은지 꼭 좀 알려주십시오.

모든 음식과 약은 제각기 고유한 성질과 약효가 있으므로 각자 체질에 맞으면 도움이 되지만 그렇지 않으면 해가 될 수도 있죠. 더구나 70세가 되셨으니 몸에 맞지 않으면 탈이 클 수도 있지요. 찬 성질인지 따뜻한 성질인지, 밖으로 내보내는 발산작용을 하는지 나가지 못하게 막는 수렴작용을 하는지, 위로 올려 보내는 상승작용을 하는지 아래로 내려 보내는 하강작용을 하는지 알고 그것이 몸 상태에 맞는지 확인해봐야 합니다. 다만 여러 가지를 함께 끓여서 드신다니 다행히 그것들이 성질이 한쪽으로 치우치지 않고 고루 섞여 조화를 이룬다면 별탈 없이 어느 정도 도움이 될 것 같습니다.

몸에 맞는 약초를 달여 마시는 것이 좋은데, 여러 가지가 섞여 조화되면 별 문제가 없다는 말씀이군요.

조화가 잘되면 부작용이 생길 개연성이 적다는 것이지 몸에 정말 도움이 되는지는 알 수 없습니다. 어르신께서 이미 마시는 것이니 별탈이 없다면 그냥 드셔도 됩니다. 그런데 오래 드시려면 차처럼 연하게 달여서 마시는 것이 좋을 것 같습니다.

각종 한약재를 넣고 끓인 물을 자주 마시는데, 마신 후 움직이면 목에서 물이 약간 역류하는 현상이 나타나는데요.

약재에 따라 목이나 위장에 강한 자극을 줄 수도 있으므로 그럴 수 있습니다. 문제는 역류현상뿐이 아니고 다른 부작용도 생길 수 있으므로 과연 한약재들이 몸에 맞는 것인지 알아보는 게 좋을 것 같습니다. 물을 더 넣고 연하게 달이거나 몸에 별 문제가 없다면 꿀을 좀 넣어 마시는 것도 방법이 될 수 있지요. 또 한번에 마시는 양이 많아서 그럴 수도 있으므로 양을 줄이는 것도 어떨까 싶습니다.

체질에 맞는 차

60대 후반 남성입니다. 체중은 보통이고 소양인 체질입니다. 겨울철에 즐겨 마실 수 있는 한방차로 어떤 것이 좋습니까? 계피, 생강, 대추를 달여서 계속 마셔도 되나요?

소양인과 소음인은 정반대이므로 소양인에게 유익한 음식은 소음인에게는 해롭고, 반면 소음인에게 유익한 음식은 소양인에게는 해가 됩니다.

소양인은 키가 작고 몸이 마르면서 열이 많은 체질이죠. 비장·위장에 항상 열이 많아서 성질이 차가운 음식을 좋아하며, 겨울에도 냉수를 즐기는데, 이는 열을 식혀주므로 유익합니다. 곡식으로는 보리, 팥, 녹두, 참깨, 메밀 등이 어울립니다. 채소로는 배추, 미나리, 상추, 오이, 가지, 우엉 등이 좋습니다. 과일로는 수박, 참외, 딸기, 바나나 등이 좋죠. 겨울철 차로는 역시 성질이 차가운 녹차, 국화차, 구기자차, 우엉차, 결명자차 등이 어울립니다.

그런데 계피, 생강, 대추는 모두 따뜻한 성질이므로 소양인이라면 어느 계절이건 적합지 않습니다.

소음인이 계피, 생강, 대추를 달여서 계속 마셔도 되나요?

소음인은 키가 작고 몸이 마르면서 냉한 체질이죠. 항상 성질이 따뜻한 음식을 먹고 과식을 피해야 합니다. 성질이 차거나 냉장된 음식을 먹으면 찬 위장이 더욱 차게 되어 소화기능이 떨어지고 뱃속이 더부룩하며 설사가 나게 되지요.

소음인에게 좋은 음식으로, 곡식으로는 찹쌀과 수수가 있고 채소로는 쑥·파·양파·마늘·생강·고추·부·겨자·후추 등이 있습니다. 과일로는 복숭아, 귤, 대추, 호두, 잣 등이죠. 계피, 생강, 대추는 모두 따뜻한 성질이니 괜찮고 인삼차도 좋습니다.

그런데 문제는 사상체질에 꼭 들어맞지 않는 경우도 많고 사상체질 감별도 어려운데다 자신의 체질에 맞는다고 알려진 음식과 약차를 계속 먹을 경우 몸 상태에 따라 문제가 생길 수도 있습니다.

체질에 맞는다고 알려진 음식을 계속 먹어도 문제가 생기는 것은 어떤 경우인가요?

계속 먹어서 몸이 너무 한쪽으로 치우쳐도 좋지 않죠. 그리고 연세가 많아지면 몸의 양기와 음기가 허약해져 균형이 깨지기 쉬워 체질에도 다소 변화가 올 수 있습니다. 젊을 때는 추위를 타기는커녕 더위를 많이 타서 한겨울에도 내복을 입지 않던 분들이 60세가 넘어가면서 추위를 타는 경우도 적지 않잖아요. 그런 분들이 소양인 체질에 맞는다고 우엉차나 결명자차를 계속 드시면 어떻게 될까요? 몸을 너무 차게 만들므로 좋지 않겠죠. 또 소음인이었지만 다른 음식이나 약들로 속열이 생긴 상태에서 계피차나 생강차를 계속 마신다면 열을 올려 병증을 일으킬 수 있지요. 그러니 약차는 연하게 해서 드시고, 이상 징후가 나타나면 중단하고 한의사와 상담하는 것이 좋습니다.

소음인 체질인데 회사에서 차 마실 일이 많아요. 어떤 차가 좋을까요?

소음인은 인삼차, 생강차, 계피차, 쑥차, 꿀차, 수정과, 식혜 등을 마시는 것이 좋습니다. 모두 따뜻한 성질이죠. 그런데 소음인은 비장·위장이 허약한 편이므로 차를 적당히 마셔야지 많이 마셔서는 안 됩니다. 비장은 습기를 싫어하는데 차를 많이 마셔서 습기가 많아진다면 당연히 소화기능이 떨어지고 입맛도 떨어지게 되겠죠. 사상체질로만 본다면 차를 포함한 물을 가장 적게 마셔야 하는 체질이 소음인이지 않나 싶습니다. 물론 소음인이라도 운동 등으로 땀을 많이 흘린 경우에는 많이 마셔도 됩니다.

한약재의 유효기간

한약재 효능에는 유효기간이 있나요? 예를 들어 엄나무라든지 또 다른 약재들도 유효기간이 있나요?

한약재는 대부분 신선한 것, 즉 그해 생산되었거나 즉시 채취해서 말렸

시나 그냥 볶거나 술이나 식초, 소금물 등에 담갔다가 볶거나 하는 등의 수치, 법제 절차를 거친 것이 좋다고 볼 수 있습니다. 휘발성이 있는 약재는 더욱 그렇지요. 그래서 예부터 팔신약과 육진약이 있습니다.

팔신약과 육진약은 무엇인가요?

팔신약(八新藥)은 한약재를 채집하여 빠른 시간 안에 신선한 것을 사용하면 약효가 좋다고 하는 여덟 가지 약재입니다. 소엽(蘇葉), 박하엽(薄荷葉), 국화(菊花), 도화(桃花), 적소두(赤小豆), 택란(澤蘭), 괴화(槐花), 관동화(款冬花) 등이죠. 소엽(차조기), 박하엽, 국화, 도화, 괴화, 관동화(머위) 등 향기가 있고 기침 감기 등에 쓰는 약재는 오래 두면 향기가 날아가 약효가 떨어지므로 빨리 써야 하죠. 국화를 넣은 국화베개도 얼마 쓰면 국화를 바꿔줘야 합니다.

그러면 육진약은 무엇인가요?

한약 중에는 오래 묵혀두면 약성이 더 좋아지는 약들이 있습니다. 그중 대표적인 것을 육진양약(六陳良藥)이라고 하는데, 오랫동안 두었다가 써야 좋은 여섯 가지 한약재이죠. 낭독(狼毒), 지실(枳實), 진피(陳皮), 반하(半夏), 마황(麻黃), 오수유(吳茱萸) 등입니다. 진피는 귤피(橘皮), 즉 귤껍질인데, 맵고 쓴맛에 따뜻한 성질이죠. 오래 묵은 것일수록 좋기에 한약재 이름을 '진피(陳皮)'라고 합니다. 그 밖에도 약쑥, 형개, 향유, 지각 등도 마찬가지로 오래 두었다 써야 약효를 제대로 낼 수 있지요. 이러한 한약재는 시간이 지날수록 약효가 더욱더 좋아지며, 약성이 완화되어 부드러워지거나 독성이 약해져 인체에 유익하게 변하게 됩니다.

팔신약이나 육진약 이외에 한약재는 대부분 유효기간이 어느 정도인가요?

예전에는 에어컨이나 냉장 시설이 없으니 보관 기간이 짧을 수밖에 없었죠. 곰팡이라든가 벌레로부터 약재를 온전하게 보존하기 어려웠기 때문입니다. 한약재의 변질과 곰팡이를 막기 위해 한약보관시설과 한약장에 에어컨, 환풍장치 등을 설치하도록 하고 있지요. 특히 곰팡이독소 규제대상으로 반드시 밀폐용기에 넣어 냉장 보관해야 하는 아홉 개 품목으로 감초, 결명자, 도인, 반하, 백자인, 빈랑자, 산조인, 원지, 홍화가 지정되어 있습니다. 기본적으로 한약장과 한약 보관장소는 최대한 적정온도(15℃ 이하)와 습도(50% 이하)를 유지할 수 있는 저온보관시설(냉장창고)로 하는 것이 필요하지요.

한약재 중 특히 곰팡이가 잘 생기거나 변질되기 쉬운 것이 있나요?

갈근, 감초, 방풍, 당귀, 황기, 백지 등처럼 습기를 흡수하기 쉽고 당도가 높으며 전분이 풍부하거나 산약, 원지, 파극 등처럼 내부 균열이나 약재의 내공이 있는 경우 곰팡이가 생기기 쉽습니다. 또 석창포, 사삼, 도라지, 만삼, 천궁 등의 한약재처럼 굴곡이 있고 외피가 고르지 않거나 육진양약 한약재도 곰팡이에 취약한 편이죠. 그리고 구기자, 오미자, 지황, 생강, 대추, 용안육, 육종용 등처럼 수분 함량이 현저히 높은 경우에도 주의가 필요합니다.

보약

기력보강 보약을 먹으려고 하는데 언제 어떻게 먹어야 하나요?

예부터 봄과 가을을 보약의 계절이라고 하기에 보약 하면 봄가을에 먹는다고 알고 계시는 분들이 많을 겁니다. 그것도 일리가 있습니다. 여름에는 양(陽)의 기운이 왕성하고 겨울에는 음(陰)의 기운이 왕성하므로 음양의 균형이 깨지기 쉽죠. 게다가 추위와 더위로 체력 소모가 심합니다. 그러므로 여름과 겨울이 오기 전인 봄과 가을에 미리 보익해줘야 하고, 또한 여름과 겨울을 지내느라 정기가 허약해져 가을과 봄에 부족 징후가 나타나므로 보충해야 하기 때문이죠. 그렇지만 어느 계절이라도 정기가 허약하고 체내의 음양 기운이 한쪽으로 치우쳤을 때는 보약으로 보강하고 균형을 이루게 해줘야 합니다. 게다가 계절에 따라 기후가 미치는 영향도 있어서 계절에 적합한 보약이 있는 겁니다. 그러니 꼭 봄가을이 아니라 허약할 때 혹은 허약해지기 전에 보약을 먹으면 됩니다.

보약을 먹는데 계절이 따로 없다는 말씀이군요. 그래도 자주 먹을 수는 없으니 일반적으로 어느 때가 좋을까요?

노인들이나 허약한 이들은 겨울 추위가 오기 전인 입동 무렵과 여름 더위가 오기 전인 입하 무렵 보약을 복용하는 것이 바람직하죠. 겨울을 지낸 직후인 입춘 무렵과 여름을 지낸 직후인 9월 초도 좋습니다. 특히 노인들은 겨울을 대비하기 위해 입동 무렵에 복용하는 것이 가장 중요하고, 다음으로 입춘 무렵에 복용하는 것이죠.

왜 겨울을 대비하는 것이 중요한가요?

겨울을 지내고 나니 더 늙어졌다고 하는 분도 있고, 겨울을 지내면서 각종 성인병이 생겨났다고 하는 분도 적지 않습니다. 겨울 동안 신장이 허약해진 탓인데요. '목화토금수(木火土金水)' 오행(五行) 중에서 '수(水)'에 해당하는 장기가 신장이고 계절은 겨울철이므로 겨울에 신장의 기가 약해지기 쉽지요. 한의학에서는 신장의 정기 허약을 성인병의 근본 원인으로 여깁니다. 신장이 허약해짐에 따라 기력이 쇠약해지고 어지러우며 쉽게 피로해지거나 치아가 흔들거리거나 새벽 설사가 오래 지속되기도 합니다. 그래서 중년 이후에는 고혈압, 중풍, 당뇨병, 고지혈증 등 성인병이 잘 생기게 되고 노화가 촉진됩니다. 물론 신장이 허약한 아이들은 성장이 느려집니다. 생식기기능도 약해져 남녀 모두 성기능이 떨어지며 불감증, 불임증이 되기도 합니다. 그렇기 때문에 중년기 이후에는 겨울이 오기 전과 겨울을 지낸 뒤 신장의 정기를 보충해주는 보약이 필요하죠. 물론 보약은 기본적으로 신장을 보강하는 것 위주입니다.

계절마다 적합한 보법이 있다고 하셨는데 어떤 차이가 있나요?

겨울이 오기 전에 먹는 보약은 몸에 윤기를 넣어주고 기운이 빠져나가지 않게 거두어주며 폐의 기를 보강하여 면역기능을 강하게 해야 합니다. 그래야 호흡기 질환을 예방할 수 있지요. 가을은 건조한 계절이므로 음기를 보충하는 것이 중요한데, 음기가 부족해도 중풍·당뇨병이 생기기 쉽기 때문이죠. 그렇지만 추위를 많이 타는 냉한 체질에는 양기를 넣어줘야 감기와 기력 저하를 예방할 수 있습니다.

겨울을 지난 입춘 무렵에는 중풍을 앓고 수족마비 등의 후유증이 있는 경우나 비장·위장의 기능이 허약한 경우, 간장병이나 알레르기 질환이 있는 경우 봄철이 가장 견디기 힘든데다 재발되지 않도록 정기를 기르기 위해 보약이 필요합니다. 해마다 춘곤증이 나타나는 분이라면 봄이 오기 전에 미리 체질에 맞는 보약을 복용하는 것이 신장의 원기를 강하게 하고 오장육부의 기능 활동을 왕성하게 도와줄 수 있습니다.

보약을 먹을 때 주의해야 할 점을 알려주세요.

먼저 피로하고 기운이 떨어졌다고 해서 진찰을 받지 않고 보약이나 보양이 되는 건강식품을 먹는 것은 옳지 않습니다. 특히 간장 질환, 심장 질환, 염증성 질환 등에 진찰도 받지 않고 보약부터 쓰는 것은 매우 위험한 발상이라 하겠습니다.

오장육부 중에서 허약한 장부와 상태 그리고 체질에 따라 달리 써야 효과가 있으니 보기, 보혈, 보음, 보양제를 가려 써야 하며 열성과 한성 체질에 따라, 비만한가 수척한가에 따라, 남녀노소에 따라 다릅니다. 또한 소화 장애가 있거나 장이 약한 사람에게 보혈제나 보음제를 쓸 경우 주의해야 합니다. 십전대보탕이나 귀비탕을 비롯하여 연년익수단, 연령고본단 등 노화를 방지하고 기력을 증강하는 보약처방이 무수히 많지만 한의사의 진찰을 받아 체질에 따라 개별 한약재의 용량을 달리 써야 효과적입니다.

보약을 먹고는 싶지만 맛이 쓰고 먹지 말라고 하는 음식이 많아서 힘들다는 분도 있던데, 어떻게 하면 좋을까요?

사실 한약이 쓴맛이고 색도 거무스름해서 마시기 힘들어하는 분들이 적지 않을 겁니다. 보약도 비슷하기는 하지만 주로 단맛과 신맛이 많으므로 비교적 덜 쓰지요. 한약을 복용할 때 고기와 국수류 등을 함께 먹지 못하는 것이 힘들다고 하는데, 약 때문에 그렇기보다는 질병이나 체질에 따라 피해야 하는 경우가 많습니다. 보약도 체질에 맞지 않는 음식을 제외하고는 소화에 부담을 주지 않는 범위에서 무엇이든 먹어도 됩니다.

66세인데 어떤 보약을 먹으면 좋을까요?

노인의 보약은 기본적으로 음기와 양기 그리고 기와 혈 중 부족한 것을 보충하여 조화를 이루게 하는 것이 중요합니다. 균형이 맞아야 몸이 제대로 유지될 수 있기 때문이죠. 노인은 혈맥 소통이 원활하지 못하고 혈관 폐쇄가 진행되는데, 어혈 때문입니다. 어혈 때문에 혈액순환 장애가 나타나고 동맥경화, 협심증, 중풍 등 각종 성인병이 유발되므로 혈맥이 잘 통하도록 어혈을 풀어주는 약을 함께 써야 하는 경우가 많습니다. 또 노인들은 간장의 해독기능이나 신장의 배설기능이 떨어져 있고, 소화기능도 약한 경우가 많으므로 그런 점도 고려해서 용량을 적게 써야 합니다.

한약 먹을 때 금기 음식

한약을 먹을 때 육류는 먹지 말라고 하는데, 정말 먹으면 안 되나요?

한약을 복용할 때 금기 식품이 있는 이유가 있습니다. 우선 한약과 맞지 않는 음식, 즉 한약의 약효를 방해하는 음식을 피해야겠죠. 그래야 약효가 제대로 발휘되어 치료를 빨리 끝낼 수 있고 부작용도 생기지 않습니다. 그리고 병이나 체질에 따라 피해야 하는 경우가 훨씬 많습니다. 음식에도 각기 성질과 약효가 있으므로 특정 음식 때문에 질병이 생기거나 악화된 경우도 적지 않고, 특정 음식을 먹으면 질병이 악화될 수 있기 때문이죠. 물론 보약은 체질에 맞지 않는 음식을 제외하고는 소화에 부담을 주지 않는 범위에서 무엇이든 먹어도 됩니다. 그래도 과식하면 안 되죠.

한약 먹을 때 금하는 음식은 주로 고기와 술 아닌가요?

예전에 한약방에 가서 한약을 지어오는 경우 계저주면(鷄猪酒麵)을 금하라는 얘기를 들었을 겁니다. 계저주면은 닭고기, 돼지고기, 술, 국수를 비롯한 밀가루 음식이죠. 한약 복용할 때 계저주면은 무조건 금하는 것이 아니며, 그 밖에 금할 음식도 있습니다.

닭고기는 열과 풍기를 일으키므로 좋지 않고 피부가 가렵거나 종기, 부스럼 등이 있을 때는 성질이 따뜻한 닭고기, 개고기, 양고기, 염소고기 등과 비린내 나는 생선, 자극적인 음식을 피해야 합니다. 열을 일으키고 담을 생겨나게 하여 질병을 악화시킬 수 있기 때문이죠. 술은 모든 급성병이나 열성병을 비롯하여 질병 대부분에 해롭죠. 물론 질병에 따라 한약에 술을 조금 넣어 달여 약효가 잘 전달되도록 해서 치료에 도움을 주는 경우도 있습니다. 그리고 밀가루는 기를 막는 성질이 있으므로 기가 잘 소통되지 않는 경우와 소화기능이 약한 사람은 피해야 하는 겁니다.

한약을 먹을 때 돼지고기를 먹지 못하게 하는 경우가 많은 것 같은데, 특별한 이유가 있나요?

돼지고기를 많이 먹으면 성인병이 유발되기 쉽다고 고민하는 분도 있으시죠. 그것은 돼지고기가 습기와 담을 생기게 하고 기름기가 많아 풍열을 불러일으키기 때문입니다. 풍열은 풍기(風氣)를 일컫는데, 풍열이 중풍을 유발합니다. 그러므로 몸이 퉁퉁하면서 콜레스테롤 수치가 높고 고혈압, 동맥경화 등이 있는 분은 중풍에 걸리지 않도록 돼지고기를 비롯한 동물성 지방을 주의해야 합니다. 그 밖에 심근경색증, 협심증, 담석증, 통풍 등이 있는 분도 돼지고기를 조심해야 합니다.

사실 한약을 복용할 때 무조건 돼지고기를 피하라는 것은 아닙니다. 중풍을 비롯한 성인병이 있거나 그런 병에 걸릴 위험이 있는 경우 그리고 체질적으로 몸이 냉한 경우 돼지고기가 찬 성질이므로 주의하라는 겁니다.

그 밖에도 어떤 경우에 돼지고기를 주의해야 하나요?

찬 바람으로 걸린 감기를 비롯한 각종 질병의 초기에도 피해야 하는 경우가 있습니다. 질병의 초기와 회복기에 소화 장애가 생기면 질병이 더욱 심해지기 때문이죠. 병이 완전히 낫지 않은 상태에서 돼지고기를 비롯한 소화가 쉽지 않은 음식을 먹는 경우 '식복(食復)'이라 하여 그 병이 다시 심해질 수 있습니다. 그러므로 특히 소화기능이 약한 사람들에게 질병이 완전히 나을 때까지 돼지고기를 피하라고 하는 겁니다.

그러면 금기음식에서 소고기는 왜 빠졌을까요? 소고기는 비장·위장에 도움이 되는데다 성질이 중간 내지 약간 따뜻한 성질이므로 열을 올리거나 몸을 냉하게 하지 않으므로 질병을 악화시키지 않기 때문입니다.

한약 먹을 때 금해야 하는 음식으로는 또 어떤 것이 있나요?

콩 종류도 피해야 하는 경우가 있습니다. 콩이 해독제라서 한약의 약효를 떨어뜨리기 때문이죠. 그래서 한약을 복용할 때 녹두죽도 피하라는 겁니다. 숙주나물도 마찬가지죠. 녹차도 한약의 효과를 방해하므로 한약을 먹는 동안에는 마시지 않는 것이 좋고 마시더라도 한약 먹는 시간을 피해야 합니다. 질병이나 한약에 따라 차가운 음식, 식초, 무 등도 피해야 합니다.

한약을 복용할 때 금하는 음식은 체질에 따라, 질병에 따라 달라야 한다는 말씀이군요.

정확하게 말씀드리면 한약을 복용할 때 체질이나 질병에 따라 먹으면 병이 악화되거나 약효를 떨어뜨리므로 피해야 하는 음식이 있는가 하면, 도움이 되는 음식도 있습니다. 가장 중요한 것이 음식의 성질이 열성이냐 한성이냐 하는 것인데, 열이 많은 병증에는 맵고 얼얼하거나 두꺼운 기름이 뜨는 음식으로 열을 조장하는 일을 자제해야 하고, 냉한 병증에는 성질이 차가운 음식이나 날음식, 생채소와 생과일 등을 주의해야 합니다.

간장 질환에는 담담하고 조화로운 음식이 좋고 신랄한 음식과 기름진 음식은 피해야 합니다. 심장 질환에는 채소와 과일이 좋지만 술이나 매운 음식, 짠맛이 강한 음식은 피해야죠. 비장 질환에는 기름지거나 차갑거나 성질이 미끄러운 음식, 날음식, 단단한 음식이나 신맛이 강한 음식은 피해야 합니다. 호흡기 질환에는 부드럽고 담담한 음식이 좋고, 쓴맛이나 짠맛이 강한 음식은 피해야 합니다. 신장 질환에는 짠 음식, 신랄한 음식을 피하고 단 음식도 적게 먹어야 합니다. 땀이 나게 하는 감기약에는 신맛을 먹지 말아야 합니다.

TIP 한약과 양약은 같이 먹어도 될까요?

노인들께서는 혈압약이나 당뇨병 약을 비롯해서 두세 가지 양약은 드시는데, 보통 1시간 정도 간격을 두고 함께 드셔도 문제가 없습니다. 그러나 양약이나 한약에 따라 혹은 환자의 몸 상태에 따라 그 간격을 더 오래두어야 하는 경우도 있지요. 그러니 어떤 약을 하루에 몇 번 드신다는 것을 말씀해주셔야 합니다. 그리고 질병에 따라 양약과 한약을 병용 투여할 경우 항생제를 복용하는 기간이 줄어드는 등 치료기간이 짧아질 수 있는 이점도 있지요.

TIP 독초도 법제를 잘하면 먹을 수 있나요?

독이 조금만 있어도 독초라고 하는데 약효가 뛰어난 것은 법제 과정을 거쳐 독성을 무력화하고 약재로 사용해왔습니다. 한약재를 사용할 때 약 기운을 강화시키거나 약화시키거나 독성을 없애기 위해 법제(法製)하는 것을 수치법(修治法)이라고 합니다. 물로 수치하는 방법으로는 한약재를 탕이나 식초·술·우유·생강즙·쌀뜨물·아이 오줌·소금물 등에 담가서 건조한 성질, 강렬한 성질을 낮추는 방법, 끓는 물에 데치거나 삶는 방법 등이 있습니다.

불로 하는 수치법으로는 한약재를 볶거나 시커멓게 태우는 방법, 굽는 방법, 잿불 속에 넣어 익히는 방법 등이 있습니다. 물과 불을 모두 사용하는 수화공제법으로는 한약재를 시루에 넣고 찌는 방법, 물에 넣고 삶는 방법, 불에 쬐면서 말리거나 석쇠를 놓고 그 위에 종이를 깔고 말리는 방법, 습지나 습한 헝겊에 약을 싸서 잿불 속에 묻어두었다가 꺼내는 방법 등이 있습니다. 한약재에 따라 수치하는 방법이 다르므로 일일이 설명하려면 시간이 너무 많이 걸립니다.

금주 금단증상

약 10년 전부터 막걸리를 매일 한 병씩 먹었는데 얼마 전 술을 끊었습니다. 그런데 계속 졸리고 기운이 없으며 집중이 잘되지 않아요? 무슨 검사를 받아야 하는지요?

문의하신 분은 알코올 금단증상으로 보이는데, 군이 받으셔야 한다면 알코올중독 검사가 필요할지 모르겠습니다. 술을 많이 마시던 사람이 술을 마시지 못하거나 갑자기 술을 끊으면 나타나는 증상이 알코올 금단증상이죠. 금단증상은 다양한데 우울, 불안, 초조, 불면 등이 가장 흔한 증상입니다. 가벼운 증상으로는 갈증이나 피로를 비롯해 손, 혀, 눈꺼풀이 떨리고 구토, 구역질, 빠른 심장박동, 땀이 나거나 혈압 상승, 전신 경련 등이 나타날 수 있습니다. 구역질이 나서 잘 먹지도 못하는데 먹은 것도 없어서 헛구역질이 나고 증상이 점점 악화됩니다.

술을 끊을 경우 금단증상은 언제까지 나타나나요?

금단증상은 만성 알코올 음주자가 갑자기 음주를 중단한 후 알코올의 혈중 농도가 떨어지는 4~12시간 이내에 시작됩니다. 알코올은 체내에서 대사되는 반감기가 짧아서 금주 후 이틀째에 금단증상이 절정에 달하고 대개 4, 5일째부터 호전되기 시작해 5~7일 내에 소실됩니다. 알코올의 급성 금단 시기가 지난 후에도 불안 증상이나 불면증, 자율신경계 저하는 3~6개월 지속될 수 있습니다. 술을 끊은 지 4~12시간 내에 불안해하며 수면 장애가 오게 됩니다. 6~8시간 이내에 손을 비롯한 여러 곳이 떨리는 진전증상이 나타나고, 8~12시간 후에 정신·감각 관련 증상이 나타나며, 12~24시간 후에는 주위에 대한 지각능력이 감소되고 간질 발작도 나타날 수 있으며 72시간 후에는 섬망(譫妄)까지 일어날 수 있습니다. 일반적으로 떨림이 먼저 나타나고 이어서 환각, 다음에 경련, 마지막으로 섬망이 나타납니다.

금단증상으로 가장 심한 것이 섬망인 것 같은데, 섬망은 어떤 증상인가요?

섬망은 의식이 흐려지고 주의력이 떨어지는 것으로 의식과 주의력이 저하되어 대부분 지남력 장애를 보이게 됩니다. 지남력 장애란 오늘이 며칠인지, 여기가 어딘지, 앞에 있는 사람이 누구인지를 모르는 것을 의미하는 것으로 섬망증 환자들은 흔히 시간과 장소에 대한 지남력 장애를 나타냅니다. 안절부절못하고 잠을 자지 않으며 소리를 지르는 등 심한 과다행동과 생생한 환각, 초조함, 떨림 등이 자주 나타나는 것이죠. 일부에서는 과소행동으로 나타나기도 합니다.

금연 금단증상

40대 후반 택시 운전기사로 올해부터 금연하고 있습니다. 금연하는 건 좋은데 쉴 새 없이 방귀가 나오고 트림도 나옵니다. 몸에 무슨 문제가 있는지 궁금하네요.

담배를 끊게 되면 다양한 금단증세가 나타납니다. 기분이 가라앉고 머리가 멍하거나 두뇌 회전이 잘 안 되는 듯하고 집중력이 떨어지며 운동 수행능력이 감소되거나 두통, 집중력 감소, 신경과민(신경질적), 짜증, 불안, 초조, 우울, 졸음, 불면 등이 나타납니다. 또 갈증, 허기, 공복감, 울렁거림,

복통, 소화불량, 변비나 설사 등의 배변 장애 등이 나타나고 사람에 따라 식욕이 좋아지고 체중이 증가되는 경우도 있을 겁니다.

적지 않은 흡연자들이 이러한 금단증세를 핑계 삼아 다시 담배를 피우려고 하는데, 대부분 금단증세가 수주일 안에 사라지므로 금연을 포기하지 않아야 합니다. 흡연자가 금연에 따른 니코틴 금단증상을 극복하지 못한다면 더 강력한 니코틴 의존증으로 발전할 가능성도 있습니다.

담배를 끊은 뒤 이러한 금단증상이 나타나는 이유는 뭔가요?

금단증세의 주된 원인은 니코틴에 있습니다. 니코틴은 뇌의 에너지 대사·내분비·신경계를 비롯해 신체 전반에 걸쳐 영향을 나타내는데, 니코틴이 뇌로 공급되면 도파민 분비가 활발해져 편안함이나 행복감을 느낍니다. 물론 일시적이죠. 금연으로 도파민 분비가 줄어들면 금단증세가 나타나게 됩니다. 그리고 자율신경계의 이상으로 두통, 복통, 소화불량, 변비, 설사 등이 나타나죠. 마지막 담배를 피운 후 니코틴이 남아 있는 2일 정도 지나면 최고조에 이르러 일주일 이내에 가장 심하고, 2~4주 동안 지속됩니다. 대부분 1~2주 이내에 감소되지만 개인에 따라 기간이나 강도가 달라서 수주에서 수개월간 지속될 수도 있습니다.

금단증상 중 우울이나 집중력 감소 등은 4주 이내에 정상수준으로 회복하지만, 흡연에 대한 갈망과 같은 증상은 상당 기간 지속되며 개인에 따라 수개월간 지속될 수도 있습니다.

문의하신 분은 담배를 끊고 나서 쉴 새 없이 방귀와 트림이 나온다고 하시는데, 왜 그럴까요?

금단현상의 일종으로 볼 수 있습니다. 담배는 자율신경계에 영향을 미치는데 위장관에 자율신경세포가 많으니 위와 장의 운동에 이상이 생겨 트림이 나고 방귀도 많이 나올 수 있지요. 위와 장의 운동이 잘되지 않으면 음식물이 위장에 오래 머무르고, 소화되고 남은 것이 장에 오래 머무르게 되므로 가스가 생겨나기 때문이죠. 금연하고 식욕이 늘어 이것저것 자꾸 먹다 보면 트림과 방귀도 평소보다 많이 나게 되지요. 게다가 소화가 잘 안되는 음식을 먹는다면 더욱 많이 나오겠죠.

담배 끊는 방법

담배를 끊는 데 도움이 되는 음식이나 방법을 알고 싶습니다.

담배를 끊기 싫어하는 분에게는 억지로 끊으라고 하지 말고 더 피우라고 해야 합니다. 더 많이 피워서 세금도 많이 내고 고생도 많이 하시라고 해야 합니다. 담뱃갑에 쓴 경고문을 바꿔야 한다고 생각합니다. 담배를 피우면 남성은 성기능 장애가 발생하기 쉽고, 여성은 까칠까칠한 건성피부가 되기 쉽다고 써야 합니다.

담배가 남성에게 성기능 장애, 여성에게 건성피부를 일으킨다면 치명적이군요.

중년 이후 발기부전의 주범이 바로 담배인데, 실제로 하루에 한 갑씩 20년간 담배를 피운 사람의 72%에서 음경동맥 폐쇄가 나타났다는 보고도 있습니다. 담배는 혈관을 딱딱하게 하고 좁아지게 만드는데, 우리 몸의 동맥 중 가장 가느다란 동맥이 음경동맥(지름 0.3mm)입니다. 음경 발기에 최대의 적이 바로 담배인 것이죠.

담배는 맵고 뜨거우며 건조한 성질이므로 피부의 물기를 말려버려 피부와 모발을 상하게 합니다. 그래서 담배를 피우는 여성들의 피부가 까칠해지는 겁니다. 물론 머리카락도 건조해져서 푸석해지고 가늘어지며 잘 빠지게 됩니다. 부드럽고 촉촉한 피부와 싱싱한 머릿결을 원하는 여성이라면 담배를 피우지 말아야겠죠.

그 밖에도 담배가 유발하는 질병이 매우 많을 것 같은데요?

담배는 기관지 점막을 자극하고 솜털을 손상시켜 만성 기관지염과 천식, 폐기종, 만성 폐쇄성폐 질환 등을 비롯하여 후두, 구강, 폐 등의 암 발생을 쉽게 하지요. 뇌로 가는 혈류량을 줄여 뇌 기능을 떨어뜨리고 혈압을 오르게 하며, 동맥경화를 촉진해 심근경색증을 일으키기 쉽습니다. 또 위장과 창자의 기능을 약화시키고, 궤양을 일으키고 입속을 잘 헐게 하며, 치아 질환을 유발합니다. 담배는 수척하고 마르거나 열이 많은 사람에게 특히 해롭습니다. 기가 허약해 기운이 가라앉는 사람이 담배를 피우면 기가 더 허약해지므로 주의해야 합니다.

담배로 생긴 장애가 다른 음식의 섭취에도 장애를 주나요?

흡연은 혀의 미각기관인 미뢰를 둔화시키고, 쓴맛에 대한 역치를 유의성 있게 높이며 음식의 맛을 떨어뜨릴 뿐만 아니라 맛있는 음식 맛을 단조롭게 만들어 식욕을 잃게 만들 수 있습니다. 흡연은 비타민 A·C, 엽산, 섬유소 섭취량을 줄이고 지방, 알코올, 카페인의 섭취량은 늘립니다.

연구에 따르면 흡연자는 비흡연자에 비해 채소와 과일, 섬유소가 풍부한 곡물, 지방이 적게 포함된 우유와 비타민, 미네랄의 섭취량이 더 낮았으며 흡연량이 늘수록 비타민 C, 섬유소, 엽산 섭취는 더욱 줄어드는 것으로 보고되었습니다. 이러한 결과 흡연은 영양의 불균형을 초래할 수 있는데, 국내의 연구 결과 흡연은 남성보다 여성의 영양 위험도를 크게 높이는 것으로 나타났습니다. 특히 고령이 될수록 흡연으로 영양 위험에 처할 확률이 크게 높아졌습니다. 무엇보다 아침 공복에는 흡연을 삼가야 합니다.

담배는 되도록 피우지 않거나 피우고 있다면 빨리 끊어야겠군요.

청나라 건륭황제는 어디를 가나 담배를 꼭 피웠고 한 번 피우기 시작하면 많이 피웠습니다. 그런데 어느 날부터 기침이 자꾸 나자 어의가 진찰하고 나서 담배 탓이라고 하였더니 그때서야 담배의 위해를 깨달았죠. 그래서 대신들에게 다시는 담배를 들여오지 말라고 명하였는데, 얼마 안 가서 기침이 멎었다고 합니다. 건륭이 제때 담배를 끊지 않았다면 89세까지 장수하는 것은 불가능하지 않았나 싶습니다.

덩샤오핑도 열렬한 담배 예찬론자였죠. 중요하고 복잡한 일들을 처리하느라 하루에 무려 5갑 정도를 피웠다고 합니다. 그러다 85세 때 담배를 끊은 것이 94세까지 장수하게 해준 요인의 하나가 된다고 합니다.

담배를 피우는 분들이 담배를 끊을 경우 대신할 만한 것으로 뭐가 있나요?

담배를 피우려고 구석을 찾아가는 것보다 걷거나 계단을 오르는 것이 운동이 되므로 건강에 좋습니다. 담배 대용품으로는 녹차를 비롯한 차를 체질에 맞게 골라 드시는 것이 좋습니다. 녹차는 니코틴을 해독해주는 효과와 니코틴을 체내에서 흡수되지 않도록 하고 체외로 배출시키는 작용도 하니 담배를 피우는 분이나 끊은 분이 자주 마시면 좋습니다.

중국 마오쩌둥 주석의 건강장수 비결 가운데 매일 아침 깨어나면 가장 먼저 녹차를 마신 것이 있습니다. 그런데 차를 마신 후 찻잎을 버리지 않고 입에 넣고 천천히 씹어 먹었다고 합니다. 물에 녹지 않은 찻잎 성분까지 섭취한 것이죠.

그러나 녹차는 성질이 서늘하기 때문에 몸이 냉해서 손발이 차거나 비장·위장이 냉하여 입맛이 없고 설사를 잘하는 사람은 마시지 않는 게 좋고, 몸이 야윈 사람이나 잠이 잘 오지 않는 사람도 주의해야 합니다.

한방에서는 금연침을 놓던데 담배를 끊는데 도움이 되나요?

담배를 끊기가 힘들 때 금연침을 맞는 것이 도움이 됩니다. 특히 귀에 조그만 이침(耳針)을 붙여서 담배를 피우고 싶을 때마다 누르게 하는데, 80%가량에서 효과가 나타납니다. 머릿속이 복잡하여 담배를 피우고 싶을 때는 가벼운 체조를 하거나 셋째손가락의 손톱 뿌리 안쪽 끝부분과 넷째손가락의 손톱 뿌리 바깥쪽 끝부분을 성냥개비 같은 것으로 눌러서 자극을 주는 것도 좋습니다. 담배를 끊은 분은 체중 관리에도 신경 써야 합니다. 몸이 야윈 분이 담배를 끊고 나면 풍채가 좋아질 겁니다.

TIP 침 맞고 몇 시간 뒤 물속에 들어갈까요?

침에 따라 조금씩 차이가 있지만 침 맞은 뒤 보통 30분에서 1시간 정도 지나면 물에 들어가도 문제가 없습니다. 침 맞은 곳이 완전히 아물었기 때문이죠. 옛날에 사용하던 동침은 매우 굵어서 침 맞고 적어도 한나절은 지나야 물에 들어갈 수 있었죠. 요즘도 사혈부항, 즉 피를 내는 습식부항을 받았다면 몇 시간 뒤 물에 들어가는 것이 좋겠습니다.

음식 & 약초 & 지압 & 응급처치법

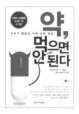

약, 먹으면 안 된다
후나세 슌스케 지음 | 강봉수 옮김

우리가 몰랐던 약에 관한 충격적인 진실!

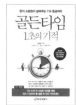

골든타임 1초의 기적
[최신 개정판]
박승균 지음

현직 소방관이 알려주는 119 응급처치!

eBook 구매 가능

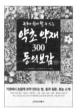

누구나 쉽게 할 수 있는
약초 약재 300 동의보감
엄용태 글 · 사진 | 정구영 감수
올컬러

약초 사진으로 보는 300가지 약재 학습 도감!

만병을 낫게 하는
산야초 효소 민간요법
정구영 글 · 사진 | 올컬러

가정에서 손쉽게 효소 만드는 법, 효과 질환, 효능 소개!

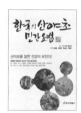

한국의 산야초 민간요법
정구영 글 · 사진 | 올컬러

뇌졸중, 치매, 암, 당뇨, 고혈압을 치료하는 약초 학습 도감!

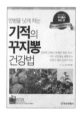

만병을 낫게 하는
기적의 꾸지뽕 건강법
정구영 글 · 사진 | 올컬러

국내 최초로 출간된 기적의 열매 꾸지뽕의 모든 것!

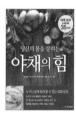

당신의 몸을 살리는
야채의 힘
하시모토 키요코 지음
백성진 편역 · 요리 · 감수

각종 질병에 효과 있는 야채 요리 & 레시피 35가지!

혈액을 깨끗이 해주는
식품 도감
구라사와 다다히로 외 지음
이준 · 타키자와 야요이 옮김

성인병의 공포로부터 벗어나게 해주는 혈액 · 혈관 건강법!

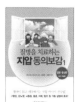

질병을 치료하는
지압 동의보감 1, 2
세리자와 가츠스케 지음 | 김창환 · 김용석 편역

20년 스테디셀러

그림을 보면서 누구나 쉽고 간단하게 따라할 수 있는 지압 건강서로 1권 〈질병 · 증상편〉, 2권 〈신체부위편〉으로 구성되었다.

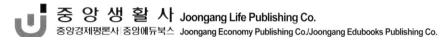

중 앙 생 활 사 Joongang Life Publishing Co.
중앙경제평론사 | 중앙에듀북스　Joongang Economy Publishing Co./Joongang Edubooks Publishing Co.

중앙생활사는 건강한 생활, 행복한 삶을 일군다는 신념 아래 설립된 건강·실용서 전문 출판사로서
치열한 생존경쟁에 심신이 지친 현대인에게 건강과 생활의 지혜를 주는 책을 발간하고 있습니다.

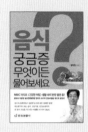

음식 궁금증 무엇이든 물어보세요

초판 1쇄 발행 | 2017년 1월　5일
초판 2쇄 발행 | 2018년 2월 15일

지은이 | 정지천(JiCheon Jeong)
펴낸이 | 최점옥(JeomOg Choi)
펴낸곳 | 중앙생활사(Joongang Life Publishing Co.)

대　　표 | 김용주
책임편집 | 이상희
본문디자인 | 박근영

출력 | 현문자현　종이 | 한솔PNS　인쇄·제본 | 현문자현

잘못된 책은 구입한 서점에서 교환해드립니다.
가격은 표지 뒷면에 있습니다.

ISBN 978-89-6141-195-0(03510)

등록 | 1999년 1월 16일 제2-2730호
주소 | ⊕ 04590 서울시 중구 다산로20길 5(신당4동 340-128) 중앙빌딩
전화 | (02)2253-4463(代)　팩스 | (02)2253-7988
홈페이지 | www.japub.co.kr　블로그 | http://blog.naver.com/japub
페이스북 | https://www.facebook.com/japub.co.kr　이메일 | japub@naver.com
♣ 중앙생활사는 중앙경제평론사·중앙에듀북스와 자매회사입니다.

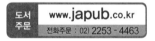

도서
주문　www.japub.co.kr
전화주문 : 02) 2253 - 4463

※ 이 도서의 국립중앙도서관 출판시도서목록(CIP)은 서지정보유통지원시스템 홈페이지(http://seoji.nl.go.kr)와
국가자료공동목록시스템(http://www.nl.go.kr/kolisnet)에서 이용하실 수 있습니다.(CIP제어번호:CIP2016028928)

중앙생활사에서는 여러분의 소중한 원고를 기다리고 있습니다. 원고 투고는 이메일을 이용해주세요.
최선을 다해 독자들에게 사랑받는 양서로 만들어 드리겠습니다. **이메일** | japub@naver.com